JN064840

ESSENTIALS OF PHARMACEUTICAL PRACTICE

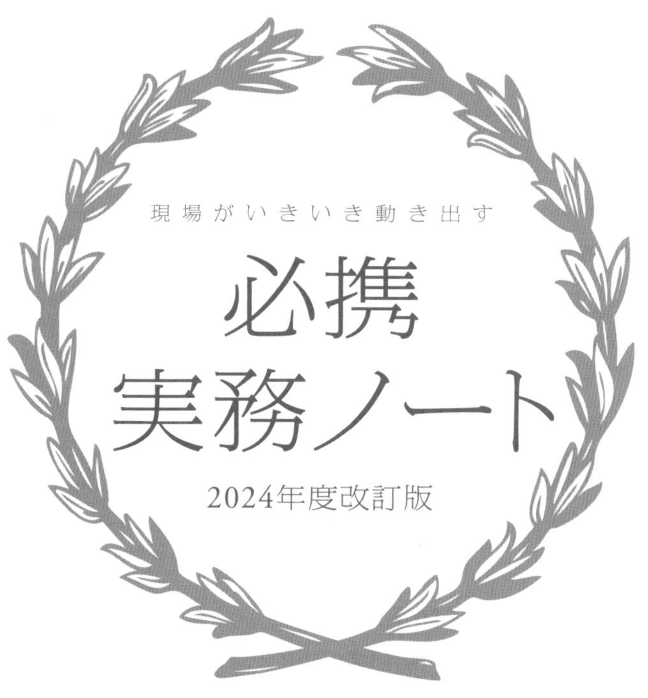

現場がいきいき動き出す

必携 実務ノート

2024年度改訂版

◆著者紹介

出口弘直 Hironao Deguchi

本文では臨床において考え、
行動するコツを分かりやすく
シンプルに解説します！

獨協医科大学越谷病院（現獨協医科大学埼玉医療センター）薬剤部主任等を歴任。
救命救急担当薬剤師として、
獨協医科大学越谷病院救命救急センター開設から5年間多職種と連携。
その後、都内病院薬剤部長、有床クリニック事務次長兼薬局長として在宅医療を行う医師のサポートなど現場経験35年以上の元救急認定薬剤師。

Dear Reader **読者の皆さんへのメッセージ**

臨床現場に出て行った時、あふれる情報の山から取捨選択し、それを理解活用するためにこれまで学んだ知識の応用が求められます。答えは一つではない事が臨床だと気付くための一助に、この本が活用されることを願います。

金田暢江 Nobue Kaneda

本文では大切なポイントをまとめたり、
もう一歩成長するためのアドバンスト
クエスチョンをお伝えします！

薬局生まれの薬局育ち。
病院薬剤師、大学助手を経て現在、薬局薬剤師。
学校法人医学アカデミーが運営する予備校「薬学ゼミナール」で講師の経験もある。

Dear Reader **読者の皆さんへのメッセージ**

薬学部で学んでいることは、卒業後、長い薬剤師としての人生を歩む中でいつか誰かのために活かされる大切な知識になるはずです。医療人として、ともに成長していきましょう。

◆SPECIAL THANKS

田丁洋基(Dr.)、男鹿宏和(Ph.)、鈴木慶介(Ph.)、松原加奈(Ph.)

表紙・本文デザイン：chocolate.　動画：竹本有希（ディレクター）、遠藤美彦（カメラ）
制作協力：大内邦弘、阿部光平、浦谷智子、鈴木良風、関城裕介、曾根大樹、辻学志、松井文香、日本薬学生連盟　資料提供：鬼村里香

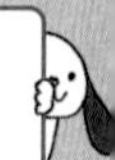

◆発刊の辞

薬学部6年制教育課程がスタートして、10年以上が過ぎました。この間、5年次に病院と薬局で行う実務実習は、実務実習コアカリキュラムに準拠しながら各大学の教員と指導薬剤師が連携して実施して参りました。しかし、実習指導内容のバラツキや到達度の違いがまだまだ大きな課題となっています。

本書は、医療人として最初の1歩を歩み出す薬学生に求められる基本的な事項に始まり、医療保障制度、生理学に基づくバイタルやフィジカルアセスメント、栄養・輸液、術前スケジュール、ワクチン接種、介護や在宅の現場で役立つ生理機能評価方法、1次救命処置、中毒医療、さらには医療現場で繁用される略号や医療現場でスタッフが日常会話に使用する言葉の意味とその解説まで記載しています。

これまでは、学生と指導薬剤師あるいは教員が何冊かの書籍を購入して進めていた実務実習ですが、本書一冊で多くの疑問が解消するでしょう。大学教員と指導薬剤師の架け橋ともなり、医療人を目指す薬学生を優しくサポートし「実習の場ですぐに調べられる」、いわゆる「頼れる先輩」のような存在として、本書が役に立つことを期待しています。

さらに本書は、見やすいカラー刷りで、白衣のポケットにも収納できるハンドブックサイズにしました。ベッドサイド、調剤室あるいはカウンターの片隅にてat a glanceで活用できるマニュアル本として、実務実習に係わる多くの方々の傍に置いていただければ幸いです。

2024年1月

CONTENTS

◆本書では、医薬品の販売名は先発品の名称を掲載しています。

コラム

PROLOGUE
臨床的思考を持とう

NOTE

ある患者さんの経過

THEME

医療は常に変化と進化を続けており、処方される薬剤も数年で大きく変わることがある。以前は標準的だった薬剤が殆ど使われなくなる一方で、効能効果が新たに評価され選択されるようになるものもある。心不全治療を例に挙げれば、長い間使用されてきたジギタリス製剤に代わり、現在ではβ遮断薬やACE阻害薬が、その予後改善効果が評価されて選択されるようになっている。

臨床の現場では、こういった変化を捉えながら時系列の治療の流れをイメージする力と、薬剤以外の多くの情報も踏まえた相対的な判断が求められる。

本項では、1人の男性の未病の段階から30年間の経過を見ながら、継続的な薬物治療と臨床的な思考について考えてみよう。

初診時(45歳)

→高血圧に関する薬剤リスト P099
→BMI P167
→検査値 P181

45歳、男性

健康診断で高血圧を指摘され半年前からクリニック受診

血圧：170/96mmHg　喫煙(+)

身長：170cm　体重：72kg　BMI：24.9(軽度肥満)

下記の処方箋を持って初めて来局

高血圧治療ガイドライン2019では、第一選択薬としてARB、ACE阻害薬、Ca拮抗薬、利尿薬、β遮断薬の5つの主要降圧薬の中から、積極的適応、禁忌となる病態などを考慮した患者さん個々に合致した薬剤の選択を推奨している

Rp 1

アムロジピンOD錠 2.5mg　1回1錠(1日1錠) 朝食後
(アムロジンOD錠)

血液検査値

ALT：22　AST：21　γ-GTP：45　Cr：0.91　UN：12　T-Cho：172

TG：160　HDL-Cho：50　LDL-Cho：80

薬局では慢性疾患、病院では急性期、慢性疾患の増悪期の患者さんに関わることが多くなるが、どちらの臨床現場でも、時系列に沿った治療の流れをイメージする臨床的な思考が必要。そして、薬剤だけではなく、多くの情報を踏まえた相対的な判断が求められるということを、自身の薬剤師としての成長過程で学んでいこう。

初診から2年後（47歳）

初診から6カ月後にアムロジピンOD錠 5mgに増量されていたが、
降圧効果不十分（過去3ヵ月間、血圧：145〜185/98〜108mmHg）
のため処方追加され下記の処方となる。

Rp 2

アムロジピンOD錠（5mg）　1回1錠（1日1錠）朝食後
（アムロジンOD錠）

テルミサルタン錠（40mg）　1回1錠（1日1錠）朝食後
（ミカルディス錠）

Ca拮抗薬にRA系阻害薬が追加されることが多い

血液検査値

ALT：30　AST：30　γ-GTP：35　Cr：0.95　UN：18　T-Cho：185
TG：180　HDL-Cho：50　LDL-Cho：96

Rp 2服用開始6ヵ月後の血圧（初診から2.5年後）が
下記で推移していたことから処方継続で経過観察。

家庭内血圧：130〜135/82〜88mmHg　喫煙（+）
受診時血圧：140〜145/88〜92mmHg

- 追加時期は通常1〜3ヵ月後に検討されることが多い
- 他のARB（バルサルタン、カンデサルタン、イルベサルタン、アジルサルタンなど）またはACE阻害薬が追加されることが多いが、チアジド系利尿薬やβ遮断薬が選択される場合もある
- Rp 2のように追加処方されそのまま継続されるとARB+Ca拮抗薬の配合剤に変更されることもある。ミカムロ配合錠APが同じ成分配合となるが、追加処方の際に合剤が選択されることはあまりない

コラム　ジギタリス製剤はもう使われない薬？

さまざまな場面でジギタリス製剤は第一選択からはずれ、洞調律の心不全に対して新規に処方することは少なくなりましたが、『第二』選択とはなりえます。例えば、喘息や慢性閉塞性肺疾患（COPD）、副作用や心不全増悪のため、β遮断薬が投与できない心房細動のレートコントロールです。ジギタリス製剤は今でも使うことのある薬ですので、適応や副作用、薬物相互作用について知っておくことが大切です。

NOTE

初診から8年後（53歳）

病院での定期検査で体重：85kg（BMI：29.4）、HbA1c：8.2と高値であり、
その後の検査から2型糖尿病（DM）と診断される。
栄養指導を受け食事、運動などを心がけるが、
検査値における改善なく食後血糖180mg/dL、
口渇などの症状もあることから血糖降下薬の追加処方となる。

Rp 3　DM初期

アムロジピンOD錠（5mg） （アムロジンOD錠）	1回1錠（1日1錠）朝食後
テルミサルタン錠（40mg） （ミカルディス錠）	1回1錠（1日1錠）朝食後
メトホルミン錠（250mg） （メトグルコ錠）	1回1錠（1日3錠）毎食後

ガイドラインはメトホルミンが第一選択となっているが、実際はDPP-4阻害薬などが選択されることも多い

血液検査値

ALT：22　AST：21　γ-GTP：43　Cr：0.95　UN：13.4　T-Cho：177
TG：223　HDL-Cho：45　LDL-Cho：105　CPR（食後2時間）：9.2

受診時血圧：138～145/85～92mmHg

●**糖尿病の臨床診断のフローチャート**

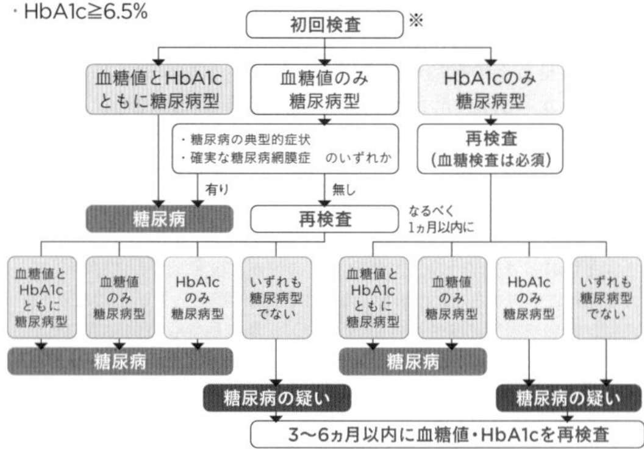

※糖尿病が疑われる場合は、血糖値と同時にHbA1cを測定する。同日に血糖値とHbA1cが糖尿病型を示した場合には、初回検査だけで糖尿病と診断する。

➡日本糖尿病学会（編・著）：糖尿病治療ガイド2022-2023, 文光堂, p.26, 2022.

初診から13年後（58歳）

体重：82kg（BMI：28.3） HbA1c：8.1

メトホルミン錠250mg 3錠/日が、
1年後に500mg 3錠/日に増量となる。処方薬を服用しながら
栄養指導を何度か受け、食事、運動などを心がけるが、
検査値における改善なく食後血糖180mg/dL、口渇、
頻尿などの症状もあることからDPP-4阻害薬が処方追加となる。

Rp 4　DM中期（やや進行）

アムロジピンOD錠（5mg） （アムロジンOD錠）	1回1錠（1日1錠）朝食後
テルミサルタン錠（40mg） （ミカルディス錠）	1回1錠（1日1錠）朝食後
メトホルミン錠（500mg） （メトグルコ錠）	1回1錠（1日3錠）毎食後
シタグリプチン錠（50mg） （ジャヌビア錠）	1回1錠（1日1錠）朝食後

血糖コントロール不良のため
DPP-4阻害薬が追加

血液検査値

ALT：35　AST：38　γ-GTP：35　Cr：1.01　UN：18.4　T-Cho：190
TG：180　HDL-Cho：50　LDL-Cho：80

受診時血圧：139〜145/85〜96mmHg

● **糖尿病治療薬の分類**

		作用	低血糖リスク	体重変化
インスリン抵抗性改善系	ビグアナイド薬	肝臓での糖新生の抑制	低	➡
	チアゾリジン薬	骨格筋・肝臓でのインスリン抵抗性の改善	低	⬆
インスリン分泌促進系	スルホニル尿素薬（SU薬）	インスリン分泌の促進	高	⬆
	速効型インスリン分泌促進薬（グリニド薬）	より速やかなインスリン分泌の促進・食後高血糖の改善	中	⬆
	DPP-4阻害薬	血糖依存性のインスリン分泌促進とグルカゴン分泌抑制	低	➡
	GLP-1受容体作動薬	膵臓のβ細胞にあるGLP-1受容体と結合してインスリン分泌を促進する	低	⬇
糖吸収・排泄調節系	α-グルコシダーゼ阻害薬（α-GI）	炭水化物の吸収遅延・食後高血糖の改善	低	➡
	SGLT-2阻害薬	腎での再吸収阻害による尿中ブドウ糖排泄促進	低	⬇
注射薬	インスリン	膵臓から分泌されるホルモンの一種	高	⬆
	GLP-1受容体作動薬	膵臓のβ細胞にあるGLP-1受容体と結合してインスリン分泌を促進する	低	⬇

NOTE

初診から15年後（60歳）

体重：88kg（BMI：30.4）　HbA1c：7.6

栄養指導を受け食事、運動などを心がけるが検査値における改善少なく、食後血糖、口渇などの症状変わらずコレステロール、中性脂肪が高値のため脂質異常症治療薬が追加処方となる。

Rp 5　DM中期（さらに進行）

アムロジピンOD錠（5mg）（アムロジンOD錠）	1回1錠（1日1錠）朝食後
テルミサルタン錠（40mg）（ミカルディス錠）	1回1錠（1日1錠）朝食後
メトホルミン錠（250mg）（メトグルコ錠）	1回1錠（1日3錠）毎食後
ボグリボースOD錠（0.3mg）（ベイスンOD錠）	1回1錠（1日3錠）毎食直前
シタグリプチン錠（50mg）（ジャヌビア錠）	1回1錠（1日1錠）朝食後
ダパグリフロジン錠（5mg）（フォシーガ錠）	1回1錠（1日1錠）朝食後
ピタバスタチン錠（2mg）（リバロ錠）	1回1錠（1日1錠）夕食後

αグルコシダーゼ阻害薬（ボグリボースOD錠）が処方されたが、半年後の来局時にこの薬だけが食直前服用でよく飲み忘れる、またお腹にガスがたまり腹部膨満感がある日が多くなったということから、薬局より医師へ問合せを行い処方中止となる

高コレステロール、中性脂肪が高値となり脂質異常症治療薬が追加

血糖コントロールが不良で体重が増加傾向であるためSGLT-2阻害薬が追加。SGLT-2阻害薬ダパグリフロジンは慢性心不全治療への適応が認められた薬剤

血液検査値

ALT：35　AST：38　γ-GTP：60　Cr：1.05　UN：26.0　T-Cho：280

TG：280　HDL-Cho：40　LDL-Cho：170

家庭内血圧：128～135/79～88mmHg

受診時血圧：139～145/85～96mmHg

●**糖尿病（DM）の成因による分類と特徴**

	1型糖尿病	2型糖尿病
発症機構	主に自己免疫を基礎にした膵β細胞破壊。HLAなどの遺伝因子に何らかの誘因・環境因子が加わり起こる。他の自己免疫疾患の合併が少なくない	インスリン分泌の低下やインスリン抵抗性をきたす複数の遺伝因子に過食、運動不足などの環境因子が加わりインスリン作用不足を生じて発症する
家族歴	家系内の糖尿病は2型より少ない	家系内血縁者に既往が多い
肥満度	関係なし	肥満又は肥満の既往が多い
発症年齢	小児～思春期に多い	40歳以上に多い
自己抗体	GAD抗体、IAA、ICA、IA-2抗体、ZnT8抗体など	陰性

➡日本糖尿病学会（編・著）：糖尿病治療ガイド2022-2023, 文光堂, p.19, 2022.

初診から23年後(68歳)

体重：80kg(BMI：27.7)　HbA1c：7.4

胸痛と息苦しさを訴え救急搬送される。

➡**狭心症と診断され入院**

入院時検査値

血圧：180/100mmHg　ALT：48　AST：55　γ-GTP：150　Cr：1.1

UN：28.0　T-Cho：330　TG：400　HDL-Cho：55　LDL-Cho：200

狭心症と診断されPCI治療により心機能改善し、入院中に血圧、
狭心症治療目的で降圧剤追加及び栄養指導と
入院中インスリン強化療法による血糖コントロールを行い血糖値安定。
本人希望が強いことから退院し、
内服によるDM治療再開となり下記の処方となる。

Rp 6　DM後期(合併症発生後の処方)

アスピリン腸溶錠(100mg)(バイアスピリン錠)	1回1錠(1日1錠)朝食後
クロピドグレル錠(75mg)(プラビックス錠)	1回1錠(1日1錠)朝食後
ランソプラゾールOD錠(30mg)(タケプロンOD錠)	1回1錠(1日1錠)朝食後
アムロジピンOD錠(5mg)(アムロジンOD錠)	1回1錠(1日1錠)朝食後
テルミサルタン錠(40mg)(ミカルディス錠)	1回1錠(1日1錠)朝食後
メトホルミン錠(500mg)(メトグルコ錠)	1回1錠(1日3錠)毎食後
シタグリプチン錠(50mg)(ジャヌビア錠)	1回1錠(1日1錠)朝食後
ダパグリフロジン錠(5mg)(フォシーガ錠)	1回1錠(1日1錠)朝食後
ピタバスタチン錠(2mg)(リバロ錠)	1回1錠(1日1錠)夕食後

インスリン強化療法について調べてみよう！
クロピドグレル錠(プラビックス錠)とアスピリン腸溶錠(バイアスピリン錠)の併用期間について確認しておこう。

NOTE

NOTE

➡バイタルと
フィジカルアセスメント
P045

➡TDMが必要な
主な薬剤
P116

初診から30年後(75歳)

体重：69kg(BMI：23.9)　HbA1c：6.9

70歳の頃、検査で頻脈を指摘される。

今回受診時に脈拍120/分、心不全徴候はないが心拡大あり、

AF(心房細動)と診断されメインテート錠が処方追加された。

1ヵ月ほど前から疲労感を感じていた。

この数日、夜間横になると何となく息苦しく、咳も出るため近医受診。

昼間も少しだるさを感じ食欲もない日が数日続き、

足がむくんでいる気もするとのこと。

来院時

血圧：144/88mmHg　呼吸数：30回/分　SpO_2：85%(room air)

➡心不全増悪の疑いで入院

身体所見

血圧：140/85mmHg　脈拍：95/分(↑)(整)　呼吸数：28回/分

頸動脈怒張(−)　下腿浮腫(2+)　胸部ラ音(+)

検査所見

Hb：12　WBC：6000　Cr：1.2　BUN：30　Cho：220　Na：145

K：3.8　血清BNP：250　胸部X線心胸比：65%

血液ガス(酸素2L投与下)pH：7.45　PaO_2：95Torr　$PaCO_2$：35Torr

SpO_2：91%

入院中経過

入院時の胸部レントゲンにて肺水腫がみられたため

利尿剤〔フロセミド(ラシックス注)〕を投与し、点滴にて水分管理を行い、

夜間の呼吸苦は軽快、浮腫も軽減しSpO_2 92%(room air)と

回復してきたことからO_2投与もオフになった。

加齢に伴う腎機能の低下が認められる。

心房細動による脳梗塞予防として抗凝固薬の併用も検討されたが

高齢であることなどからバイアスピリン腸溶錠単剤で継続、

糖尿病治療薬も再検討され、血糖コントロールは変わらない状態を

確認できたことから、以下の退院時処方が継続となる。

NOTE

Rp 7

ビソプロロール錠（0.625mg） （メインテート錠）	1回1錠（1日1錠）朝食後
フロセミド錠（40mg） （ラシックス錠）	1回1錠（1日1錠）朝食後
ボノプラザン錠（10mg） （タケキャブ錠）	1回1錠（1日1錠）朝食後
アスピリン腸溶錠（100mg） （バイアスピリン）	1回1錠（1日1錠）朝食後
アムロジピンOD錠（5mg） （アムロジンOD錠）	1回1錠（1日1錠）朝食後
テルミサルタン錠（40mg） （ミカルディス錠）	1回1錠（1日1錠）朝食後
ダパグリフロジン錠（5mg） （フォシーガ錠）	1回1錠（1日1錠）朝食後
ピタバスタチン錠（2mg） （リバロ錠）	1回1錠（1日1錠）夕食後

- クロピドグレルが処方終了している理由は？
- 加齢による腎機能低下などを考慮する思考も必要
- 急性期と慢性期治療の違いを知ろう
- 心不全の重症度分類であるNYHA分類を理解した上で、処方確認と重症度の推測をしよう
- 自覚症状や身体所見から心不全を理解していこう
- 時系列に沿った検査データの見方を意識しよう
- それぞれの疾患ガイドラインだけをみて判断することによる問題点を考えよう
- 抗血小板薬と抗凝固薬（DOAC）の違いを確認しておこう

コラム　心不全のステージ分類

心不全とそのリスクの進展ステージ

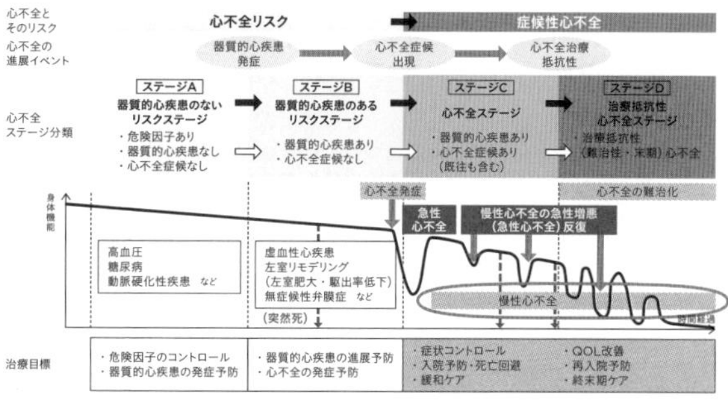

NYHA分類はこのステージでの考え方として使われてきた。

➡厚生労働省．脳卒中、心臓病その他の循環器病に係る診療提供体制の在り方に関する検討会．「脳卒中、心臓病その他の循環器病に係る診療提供体制の在り方について（平成29年7月）」より改変
http://www.mhlw.go.jp/file/05-Shingikai-10901000-Kenkoukyoku-Soumuka/0000173149.pdf（2023.12.1.閲覧）

●直接経口抗凝固薬（DOAC）とワルファリンの薬物動態的特徴

一般名	ダビガトラン	リバーロキサバン	アピキサバン	エドキサバン	ワルファリン
製品名	プラザキサ	イグザレルト	エリキュース	リクシアナ	ワーファリン
標的因子	トロンビン	第Xa因子	第Xa因子	第Xa因子	第II、VII、IX、X因子
用法・用量	150mg 1日2回	15mg 1日1回	5mg 1日2回	60mg 1日1回	1〜5mg 1日1回
減量用法・用量	110mg 1日2回	10mg 1日1回	2.5mg 1日2回	30mg 1日1回	INR値により判断
最高血中濃度到達時間（*tmax*）	0.5〜2hr	2〜4hr	1〜4hr	1〜1.5hr	0.5hr
半減期	12〜17hr	5〜9hr	9〜14hr	9〜11hr	55〜133hr
蛋白結合率	35%	92〜95%	87%	40〜59%	97% （アルブミン）
排泄	腎：80%	腎：66% （代謝活性物33%）	腎：25%	腎：35%	腎<1%
減量基準	・CCr<50mL/分 ・P糖蛋白阻害薬 ・年齢≧70歳 ・消化管出血既往	CCr<50mL/分	以下の2つ以上に該当 ・血清Cr≧1.5mg/dL ・年齢≧80歳 ・体重≦60kg	以下のいずれかに該当 ・CCr<50mL/分 ・P糖蛋白阻害薬 ・体重≦60kg	非弁膜症性心房細動にはINR2が目標。高リスク（CHADS2スコア3点以上）の患者では、年齢70歳未満ではINR2.0〜3.0を考慮
腎機能低下による禁忌	CCr<30mL/分	CCr<15mL/分	CCr<15mL/分	CCr<15mL/分	透析導入後は禁忌

コラム DAPT（抗血小板薬2剤併用療法）

経皮的冠動脈形成術（PCI）において薬剤溶出性ステント（DES）を留置している患者さんには、低用量アスピリン（バイアスピリン他）と、クロピドグレル（プラビックス他）などチエノピリジン系抗血小板薬の2剤併用療法（DAPT：dual antiplatelet therapy）が主流である。

●DAPTの期間

抗血小板薬を2剤併用する期間については議論があるものの、現在のところ、原則3ヶ月〜1年間併用し、その後は患者の病態に応じて低用量アスピリンを単剤で使用するのが、ガイドラインなどでも一般的である。これは、DAPTは血栓症の予防に効果がある一方で、出血リスクの上昇が避けられないためであり、特に脳出血と消化管出血は回避しなければならない合併症である。

② 現場でよくみる薬剤リスト

THEME
臨床で多用される薬剤は国試出題率も非常に高い。
現場でしっかり覚えよう！

NOTE

●:PROLOGUE ●:PART1 ●:PART2 ●:PART3 ●:PART4 ●:PART5 ●:PART6
※丸の中の数字は各パート内の見出しの数字を指します。 例 ②：PART3-2

一般名	主な販売名	分類	関連PART
パロノセトロン	アロキシ	制吐薬（5-HT$_3$受容体拮抗薬）	②②⑤
アジルサルタン	アジルバ	ARB	①②②③⑰
イルベサルタン	アバプロ		
オルメサルタン	オルメテック		
カンデサルタン	ブロプレス		
テルミサルタン	ミカルディス		
バルサルタン	ディオバン		
アジルサルタン/アムロジピン	ザクラス	ARB/Ca拮抗薬配合剤	①②②③⑰
オルメサルタン/アゼルニジピン	レザルタス		
カンデサルタン/アムロジピン	ユニシア		
テルミサルタン/アムロジピン	ミカムロ		
バルサルタン/アムロジピン	エックスフォージ		
カンデサルタン/ヒドロクロロチアジド	エカード	ARB/利尿薬配合剤	①②③
テルミサルタン/ヒドロクロロチアジド	ミコンビ		
バルサルタン/ヒドロクロロチアジド	コディオ		
アムロジピン/アトルバスタチン	カデュエット	Ca拮抗薬/脂質異常症治療薬配合剤	①②③
アムロジピン	アムロジン	Ca拮抗薬	①②②⑰
シルニジピン	アテレック		
ニフェジピン	アダラート		
ベニジピン	コニール		
ソホスブビル/レジパスビル	ハーボニー	C型肝炎治療薬	④
トロンボモデュリン アルファ	リコモジュリン	DIC治療薬	③
イプラグリフロジン	スーグラ	血糖降下薬（SGLT-2阻害薬）	①④①⑯③
アログリプチン	ネシーナ	血糖降下薬（DPP-4阻害薬）	①④①⑯③
シタグリプチン	グラクティブ ジャヌビア		
ビルダグリプチン	エクア		
リナグリプチン	トラゼンタ		
ボグリボース	ベイスン	血糖降下薬（α-GI）	①④①⑯⑰③③
ミグリトール	セイブル		
リラグルチド	ビクトーザ	血糖降下薬（インクレチン注射製剤）	①④①⑯③
グリメピリド	アマリール	血糖降下薬（SU薬）	①④①⑯⑰③③

パート同士の関連はまだまだある。学びが深まるほど見つかるので、どんどん見つけて書き込んでみてね

重篤な副作用として、横紋筋融解症、薬剤性肝障害が報告されている薬剤がある。添付文書などを活用して調べてみてね

DICの際に注目する検査値は?

NOTE

一般名	主な販売名	分類	関連PART
ピオグリタゾン	アクトス	血糖降下薬（チアゾリジン誘導体）	❶❹❶⓰⓱❸❸
メトホルミン	メトグルコ	血糖降下薬（ビグアナイド系）	❶❹❶⓰⓱❸❸
イコサペント酸エチル	エパデール	EPA製剤	❶❹
エポエチン ベータ	エポジン	EPO製剤	
エポエチン ベータ ペゴル	ミルセラ		
ダルベポエチン アルファ	ネスプ		
フィルグラスチム	グラン	G-CSF製剤	❺
ファモチジン	ガスター	H_2受容体拮抗薬	⓱
トシリズマブ	アクテムラ	IL-6阻害薬	❷
ケトプロフェン	モーラス	NSAIDs	❸
ロキソプロフェン	ロキソニン		
セレコキシブ	セレコックス	NSAIDs（COX-2阻害）	❸
エソメプラゾール	ネキシウム	PPI	❶
ラベプラゾール	パリエット		
ランソプラゾール	タケプロン		
シナカルセト	レグパラ	PTH分泌抑制薬	
ラロキシフェン	エビスタ	SERM	
デュロキセチン	サインバルタ	SNRI	
アダリムマブ	ヒュミラ	TNFα製剤	❷
インフリキシマブ	レミケード		
エタネルセプト	エンブレル		
タルチレリン	セレジスト	TRH誘導体	
カルベジロール	アーチスト	α,β遮断薬	❶
ドキサゾシン	カルデナリン	α遮断薬	❶
ビソプロロール	メインテート	β遮断薬	❶
タゾバクタム/ピペラシリン配合(1:8)	ゾシン	β-ラクタマーゼ阻害/ペニシリン系抗菌薬	❺❹
モサプリド	ガスモチン	胃腸機能調整薬	
メサラジン	アサコール	炎症性腸疾患治療薬	
	ペンタサ		
オキシコドン	オキシコンチン	オピオイド系鎮痛薬	❸❺
ソリフェナシン	ベシケア	過活動膀胱治療薬	
ミラベグロン	ベタニス		
精製ヒアルロン酸ナトリウム	ヒアレイン	角膜治療薬	
エルデカルシトール	エディロール	活性型ビタミンD_3製剤	
マキサカルシトール	オキサロール		
葛根湯エキス	葛根湯(製剤番号1)	感冒、肩こり他	
カルボシステイン	ムコダイン	去痰薬	
人免疫グロブリン	ヴェノグロブリンIH	グロブリン製剤	
ドセタキセル	タキソテール	抗悪性腫瘍薬	❷❸❺❷
	ワンタキソテール		
トラスツズマブ	ハーセプチン		
ビカルタミド	カソデックス		
ベバシズマブ	アバスチン		
ペメトレキセド	アリムタ		
ホリナートカルシウム	ユーゼル		
リツキシマブ	リツキサン		
リュープロレリン	リュープリン		
エルロチニブ	タルセバ		

一般名	主な販売名	分類	関連PART
オキサリプラチン	エルプラット	抗悪性腫瘍薬	②③⑤②
カペシタビン	ゼローダ		
ゲフィチニブ	イレッサ		
ゴセレリン	ゾラデックス		
ソラフェニブ	ネクサバール		
パニツムマブ	ベクティビックス		
テガフール/ ギメラシル/ オテラシルカリウム	ティーエスワン		
オロパタジン	アレロック	抗アレルギー薬	②
	パタノール		
フェキソフェナジン	アレグラ		
プランルカスト	オノン		
ベポタスチン	タリオン		
モンテルカスト	キプレス		
オセルタミビル	タミフル	抗インフルエンザ ウイルス薬	
ラニナミビル	イナビル		
クロピドグレル	プラビックス	抗血小板薬	①⑨⑯③
サルポグレラート	アンプラーグ		
シロスタゾール	プレタール		
ダビガトラン	プラザキサ	抗血栓薬	①⑨⑯③
リバーロキサバン	イグザレルト		
チオトロピウム	スピリーバ	抗コリン性吸入薬	④
アトルバスタチン	リピトール	脂質異常症治療薬	①⑰
エゼチミブ	ゼチーア		
プラバスタチン	メバロチン		
ロスバスタチン	クレストール		
ミカファンギン	ファンガード	抗真菌薬	⑤④⑦
エムトリシタビン/ テノホビル ジソプロキシル	ツルバダ	抗HIV薬	④
アリピプラゾール	エビリファイ	抗精神病薬	⑧⑰①
オランザピン	ジプレキサ		
クエチアピン	セロクエル		
ブロナンセリン	ロナセン		
ミルタザピン	リフレックス		
バルプロ酸	デパケン	抗てんかん薬	⑧
レベチラセタム	イーケプラ		
フェブキソスタット	フェブリク	高尿酸血症治療薬	
ガランタミン	レミニール	抗認知症薬	③①①
ドネペジル	アリセプト		
メマンチン	メマリー		
炭酸ランタン	ホスレノール	高リン血症治療薬	
芍薬甘草湯エキス	芍薬甘草湯 (製剤番号68)	こむらがえり	
桂枝茯苓丸エキス	桂枝茯苓丸 (製剤番号25)	子宮内膜炎、 更年期障害他	⑥
インスリン グラルギン	ランタス	持効型インスリン製剤	①⑯
インスリン デグルデク	トレシーバ		
インスリン アスパルト	ノボラピッド	超速効型 インスリン製剤	①①⑯③
オクトレオチド	サンドスタチン	持続性ソマトスタチン アナログ製剤	⑤
レバミピド	ムコスタ	消化性潰瘍治療薬	
ワクシニアウイルス接種 家兎炎症皮膚抽出液	ノイロトロピン	神経性疼痛緩和薬	①

NOTE

重要な違いがある。添付文書を比較して探してみてね

「マルコウ」って現場で耳にした。何を指すか分かるかな?

HDって何の略語かな?

NOTE

血液透析患者さんは体のかゆみが起きやすい

「アネミー」って現場で耳にした。何を指すか分かるかな?

一般名	主な販売名	分類	関連PART
ブデソニド/ホルモテロール	シムビコート	ステロイド/$β_2$刺激薬配合吸入剤	❹
イオパミドール	イオパミロン	造影剤	❶
イオヘキソール	オムニパーク		
ナルフラフィン	レミッチ	瘙痒症治療薬	❹
セフカペン ピボキシル	フロモックス	第三世代セフェム系抗菌薬	❺❹❷❺
セフジトレン ピボキシル	メイアクトMS		
人工腎臓用透析用剤	キンダリー	透析液	❶❷
精製ヒアルロン酸ナトリウム	スベニール	軟骨保護薬	
	アルツ		
レボフロキサシン	クラビット	ニューキノロン系抗菌薬	❺❹
ガレノキサシン	ジェニナック		
球形吸着炭	クレメジン	慢性腎不全用薬	❷❸
エダラボン	ラジカット	脳保護薬	
プラミペキソール	ビ・シフロール	パーキンソン病治療薬	
	ミラペックスLA		
シロドシン	ユリーフ	排尿障害治療薬($α_1$遮断)	
タムスロシン	ハルナール		
ナフトピジル	フリバス		
トルバプタン	サムスカ	バソプレシン受容体遮断薬	
イマチニブ	グリベック	白血病治療薬	❺
ニロチニブ	タシグナ		
加味逍遥散エキス	加味逍遥散(製剤番号24)	冷え性、更年期障害他	
アレンドロン酸	ボナロン	ビスホスホネート製剤	
ゾレドロン酸	ゾメタ		
ミノドロン酸	ボノテオ		
	リカルボン		
リセドロン酸	ベネット		
メコバラミン	メチコバール	ビタミンB_{12}製剤	
ソマトロピン	ヒューマトロープ	ヒト成長ホルモン製剤	
ゾルピデム	マイスリー	非ベンゾジアゼピン系睡眠薬	❽
当帰芍薬散エキス	当帰芍薬散(製剤番号23)	貧血、更年期障害他	❶
テリパラチド	テリボン	副甲状腺ホルモン製剤	
	フォルテオ		
大建中湯エキス	大建中湯(製剤番号100)	腹部膨満感他	
五苓散エキス	五苓散(製剤番号17)	浮腫、ネフローゼ他	
リマプロスト アルファデクス	オパルモン	プロスタグランジン製剤	❾
クラリスロマイシン	クラリス	マクロライド系抗菌薬	❺❹
小柴胡湯エキス	小柴胡湯(製剤番号9)	慢性肝炎、感冒他	
シクロスポリン	サンディミュン	免疫抑制薬	
	ネオーラル		
タクロリムス	プログラフ		
ウルソデオキシコール酸	ウルソ	利胆薬	❹
ドルゾラミド/チモロール	コソプト	緑内障治療薬	
アフリベルセプト	アイリーア	加齢黄斑変性治療薬(眼科用VEGF阻害剤)	
ラニビズマブ	ルセンティス	加齢黄斑変性治療薬	

NOTE

コラム 薬効確認時の「視野」

薬効確認の際は、薬剤単一の効能効果だけでなく、食事やサプリメントなどの関連も含めた広い視野を持とう。

例 葉酸の多様な用途

サプリメントや食品に存在する葉酸は、リウマチの副作用予防からがんの併用療法まで、驚くほど多様な用途がある。

●主な葉酸製剤

一般名(欧文略語)	販売名	特徴
ホリナート(LV)	ロイコボリン ユーゼル	ジヒドロ葉酸還元酵素の作用を必要としない＝重篤な副作用の救済時に推奨される
レボホリナート(l-LV)	アイソボリン	ホリナートの光学活性体(ℓ体)

1. がん治療での活用
   副作用軽減または効果増強と大きく目的が分かれる。

⇒栄養と輸液 P058
⇒輸液製剤 P128
⇒ビタミンとミネラル P158

目的	メトトレキサートによる副作用軽減	フルオロウラシルの抗腫瘍効果の増強
療法	メトトレキサート・ロイコボリン併用療法	ロイコボリン・テガフール・ウラシル療法 アイソボリン・フルオロウラシル療法

副作用軽減

●メトトレキサート・ロイコボリン併用療法

※メトトレキサート・ロイコボリン救援療法、ロイコボリン・レスキューともいう。

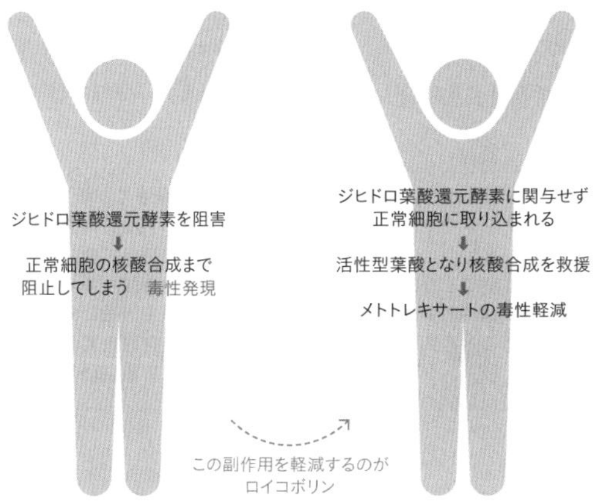

効果増強

●ロイコボリン・テガフール・ウラシル療法

※アイソボリン・フルオロウラシル療法ともいう。

ホリナートの光学活性体であるアイソボリン(レボホリナート)自体は抗がん作用を持たないが、抗悪性腫瘍薬のフルオロウラシルの抗腫瘍効果を増強(Biochemical Modulation)する。

NOTE

レボホリナート（販売名：アイソボリン）

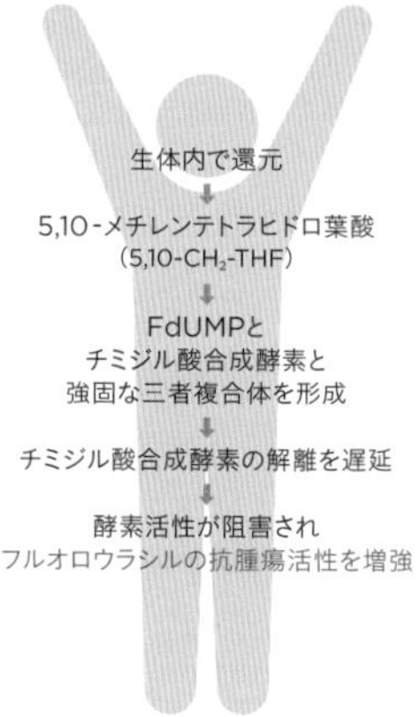

生体内で還元
↓
5,10-メチレンテトラヒドロ葉酸
（5,10-CH_2-THF）
↓
FdUMPと
チミジル酸合成酵素と
強固な三者複合体を形成
↓
チミジル酸合成酵素の解離を遅延
↓
酵素活性が阻害され
フルオロウラシルの抗腫瘍活性を増強

2. リウマチ治療での活用

リウマチ治療薬のメトトレキサートは用量依存性で消化器障害（口内炎、下痢、食欲不振）、肝酵素上昇などの副作用が出現する。葉酸製剤はメトトレキサートの副作用予防目的で併用される。

●フォリアミン投与の対象

強く投与が推奨される	用法
・メトトレキサートを週8mg以上投与する場合 ・副作用のリスクが高い腎機能低下、高齢者、複数のNSAIDs使用者など	5mg/週以内をメトトレキサート最終投与後24〜48時間に投与

※保険適応はロイコボリンのみだが、より安価なフォリアミンが投与されているのが現状
※副作用が改善してもメトトレキサートの効果が減弱したらフォリアミンは減量

⇒抗がん剤と麻薬 P107
⇒TDMが必要な主な薬剤 P116
⇒重篤な副作用の初期症状と患者への表現例 P163

3. 葉酸を含む食品とサプリメント

葉酸を多く含むサプリメントや栄養補助食品は数多く市販されている。葉酸はメトトレキサートの効果を減弱させるため、服薬指導時は葉酸を含むサプリメントの摂取有無の確認と葉酸製剤を自己判断で増量しないよう説明することが重要である。患者さんには、葉酸を多く含むサプリメントや栄養補助食品は、自己判断で購入せず、主治医に相談するように説明することも大切である。なお、葉酸を多く含むと言われているほうれん草、枝豆、グリーンアスパラ、レバーなどの食品はサプリメントほど過量ではないので制限の必要はない。

⇒日本リウマチ学会MTX診療ガイドライン策定小委員会編.
「関節リウマチにおけるメトトレキサート（MTX）使用と診療の手引き2023年版（簡易版）」
〔https://www.ryumachi-jp.com/publication/pdf/MTX2023_kannibann_final.pdf（2023. 12. 1. 閲覧）〕
を参考に作成

PART1
基本を確かめる

1 接遇

1.コミュニケーション

真摯かつ素直に学ぶ姿勢と、患者さんのためを考える気持ちが患者さんや他職種との信頼関係の第一歩だ！

CHECK
- **姿勢·アイコンタクト·言葉遣い**
- **質問はオープンクエスチョンや傾聴**

コミュニケーション5か条

❶挨拶と自己紹介は自分から！

例「おはようございます。薬剤師（薬学部実習生）の○○です」

❷"自分の"患者さんという気持ちをもって。できることが見えてくるはず。

例 診療録の内容などから患者情報を十分把握しインタビューに臨む。

❸インタビューは丁寧に、しっかりと目的を共有

例「今飲まれているお薬がきちんと効いているか確認させていただきたいので、いくつかお伺いしてよいですか？」

❹時間的、精神的な余裕に配慮

例「お時間少し大丈夫ですか？」「今日応対した患者さんについて質問があるのですが、ご都合のよい時に20分ほどお時間を頂けないでしょうか？」

❺「自分が知りたい情報」にとらわれすぎない

患者さんの話には自身が抱えている問題や逆にそれを解決できるヒントがたくさん。自分が質問したいことにとらわれず共感を伝えながら傾聴しよう。

POINT

患者さんの質問に答えられない時

- 調べる時間がほしいことを伝え、できる限り早いタイミングで答える。
- 患者さんの質問や悩みに対し継続して考えていることを少しでも伝えられるように心がける。

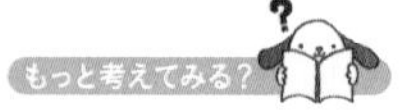

◆患者さん家族から、病状について聞かれたらどうしますか？

医療コミュニケーションの流れ

NOTE

中立的質問

挨拶や自己紹介をしたうえで、患者さんの名前や生年月日の確認など、症状とは関係のない質問（中立的質問）から開始する。

医療的な質問

・できるだけ「開かれた質問」を用い、患者さんが自由に話せるようにする。
・開かれた質問で尋ねた後、「焦点を絞った質問」を織り交ぜて特定の事柄を掘り下げる。
・「閉じられた質問」は、患者さんから聞き出せることが限定され会話が続かないため、なるべく避ける。
・患者さんの言葉をさえぎらない。うなずきやあいづちなどで患者さんが話しやすい雰囲気を作る（傾聴）。

解釈モデル

・患者さん自身が病状をどのように解釈し、どのような見通しや希望を描いているか（解釈モデル）を把握する。
・患者さんと医療者の解釈モデルが一致していることが重要。

聴取した内容をまとめる

医療者が把握した内容に間違いがないか確認する。

POINT

医療者として患者さんの苦痛を理解して寄り添う姿勢を示し、信頼関係を構築することが大切。共感的な態度で患者さんが自然に自分の考えや希望が言える雰囲気を作ろう。

➡解釈・要約・共感・沈黙・非言語的コミュニケーション（p.27参照）

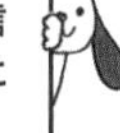

まずは開かれた質問を用いて、必要な時に「焦点を絞った質問」や「閉じられた質問」を活用するんですね。

その「質問」は、あくまで患者さんの話を引き出すため。すでにこちらが知っていることを確かめるためではなく、どのように具合が悪いのか、何を知りたいのか、また生活背景など、患者さんの状況を共有することが目的。相手に対する配慮を忘れずにね。

医療コミュニケーションにおける主な質問形式

中立的質問 (neutral question)

名前や生年月日の確認など病状や服薬指導には直接関係のない質問であり、主に患者応対の冒頭に行います。

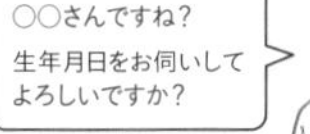

○○さんですね？
生年月日をお伺いしてよろしいですか？

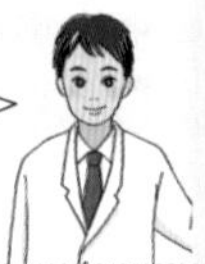

開かれた質問 (open-ended question)

患者さんが自由に答えることができ、「はい／いいえ」では答えられない質問。焦点を絞った質問や会話を促すための質問などもあります。

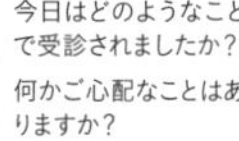

今日はどのようなことで受診されましたか？
何かご心配なことはありますか？

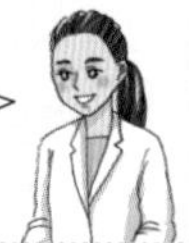

焦点を絞った質問 (focused question)

特定の事柄に焦点を絞った質問。開かれた質問で得られた症状の訴えなどを、具体的に掘り下げて確認するために用います。

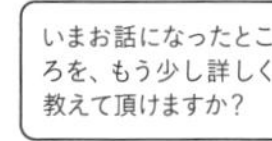

いまお話になったところを、もう少し詳しく教えて頂けますか？

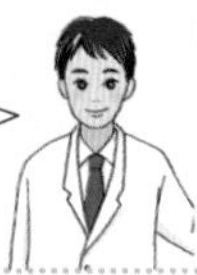

閉じられた質問 (closed question)

答えが「はい／いいえ」もしくは一言ですむような質問。明確な情報が得られますが、患者さんは自由に話すことができず、会話もそこで終わるため多用は避けます。

熱はありましたか？
痰の色は何色でしたか？
食欲はありますか？

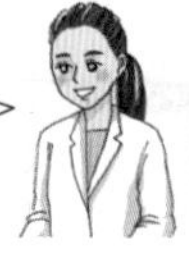

この質問形式をメインに行う対応になっていないかな。医療を受けた患者さんの満足度（アウトカム）に影響する可能性があるよ。

コラム 患者インタビューの目的

- 患者さんに聞くべきさまざまな確認事項がありますが、**「薬が効いているか」「検査値がよくなったか」**を目的に聞いていませんか？
- 一方、患者さんの知りたいこと・望んでいることはなんでしょうか。
- 患者さんの多くは「明日の自分を知りたい」と願っています。**趣味が再開できるか、夜眠れるかなど、患者さん一人ひとりが薬物治療を通して望んでいる「本当の目的」を考えたとき、インタビューは違ったものになってくるかもしれません。**

解釈 (interpretation) と要約 (recapitulation)

話をまとめたり言い換えることで、正しく理解していることを適切に患者さんに伝えます。

2日前から咳が止まらず、今日の朝38℃の熱が出て、ご近所にある初めてのクリニックを受診されたのですね

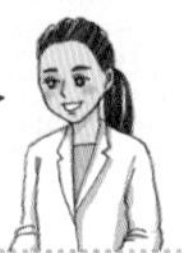

共感 (sympathy)

患者さんの苦痛や苦労を理解していることを伝えるために最も重要。

そうですか。
○○が心配なのですね

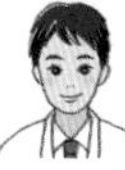

「それは大変でしたね」と単なる声かけでは真の共感として伝わらないことが多い。非言語的コミュニケーションを大切にし、患者さんの様子から感じとったことを言葉にしたり、支援したいという意志を伝えるなど、薬剤師が協力関係にあることを理解していただけると信頼関係ができるよ。

沈黙 (silence)

考える時間を患者さんと医療者の両方に与えることができます。

適切な間を取る非言語的コミュニケーションの1つで、薬剤師の協力的な態度をより伝えることができる時間といえる。

非言語的コミュニケーション (nonverbal communication)

コミュニケーションにおいて言葉を通じて伝達される情報は、実はそれほど多くありません。言葉によらない非言語的メッセージによって多くの情報が伝えられています。

服装、身振り、手振り、アイコンタクト、位置や姿勢の取り方、ちょっとしたしぐさ、スキンシップ、さらには言葉づかいや声の調子などを通じて多くの情報が伝わる。

➡出口弘直, 金田暢江. 薬学実務実習ポイントブック[第2版]. 第1章 コミュニケーションの基本, p.14-15. 薬ゼミファーマブック, 東京, 2023 . より一部改変のうえ転載

調剤

1.処方箋監査、薬歴チェック

処方箋の確認項目

処　方　箋

（この処方箋は、どの保険薬局でも有効です。）

公費負担者番号	B	保険者番号	3 A 2 6 0 0 0 0
公費負担医療の受給者番号	C	被保険者証・被保険者手帳の記号・番号	公立東京0000000

患者			
氏名	厚生 太郎	保険医療機関の所在地及び名称	東京都千代田区1丁目1-1 霞が関病院
生年月日	明 大 ㊣昭 平 令 34年6月15日 ㊚・女	電話番号	03-0000-0000
		保険医氏名	労働 一郎 ㊞
区分	(被保険者) 被扶養者	都道府県番号 / 点数表番号 / 医療機関コード	1 3 / 4 / 0 0 0 0 0 0 0

交付年月日	令和 4年 12月 25日	処方箋の使用期間	令和 年 月 日 （特に記載のある場合を除き、交付の日を含めて4日以内に保険薬局に提出すること。）

処方

変更不可 ［個々の処方薬について、後発医薬品（ジェネリック医薬品）への変更に差し支えがあると判断した場合には、「変更不可」欄に「✓」又は「×」を記載し、「保険医署名」欄に署名又は記名・押印すること。］

✓ （処方1）　クレストール錠2.5mg　1回1錠　（1日1錠）

✓

✓

1日1回　朝食後　30日分

リフィル可 □ （　　回）

処方内容
- ■医薬品名、剤形、規格単位、分量
- ■用法・用量、投与日数

備考

保険医署名 ［「変更不可」欄に「✓」又は「×」を記載した場合は、署名又は記名・押印すること］ 労働 一郎

保険薬局が調剤時に残薬を確認した場合の対応（特に指示がある場合は「✓」又は「×」を記載すること。）
□保険医療機関へ疑義照会した上で調剤　☑保険医療機関へ情報提供

調剤実施回数（調剤回数に応じて、□に「✓」又は「×」を記載するとともに、調剤日及び次回調剤予定日を記載すること。）
□1回目調剤日（ 年 月 日） 次回調剤予定日（ 年 月 日）　□2回目調剤日（ 年 月 日） 次回調剤予定日（ 年 月 日）　□3回目調剤日（ 年 月 日）

調剤済年月日	令和 年 月 日	公費負担者番号	
保険薬局の所在地及び名称 保険薬剤師氏名	㊞	公費負担医療の受給者番号	

備考 1.「処方」の欄には、薬名、分量、用法及び用量を記載すること。
2. この用紙は、日本工業規格A列5番とすること。
3. 療費の給付及び公費負担医療に関する費用の請求に関する省令（昭和51年厚生省令36号）第1条の公費負担医療については、「保険医療機関」とあるのは「公費負担医療の担当医療機関」と、「保険医氏名」とあるのは「公費負担医療の担当医氏名」と読み替えるものとすること。

ハイリスク薬処方の対応

前回処方と比較し変更の有無を確認

⬇変更がある場合

理由などを患者さんに確認

それぞれの施設におけるハイリスク薬への対応を確認してみよう。

⇒ハイリスク薬と注意すべき初期症状 P161

POINT

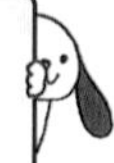

添付文書の活用

処方内容と照らし合わせ、特に警告・禁忌、使用上の注意、配合変化、相互作用を確認します。

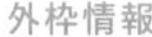

- 患者氏名、生年月日（年齢）、性別
- 交付年月日（有効期限）
- 病院名、所在地
- 処方医師名の記名・押印（署名）
- 保険者番号
- 麻薬有の場合：麻薬施用者免許証番号、患者住所

※患者さんの性別・年齢または体重などを考慮して服用回数や服用時点が決められていることも
※他科受診やOTC医薬品・健康食品・サプリメントなどの服用有無や相互作用も考慮
※前回処方のペーストや誤入力、名前が似ている薬剤の間違いにも注意

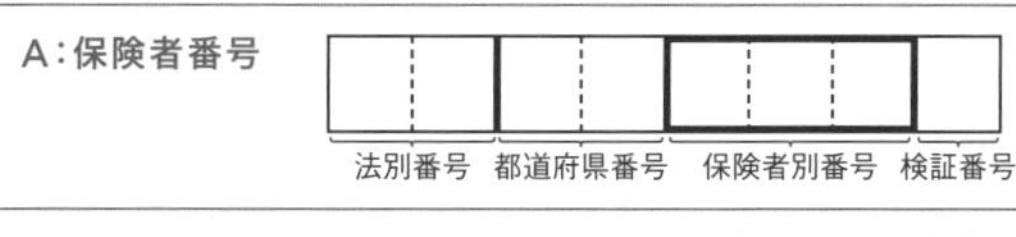

B：公費負担者番号

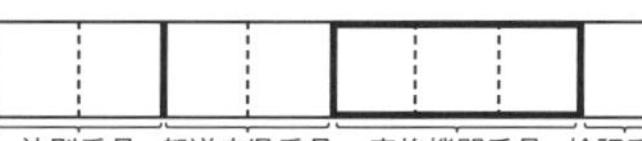

公費負担者番号の法別番号の例：
生活保護法による医療扶助（法第15条関係）　12
肝炎治療特別促進事業に係る医療の給付　38

都道府県番号の例：東京　13

C：公費負担医療の受給者番号

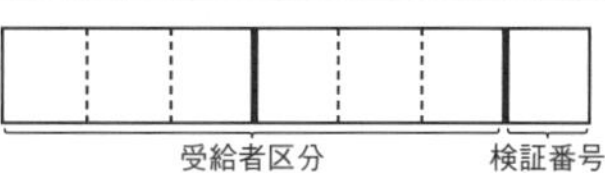

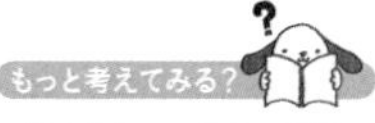

◆処方内容に一般名で記載されているときはどう考えてどう行動する？
また慣用名や約束処方が記載されているときは？

◆処方に記載された医薬品の採用がない場合はどう行動する？

NOTE

2.疑義照会

電話での疑義照会チェックポイント

■**要点を手短かに伝える！**
先方の都合をまず確認した後、自身の所属、名前を伝える。
相手の会話を遮らず、会話内容は必ずメモをとる。

POINT

- 照会は1度ですむように！　事前に疑問は項目立てしてすべてあげておく。
- 変更案や対応策を準備しておく。照会時に対応策を問われたら提案できるように。 ※決定は医師が行う。
- 先方が電話を切った後で受話器を置くなど一般的な電話マナーは身に着けておこう！

疑義内容の記入

■**処方欄には書き込まない！**
確認・変更・訂正などは全て備考欄に記載

■**記載事項は5W1Hを意識**
照会した日付、時間、応対した医師名、照会者の氏名
連絡方法、照会内容、回答及び変更内容

主な疑義照会の対象

形式的疑義	薬学的疑義
■薬品名・規格単位・剤形の記入漏れ ■生年月日の記入漏れ ■医師の押印漏れ など	■疾患禁忌 ■相互作用のおそれがある薬の組合せ ■他院 or 他医師との重複投与 など

- **休薬期間が通常ある薬が連続投与になっているのは危険！**
- **規格単位は添付文書であらかじめ確認してから照会**
- **剤形は必ず照会。同じ薬でも剤形が異なると相互作用が異なる場合がある**
- **外用薬の用法や使用部位の記載は漏れやすい。医師が口頭指示しているときもあるので患者さんに確認**

→ハイリスク薬と注意すべき初期症状 P161

→術前休薬 P124

→年齢ごとの参照体重と基礎代謝量 P170

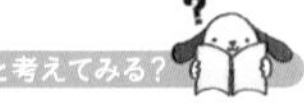

◆患者さんが年齢平均以上に体が大きい小児の場合、どのように考えながら処方をみますか？
◆ジェネリックに関する疑義照会、医師への連絡の要不要について調べましょう。

NOTE

注射剤のポイント

注射処方箋(注射指示箋)に正式なフォーマットはないが、医療安全の面から下記のような項目は正しく理解しておく。

注射処方箋の標準的な記載事項

1) 薬名：販売名、剤形、規格(日本語で記載)
   規格が2種以上ある場合は規格を確認
2) 投与量(用量)、投与方法：数量(本、アンプル、バイアル)、単位など
   A(アンプル)、V(バイアル)などは間違いやすい。U、IU、iu などの単位で表記がされている場合は特に注意が必要
3) 輸液など(液体の薬剤)の容量：mLで記載
4) 投与ルート：複数の投与ルートがあることも多い
5) 投与時刻：投与開始時刻は0時〜24時表記で記載
6) 投与速度：mL/hrと記載。持続投与の場合、交換時刻などの確認が必要
7) 注射処方箋オーダーと病棟使用時の使用量が違う場合は薬名(規格または容量)用量＋希釈用注射液名

⇒目にする「わからない」を解決、表記から早引き専門用語と略語 P207

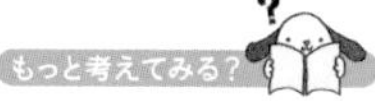

◆ **ラシックス(20mg 2mL) 2A 1日2回(9時 18時)**
➡ この表記の不備な点と、どのように変更すれば分かりやすくなるか考えてみよう。

◆ **ボスミン(1mg 1mL)3A＋生食21mL(全量24mL) (DIV)1mL/hr**
➡ 溶解用生食の規格により何通りかの方法が考えられる。実際に使用する溶解液量と注射剤の規格が合致するか実習先で取り扱いのある医薬品から調べてみよう。また合致しない場合の対応を考えてみよう。

■ **ベースとなる輸液とアンプルやバイアルの保管場所が違うことがある。効率よいピッキングのため、棚位置の把握とともに事前に手順をイメージしておく**

■ **同じ薬剤を1日に複数回投与する場合は1回ごとの用量記載を確認**

■ **鑑査依頼：注射処方箋に記載された内容と取りそろえた薬剤の医薬品名、規格、個数を再確認し、トレイに患者ラベルとともにセットして依頼**

POINT

酸性とアルカリ性の混注は配合変化を起こしやすい

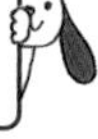

無菌操作

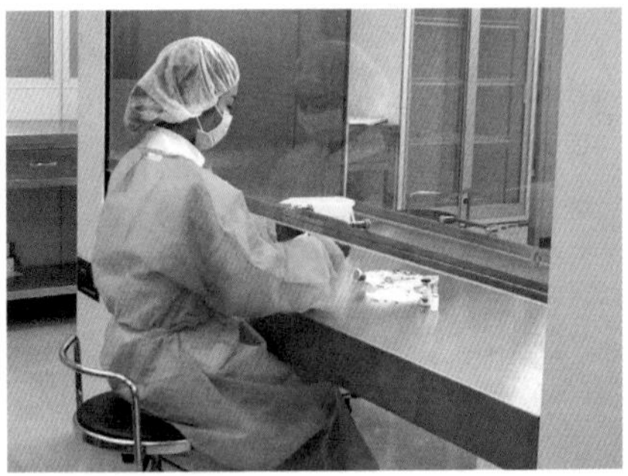

クリーンベンチは空調が安定した適切な場所(約10〜15cm内側)で作業できるように準備する。イスをクリーンベンチに近づけると操作がしやすい

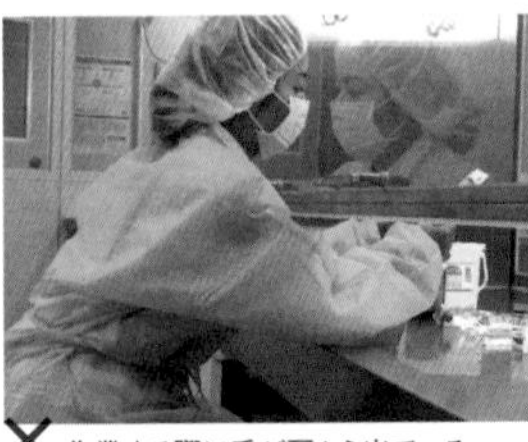

✕ 作業する際に手が扉から出ている

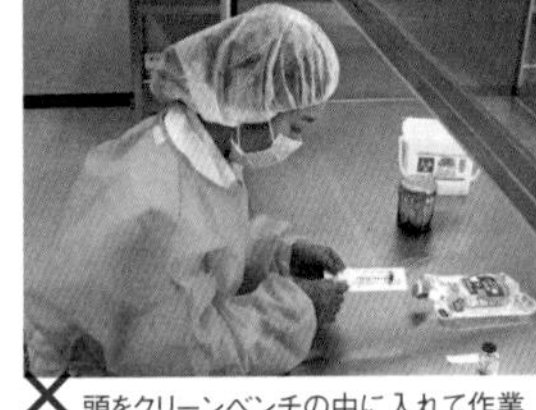

✕ 頭をクリーンベンチの中に入れて作業

POINT

クリーンベンチ≠完全な無菌操作

- 無菌操作において微生物や異物を混入させる可能性がもっとも高いのは作業を行う人
- 人体や衣服を無菌化することは不可能と認識して無菌操作を行う

コラム 抗がん剤の無菌調製

●通常の無菌調製との相違点

①薬液との**接触(被ばく)や作業環境の汚染を防ぐ**ことに注意
②バイアルの薬剤を溶解、吸い取るとき**陰圧での吸引を遵守**

※陽圧で吸引するとエアロゾル現象(バイアルから注射針を引き抜くときに薬液が周囲に飛び散る)が起きる。安全キャビネット内清掃などが必要となり、被ばく、環境汚染や業務の遅延につながる

●調製業務の場所

通常の注射製剤の無菌調製室とは別室に設置した**安全キャビネット**で、吸水シートやルアーロック式シリンジなどを用い、ゴーグルや手袋を2枚重ねで装着して行われる

CHECK

一番の相違は装置内の風向き

安全キャビネット	クリーンベンチ
内側の気圧 < 外側の気圧 ➡装置内の有害物質が外側に漏れ出さないように外の空気が内側に流れ込む「陰圧設定」	**内側の気圧 > 外側の気圧** ➡内側の空気が外側に出て行く「陽圧設定」

コラム　主な注射剤のpH

ボスミン注	2.3〜5.0	酸性
プリンペラン注射液	2.5〜4.5	
インデラル注射液	2.8〜3.5	
5%ブドウ糖注射液	3.5〜6.5	
セレネース注	3.5〜4.2	
ビタメジン静注用	約4.5	
メイロン静注	7.0〜8.5	
フェノバール注射液	7.5〜9.4	
ラシックス注	8.6〜9.6	
ソルダクトン静注用	9〜10	
イソゾール注射用	10.5〜11.5	
アレビアチン注	約12	アルカリ性

NOTE

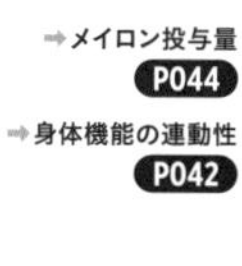

→メイロン投与量 P044
→身体機能の連動性 P042
→輸液製剤 P128

4.調剤薬鑑査

主な確認ポイント

これらのことに注意しながら最後に全ての薬剤がそろっているかを再度確認

散剤

薬局内で混合分包したものであれば分包の均一性と異物混入がないか確認。秤量値の計算及び実際の秤量値の確認

水剤

色/濁り/沈殿などの外観変化とラベルの投与量などの指示確認

軟膏剤

2種以上ミックスの場合であれば混和の適否

共通項目

- □薬剤名（商品名・剤形・規格）、全量あるか？　包装などの破損がないか？　必ず確認
- □添付すべき説明書、用具がそろっているか確認
- □1日の分服回数と投与回数の確認
- □日数・回数・使用部位の記載が適正かどうか確認
- □追加薬や中止薬に注目
- □前回来局時の薬歴に患者さんの要望など記載があれば特に注目

POINT

- 疑義照会されている場合はその妥当性も含めて確認・検討
- 調剤プロセス（賦形剤の有無やその量、粉砕の可否など）を踏まえて鑑査
- 処方内容だけでなく、患者さん情報や疑義照会など処方内容以外にも注目

コラム　「監査」と「鑑査」

「監査」の「監」は、「見張る」「取り締まる」「調べて見る」の意味をもつ。辞書によると、監査とは「業務の執行などを監督し検査する」とあり、監査という言葉は概して物事の実施についての評価と関連して使用されることが多い。薬剤師法第24条では、処方箋中の疑義照会義務、すなわち「監査権」が定められている。
一方、「鑑査」の「鑑」は「鏡に照らし合わせ、じっくりと観察して内容を見きわめる」の意味をもち、辞書によると鑑査とは「作品の価値や優劣などをきめるため検査し見定めること」とある。
また「第十四改訂 調剤指針」でも、「処方監査」「調剤された薬剤の鑑査」と表記され、それぞれの内容に応じた使い分けがなされている。
したがって、本書では「監査」は「事物についての適否・合否を調査すること」という意図から「処方箋監査」と表記し、また「鑑査」は「じっくり観察して見きわめること」という意図から「調剤鑑査」と表記している。

＊参考資料：「第十四改訂 調剤指針」（日本薬剤師会編，薬事日報社）
「大辞林 第四版」（三省堂）

医療保障制度と保険

THEME

保険証と一緒に患者さんが持ってくる「特定医療費（指定難病）受給者証」「特定医療費（指定難病）自己負担上限額管理票」…etc.
こうした医療費軽減の仕組みは医療制度においてどのような役割があるのか、保険制度の概要とともに把握しておこう。

NOTE

医療保障制度

日本の医療保障制度は、医療保険制度、後期高齢者医療制度、労災保険制度、公費負担医療制度、介護保険制度に分かれており、加入先によって医療費の負担割合などが変わる。

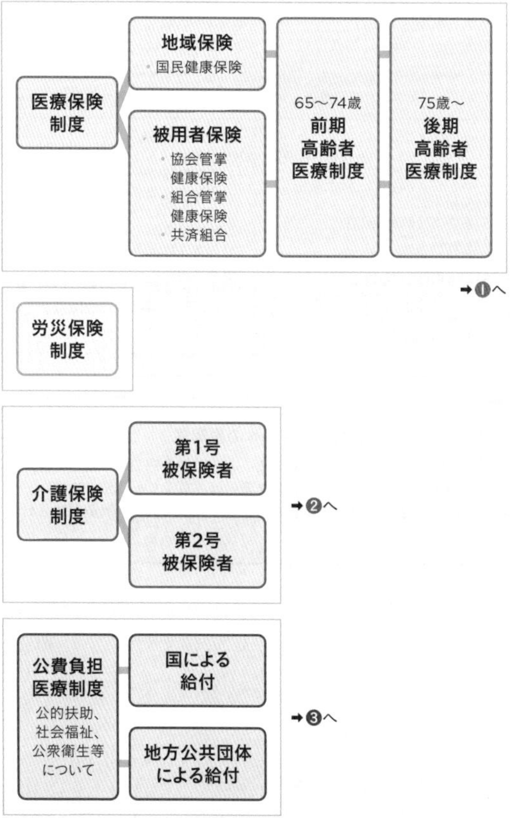

医療保険制度
- 地域保険
  - 国民健康保険
- 被用者保険
  - 協会管掌健康保険
  - 組合管掌健康保険
  - 共済組合

→ 65〜74歳 前期高齢者医療制度 → 75歳〜 後期高齢者医療制度

➡❶へ

労災保険制度

介護保険制度
- 第1号被保険者
- 第2号被保険者

➡❷へ

公費負担医療制度
公的扶助、社会福祉、公衆衛生等について
- 国による給付
- 地方公共団体による給付

➡❸へ

❶医療保険制度

自治体が窓口になる地域保険(国民健康保険、後期高齢者医療制度)と、勤務先が窓口になる被用者保険(協会管掌健康保険:協会けんぽ、組合管掌健康保険、共済組合)がある。

❷介護保険制度

第1号被保険者

- 対象者　65歳以上
- 原因を問わず所定の介護や支援が必要と認定された人がサービスを利用できる
- 保険料は原則として市町村が集める

第2号被保険者

- 対象者　40歳以上65歳未満
- 特定疾病が原因で所定の介護や支援が必要と認定された人※がサービスを利用できる
- 保険料は原則として医療保険者が医療保険料と一括して集める

※主に加齢に伴う疾病である下記特定疾病(16疾患)が指定されている。介護が必要になった原因が特定疾病に該当しない場合はサービスを利用できない。

1)がん[がん末期]
(医師が一般に認められている医学的知見にもとづき回復の見込みがない状態に至ったと判断したものに限る)
2)関節リウマチ
3)筋萎縮性側索硬化症
4)後縦靭帯骨化症
5)骨折を伴う骨粗しょう症
6)初老期における認知症
7)進行性核上性麻痺、大脳皮質基底核変性症およびパーキンソン病
8)脊髄小脳変性症
9)脊柱管狭窄症
10)早老症
11)多系統萎縮症
12)糖尿病性神経障害、糖尿病性腎症および糖尿病性網膜症
13)脳血管疾患
14)閉塞性動脈硬化症
15)慢性閉塞性肺疾患
16)両側の膝関節または股関節に著しい変形を伴う変形性関節症

POINT

介護保険利用について患者さんへの説明例

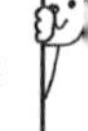

「介護保険を利用されるには、お住まいの市町村の窓口に申請して要介護認定を受ける必要があります。申請するのはご本人でもご家族でもよく、申請後は認定調査を経て、申請日から原則30日以内に要介護状態区分の認定結果が通知されます」

介護保険の区分

要支援2段階、要介護5段階に分けられており、利用できるサービスの種類と内容が異なる。

軽い ⟵⟶ 重い

要支援1	要支援2	要介護1	要介護2	要介護3	要介護4	要介護5

	要支援の人が利用できるサービス（予防給付）	要介護の人が利用できるサービス（介護給付）
訪問系	介護予防支援（ケアマネジメント）	居宅介護支援（ケアマネジメント）
	介護予防訪問介護（ホームヘルプ）入浴、食事などの支援など	訪問介護（ホームヘルプ）入浴、食事などの介護など
	介護予防訪問入浴介護	訪問入浴介護
	介護予防訪問看護	訪問看護
	介護予防訪問リハビリテーション	訪問リハビリテーション
	介護予防居宅療養管理指導 医師、歯科医師、薬剤師などが自宅を訪問して療養上の管理や指導を行う	居宅療養管理指導 医師、歯科医師、薬剤師などが自宅を訪問して療養上の管理や指導を行う
通所系	介護予防通所介護（デイサービス）	通所介護（デイサービス）
	介護予防通所リハビリテーション（デイケア）	通所リハビリテーション（デイケア）
短期入所系	介護予防短期入所生活介護（ショートステイ）	短期入所生活介護（ショートステイ）
	介護予防短期入所療養介護（ショートステイ）	短期入所療養介護（ショートステイ）
施設居住系	介護予防特定施設入居者生活介護 指定を受けた有料老人ホームなどに入居している人に対して日常生活の支援や機能訓練、療養上の世話を行う	特定施設入居者生活介護 指定を受けた有料老人ホームなどに入居している人に対して日常生活の世話や機能訓練、療養上の世話を行う
福祉用具レンタル・購入等	介護予防福祉用具貸与	福祉用具貸与
	特定介護予防福祉用具販売（特定介護予防福祉用具購入費支給）	特定福祉用具販売（特定福祉用具購入費支給）
	対象品目 腰掛便座、特殊尿器、入浴補助用具、簡易浴槽、移動用リフトのつり具部分	
施設サービス	ー	介護老人福祉施設サービス（特養：特別養護老人ホーム）
		介護老人保健施設サービス（老健：老人保健施設）
		介護療養型医療施設サービス（療養病床等）
地域密着型サービス	ー	定期巡回・随時対応型訪問介護看護
		夜間対応型訪問介護
	介護予防認知症対応型通所介護	認知症対応型通所介護
	介護予防小規模多機能型居宅介護	小規模多機能型居宅介護
	介護予防認知症対応型共同生活介護（グループホーム）	認知症対応型共同生活介護（グループホーム）
	ー	地域密着型特定施設入居者生活介護
		地域密着型介護老人福祉施設入所者生活介護
		看護小規模多機能型居宅介護

薬剤師にかかわりがある

NOTE

NOTE

❸公費負担医療制度

CHECK

医療費軽減のため患者さんが利用できる制度

医療保険制度では通常、年齢・所得に応じて医療費総額の1〜3割を支払う。長期療養が必要だったり、継続的に高額な医療費がかかるなど、特定の場合には上記1〜3割の自己負担額も軽減し、全額または大部分を公的な基金が負担するよう、**さまざまな公的制度**がもうけられている。
国と地方自治体が別々に設定しており、さまざまな福祉サービス(介護サービス、医療等)を利用できる場合もある。

例 公的医療保険制度(高額療養費 など)/障害者手帳/重度心身障害者医療費助成制度/自立支援医療制度/難病医療費支援制度/小児慢性特定疾病/養育医療 など

POINT

国と地方自治体の負担割合が制度ごとに異なっていたり、全額公費負担の場合や医療保険制度が優先の場合など、複雑な仕組みになっているので確認と注意が必要。

例「東京都の難病患者さん」の場合
国の助成　：厚生労働大臣が指定した特定疾患338疾病(令和5年10月現在)
都の助成　：難病医療費助成制度という名称で8疾病(令和5年10月現在)
助成の流れ：患者さんが難病指定医から臨床調査個人票を受け取る➡市区町村に提出➡都が審査➡認定の場合は受給者票が発行➡指定医療機関で受療。

※東京都では国か都どちらかの助成しか受けられない。申請先の市区町村にて判断。

POINT

患者さんが利用できる制度についての具体的な内容は、市区町村や保健所・保健センター、各都道府県に設置されている「難病相談・支援センター」に問い合わせて確認してもらうよう説明する。

都道府県のセンター一覧➡難病情報センター〔http://www.nanbyou.or.jp/ (2023. 12. 1. 閲覧)〕
詳細情報➡政府広報オンライン
〔https://www.gov-online.go.jp/useful/article/201412/3.html (2023. 12. 1. 閲覧)〕

国の法律に基づく公費負担医療制度の例

法律	制度
感染症の予防及び感染症の患者に対する医療に関する法律	新感染症の患者の入院(法第37条関係)
感染症の予防及び感染症の患者に対する医療に関する法律	結核患者の適正医療(法第37条の2関係)
	結核患者の入院(法第37条関係)
精神保健及び精神障害者福祉に関する法律	措置入院(法第29条関係)
障害者自立支援法	精神通院医療(法第5条関係)
	更生医療(法第5条関係)
	育成医療(法第5条関係)
	療養介護医療(法第70条関係)及び基準該当療養介護医療(法第71条関係)

地方自治体の条例に基づく公費負担医療制度の例

- 乳幼児等の児童に係る医療に関するもの
- 障害者及び障害児に係る医療に関するもの
- 母子家庭の母及び父子家庭の父並びに母子家庭及び父子家庭の児童に係る医療に関するもの など

※各地方自治体の条例等に基づくため、名称や内容は各地方自治体により異なる。

コラム 施設区分からみる保険適応

医療法で定められた施設区分のうち、一般病床では主に急性期の疾患を扱い、療養病床は主に慢性期の疾患を扱う(※このほか、特定の疾患を対象とした結核病床、感染症病床、精神病床の施設区分もある)。療養病床では介護保険適応の療養病床も存在するのでそれぞれの保険適応などの違いに注意する。

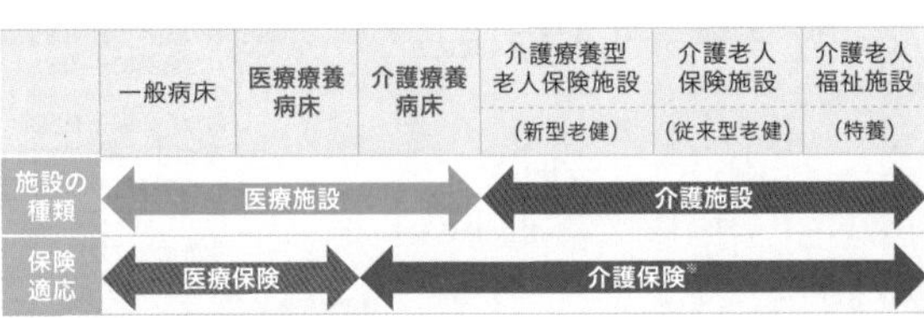

※介護保険適応の患者さんでも、心身状態によっては医療保険適応となる場合がある。

● 地域包括ケア病棟

急性期治療を経過した患者および在宅において療養を行っている患者等の受け入れ並びに患者の在宅復帰支援等を行う機能を有し、地域包括ケアシステムを支える役割を担う病棟または病室。

医薬品、医薬部外品、化粧品、食品の分類

区分			取扱い規制	関連する法律	効能効果の表示	例
医薬品	医療用医薬品		医師からの処方箋による薬剤師の調剤	医薬品医療機器等法（薬機法）	国の許可により表示可能	医療用医薬品
医薬品	OTC医薬品	要指導医薬品	薬剤師			オキナゾールL600など
医薬品	OTC医薬品	第1類医薬品	薬剤師			アシノンZなど
医薬品	OTC医薬品	第２類医薬品	登録販売者・薬剤師			アレグラFXなど
医薬品	OTC医薬品	指定第２類医薬品	登録販売者・薬剤師			バファリンAなど
医薬品	OTC医薬品	第３類医薬品	登録販売者・薬剤師			リポビタンゴールドX
医薬部外品	医薬部外品		なし			医薬品に近い性質を持つ製品（リポビタンDなど） 日常の快適性に関与する製品（育毛剤、薬用石鹸など） 害虫類に作用する製品（殺虫剤、殺鼠剤など）
化粧品	化粧品		なし			石鹸、歯磨き剤、シャンプー、メイクアップ用品など
食品	特別用途食品		なし	健康増進法		特別の用途に適する旨の表示の許可を受けた食品（OS-1など）
食品	保健機能食品	特定保健用食品	なし	健康増進法 食品衛生法		おなかの調子を整える、血圧が高めの方になどの特定の保健の用途に資する旨の表示許可を受けたもの
食品	保健機能食品	栄養機能食品	なし		「消費者庁長官の個別の審査を受けたものでない」と表示	1日当たりの摂取目安量ミネラル類、ビタミン類
食品	保健機能食品	機能性表示食品	なし	食品衛生法	表示できない	国の審査はなく、事業者が機能性や安全性の科学的根拠を示す資料をそろえ、消費者庁に受理されれば販売できる
食品	一般食品（いわゆる健康食品含む）		なし	食品衛生法	表示できない	栄養補助食品、サプリメント、ダイエット食品等

PART2

アセスメントのエッセンス

NOTE

① 身体機能の連動性

THEME

臓器同士の協働により身体のホメオスタシスは保たれている。
臓器を個々にみるのではなく、全体的な動きとしてヒトの身体機能を理解することがすべての疾患のよりよい予防・治療・予後管理への第一歩になる。

1.心－肺－腎

まずは、心・肺・腎の関係をみよう。
血液のpHは肺から放出されるCO_2と
腎臓から排泄されるHCO_3^-で調節されている。
次に、栄養治療を考えると肝臓の働きが関連してくる。

PART2 アセスメントのエッセンス

Henderson-Hasselbalchの式からみる腎－肺連携

$$pH=6.1+\log\frac{HCO_3^-}{0.03\times PaCO_2}$$

HCO_3^- ←代謝性因子（主に腎臓）
$PaCO_2$ ←呼吸性因子（肺）

HCO_3^-と$PaCO_2$に正常値（※1）を当てはめると、pHが正常値（※2）である7.4付近に！　これは、肺が司る呼吸性因子の$PaCO_2$と主に腎が司るHCO_3^-が密接に連携し体内のpHを正常に保っていることを意味する。

$$pH=6.1+\log\frac{24}{0.03\times 40}$$

24 → HCO_3^- 正常値：23～28mEq/L
40 → $PaCO_2$ 正常値：35～45mmHg

$$pH=6.1+\log 20=6.1+1.3=7.4$$

※1 HCO_3^-正常値：23～28mEq/L　$PaCO_2$正常値：35～45mmHg
※2 pH正常値：7.35～7.45

➡呼吸機能検査 P185

小循環・大循環からみる心－肺・腎連携

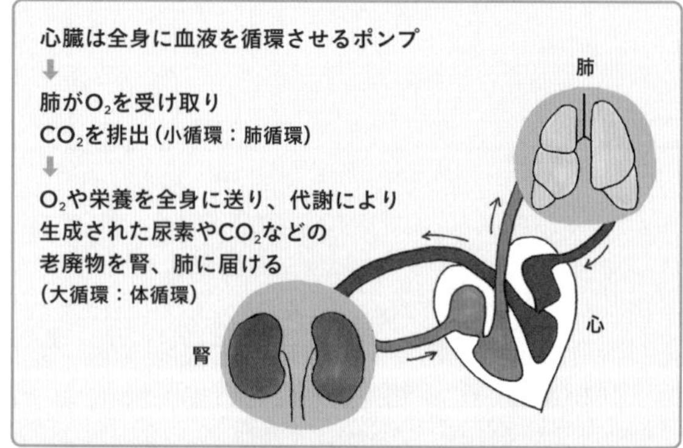

心臓は全身に血液を循環させるポンプ
⬇
肺がO_2を受け取り
CO_2を排出（小循環：肺循環）
⬇
O_2や栄養を全身に送り、代謝により
生成された尿素やCO_2などの
老廃物を腎、肺に届ける
（大循環：体循環）
肺
心
腎

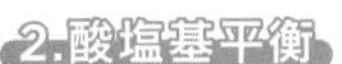

2.酸塩基平衡

NOTE

酸塩基平衡の崩れは HCO_3^- と $PaCO_2$ で判断

→検査値 P183

pH酸性に傾く＝pH7→6：アシドーシス				
HCO_3^- ⬇低下	代謝性アシドーシス	H^+の産生増加や排泄障害の過剰による蓄積、HCO_3^-の過剰喪失	腎不全、糖尿病性ケトアシドーシス、乳酸アシドーシス、尿細管アシドーシス、下痢、高熱、飢餓、ショック、アスピリン・アセタゾラミド投与例 など	代謝性：腎由来
$PaCO_2$ ⬆上昇	呼吸性アシドーシス	CO_2の産生増加や排出障害による蓄積	肺気腫、慢性気管支炎、気管支喘息、肺結核、ARDS、頭部外傷、気道異物、麻酔薬投与例 など	呼吸性：肺由来
pH塩基性に傾く＝pH7→8へ：アルカローシス				
HCO_3^- ⬆上昇	代謝性アルカローシス	H^+の排泄亢進や細胞内への移行、アルカリ過剰摂取によるH^+の相対的な減少	胃液の嘔吐や吸引、低Kや低Cl血症、高アルドステロン症、クッシング病、ステロイド長期投与、利尿薬投与例、HCO_3^-点滴例 など	代謝性：腎由来
$PaCO_2$ ⬇低下	呼吸性アルカローシス	CO_2の過剰排出、O_2の吸入不全など	過換気症候群、肺炎、肺線維症、心不全、高地居住、脳血管障害、脳炎、肝硬変、甲状腺機能亢進症、高熱、アルコール中毒、アスピリンやプロゲステロン投与例 など	呼吸性：肺由来

PART2 アセスメントのエッセンス

アニオンギャップ（AG）

代謝性アシドーシスにおいて、通常体内で発生する陰イオンHCO_3^-とCl^-以外の陰イオン〔アニオン(※)〕が体内にどれだけ存在するかを示す。

AGの正常域＝Na^+－（Cl^-+HCO_3^-）＝12±2mEq/L

※ 陰イオンはアニオン、陽イオンはカチオン

NOTE

ベースエクセス(base excess：BE)

血液pHが正常値pH7.4からどれだけ酸や塩基が過剰となっているかを示す数値。BEだけを注目して臨床上何かをみることはないが、血液pHが異常値を示しているとき、代謝性か呼吸性か判断する指標として参考になる。

BE正常値　−2.2〜+2.2

pH7.4

酸性(塩基欠乏)だと−側へ	HCO_3^-不足	pH7.4	HCO_3^-過剰	塩基性(塩基過剰)だと+側へ

呼吸が正常で肺からCO_2が正常に排出されている(「換気が正常」)状態で、BEが−5など正常範囲外であればHCO_3^-が少ないことになる。つまり代謝性アシドーシスということになる。

※ 血液中ではCO_2が酸性物質でHCO_3^-が塩基性物質

➡主な注射剤のpH P032

代謝性アシドーシスに対する$NaHCO_3$(アルカリ化剤)投与

$NaHCO_3$の効果は**肺機能が正常に機能しており全身循環が保たれていることが大前提。**
固定酸の量(アニオンギャップ)を減少させないので、
アニオンギャップ正常の代謝性アシドーシス以外は、
原因の治療が最優先。

POINT

換気と血流が正常な状態で、過剰な水素イオン(H^+)が効果的に中和され$NaHCO_3$の緩衝作用により生じたCO_2が肺から除去される。代謝性アシドーシスの$NaHCO_3$投与はくれぐれも慎重に！

例 メイロン投与量

$NaHCO_3 \Leftrightarrow Na^+ + HCO_3^-$
メイロン注
⬇

主に肺から排泄　　主に腎臓から排泄

$H_2O + CO_2 \Leftrightarrow H_2CO_3 \Leftrightarrow H^+ + HCO_3^-$

メイロンの投与量はBEを基に計算することが添付文書に記載されている。

必要量(mEq)＝不足塩基量(BE mEq/L)×0.2×体重(kg)

メイロン静注7%の場合
必要量(mL)＝不足塩基量(BE mEq/L)×1/4×体重(kg)

メイロン静注8.4%の場合
必要量(mL)＝不足塩基量(BE mEq/L)×0.2×体重(kg)

※ メイロン補正は根本治療のための時間を得る補助療法であることを念頭に置く

② バイタルとフィジカルアセスメント

NOTE

THEME
- 単体ではなく「組合せ」と「時間軸」でみる
- 正常値は患者さんごとの「普段の数値」を把握しよう

バイタルサインとは、呼吸数、心拍数、血圧、体温、SpO_2など人間の生命活動に伴う反応のこと。
フィジカルアセスメントとは、バイタルサインなど身体的（フィジカル）な生体情報を確認し、評価（アセスメント）すること。
患者さんの状態を見るために必須のものなので、しっかりと覚えておこう。

バイタルサインの正常域

- **呼吸回数（RR）　14〜18回/分**
- **SpO_2　≧92%（室内空気）**
- **血圧（BP）　120〜129/80〜84mmHg**
  適正 120/80mmHg 以下
- **心拍数（HR）　60〜85 回/分**
- **体温（BT）　36.5℃±0.5℃**

➡検査値 P183

➡緊急時の指標 P215

デルタ心拍数20ルール

検温で37.5℃の患者さんでも
前日の体温が39℃の場合と前日平熱36℃ではかなり印象が違うよね！

体温が1度上がると脈は約20上がる
これより数値が上がるなら感染症などを疑う

1.呼吸

「測りますよ！」というと患者さんが緊張してしまうのでさりげなく。胸の動きや深さ、リズムも併せてみよう。

呼吸数の目安	徐呼吸	基準値	頻呼吸
	12回/分以上	14〜20回/分	24回/分以上

CHECK
急変時以外は最初に確認
※ フィジカルアセスメントの基本は「侵襲が少ない順」

POINT
呼吸数の基準値14〜20回/分を覚えるコツ

「1回呼吸に3秒かかる」をまずは頭に入れよう！
ヒトは通常、1秒吸って（吸気）2秒で吐く（呼気）⇒
1分当たり 60÷3＝20回
実際には次の呼吸までコンマ何秒かインターバルがあるので14〜18回/分程度が正常域

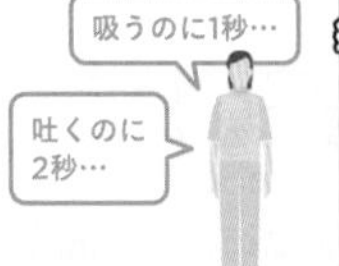

吸気中酸素濃度(F_IO_2)

鼻カニューラ	酸素マスク	リザーバー付酸素マスク	ベンチュリーマスク
←低流量酸素投与		→	高流量酸素投与
1L/分 ➡F_IO_2:0.24 (24%)			ベンチュリー効果(※)を用いて酸素と空気を混ぜ30L/分以上の総流量(成人の場合)を供給。適応は、呼吸状態にかかわらず安定した濃度の酸素投与をしたい場合、正確な酸素濃度管理が必要な慢性閉塞性呼吸器疾患(COPD)や慢性呼吸不全患者など。
2L/分 ➡F_IO_2:0.28 (28%)			
3L/分 ➡F_IO_2:0.32 (32%)			
4L/分 ➡F_IO_2:0.36 (36%)			
5L/分 ➡F_IO_2:0.40 (40%)	5~6L/分 ➡F_IO_2:0.4 (40%)		
6L/分 ➡F_IO_2:0.44 (44%)	6~7L/分 ➡F_IO_2:0.5 (50%)	6L/分 ➡F_IO_2:0.6 (60%)	
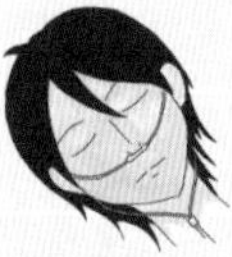	7~8L/分 ➡F_IO_2:0.6 (60%) 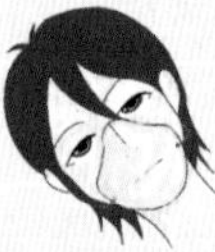	7L/分 ➡F_IO_2:0.7 (70%)	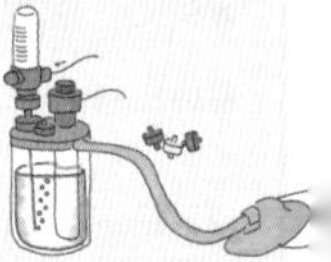
		8L/分 ➡F_IO_2:0.8 (80%)	
		9L/分 ➡F_IO_2:0.9 (90%)	
		10L/分 ➡F_IO_2:0.99 (99%)	
			※ ベンチュリー効果:小さな出口から高圧の酸素を流してジェット流を作り、陰圧になったジェット流の周りに空気を引き込み酸素と空気を混合する

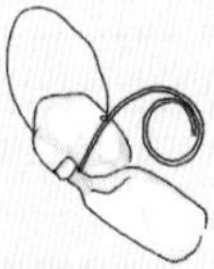

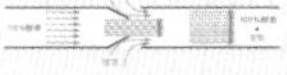

➡改訂版ALS:写真と動画でわかる二次救命処置, 大阪ライフサポート協会. 2012. を参考に作成

低流量・高流量の区分の目安は30L/分

成人の1回換気量(肺の大きさ)は約500mL。呼吸のリズムを「1秒で吸って(=吸気)2秒で吐く(=呼気)」と考えると…

吸気の1回1秒で500mL吸うから、1分に500mL/秒×60秒=30L/分。成人に必要な酸素流量は30L/分といえますね。

そう。普通の呼吸状態での必要量以上の酸素を投与できる流量かどうか？　を目安に「低流量」と「高流量」は区別されている。

NOTE

POINT

ガスの割合を表す方法

1次記号	2次記号	3次記号
F	I	O_2
F：ガス分画濃度 P：分圧 S：飽和度 C：含量 V：ガスの容量 .（ドット）： 1分間当たり	気相（大文字を小さく） I：吸気 E：呼気 A：肺胞気 B：大気 D：死腔 血液相（小文字） a：動脈血 v：静脈血 ー（バー）： 混合あるいは平均	O_2：酸素 CO_2：二酸化炭素

氏家良人編著. THE BEST NURSING　呼吸管理の知識と実際. p.7. メディカ出版. 2000.
より一部改変引用

コラム　酸素分圧は平地も高地も同じ

酸素分圧＝大気圧×空気中酸素濃度（F_IO_2）
空気中酸素濃度＝F_IO_2　0.21（21%）

● **平地**

酸素分圧＝大気圧760mmHg×0.21=160mmHg

● **富士山山頂**

大気圧は約480mmHgなので
酸素分圧＝480×0.21=100mmHg

気圧が下がると空気の密度が減少する。1回の呼吸で吸い込める空気の量が少なくなるので、それに比例して酸素の量も少なくなる。高度が100m上がるごとに1%ずつ空気の密度は下がるが酸素濃度は変わらない。

呼気臭

臭い	疾患
甘酸っぱいフルーツ臭	糖尿病性ケトアシドーシス、栄養障害、飢餓
硫黄やにんにく臭	肝性昏睡、肝不全など肝障害
アンモニア臭	尿毒症など腎不全
強烈な腐敗臭	膿胸、肺壊疽
アーモンドや柑橘臭	青酸中毒

※ 胃腸疾患は一般的には呼気臭はない

NOTE

呼吸音の異常

断続性副雑音	細かい捻髪音 ・チリチリ ・ベリベリ、バリバリ	肺線維症、 間質性肺炎など
	粗い水泡音 ・ブツブツ、ぼこぼこ	気道分泌の多い気管支拡張症、 慢性気管支炎など
連続性副雑音	高調性笛声音 ・ピーピー、ヒューヒュー	気管支喘息など
	低調性いびき音 ・ウーウー、グーグー、 ブーブー	舌根沈下、 気管異物など
胸膜摩擦音	こすれ合う音 ・ギューギュー、 ギュッギュッ	胸膜炎など
喘鳴	・患者さんや他人が聴診器を用いなくても聴取できるゼーゼー、ヒューヒューという異常音	気道分泌の貯留、 気管支炎、喘息など

開きにくくなっている肺胞が開く音

肺や気管支に多くたまった水分の音

POINT

- 左右差をみるため、呼吸音の聴診は左右対称に確認
- 1か所につき、必ず1呼吸以上確認
- 聴診と併せて胸郭の動きや呼吸の様子もみる

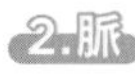

年齢や基礎疾患で目標数値が色々あるけど…
まずは140/90を「高血圧治療の境界線」と覚えよう！

NOTE

脈が触知できなくなる目安は<60mmHg

分類		収縮期血圧		拡張期血圧
高血圧	I度高血圧	140-159	かつ/または	90-99

➡日本高血圧学会高血圧治療ガイドライン作成委員会：高血圧治療ガイドライン2019.より

心電図の基本波形

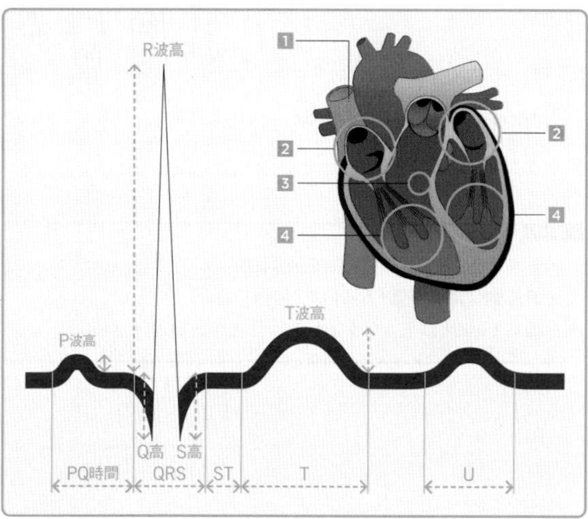

	1 洞房結節	2 心房(上室)	3 房室結節	4 心室
リズムが不規則	—	上室性期外収縮(APC)	—	心室性期外収縮(VPC)
頻脈 100回/分以上	洞性頻脈(sinus tachycardia)	心房細動(AF) 心房粗動(AFL)	発作性上室性頻拍(PSVT)	心室細動(VF) 心室頻拍(VT)
徐脈 50〜60回/分以下	洞性徐脈(sinus bradycardia)	—	房室ブロック(AVB)	脚ブロック(BBB)
	洞房ブロック（SA block）			

POINT

- 脈の左右差**10mmHg**以内は通常域。**20mmHg**以上は狭窄や乖離などの異常を疑う
- 正常な肺機能では脈拍5回に呼吸1回
  ➡安静時呼吸数＝脈拍数÷5
  ここから外れる場合は、他のバイタルなどデータを参照して原因を探す

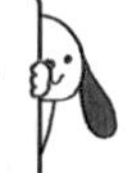

NOTE

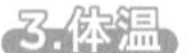

3.体温

熱型

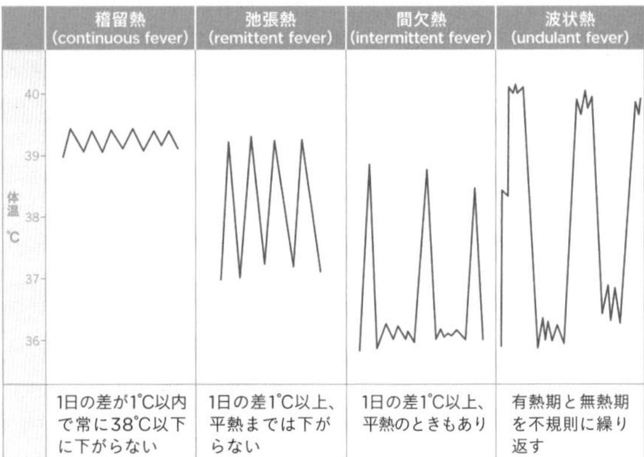

	稽留熱 (continuous fever)	弛張熱 (remittent fever)	間欠熱 (intermittent fever)	波状熱 (undulant fever)
	1日の差が1℃以内で常に38℃以下に下がらない	1日の差1℃以上、平熱までは下がらない	1日の差1℃以上、平熱のときもあり	有熱期と無熱期を不規則に繰り返す

POINT

- その患者さん自身の「平熱」を必ず確認
- 麻痺側は体温が低くなるので、健側で測る
- 濡れていると体温が低くなるので、汗をかいていないか確認

本項の参考文献：
➡船越哲：臨床所見・徴候からのアプローチ 2.発熱と熱型．臨床透析24（7），日本メディカルセンター，2008.
➡『看護学生クイックノート』（照林社，2014）
➡鹿児島大学医学部付属病院看護度分類 http://www.umin.ac.jp/kagoshima/jgopher/3/N0319.txt（2023．12．1．閲覧）
➡『カルテの読み方と基礎知識』（じほう，2007）
➡『看護師、看護学生のためのなぜ？ どうして？』（メディックメディア，2015）

痛み－第5のバイタルサイン

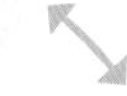

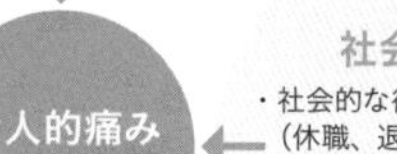

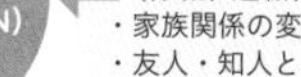

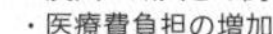

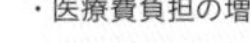

身体的な痛み
- 痛み
- 痛み以外の苦痛とする症状
- 日常生活動作の制限（動けない・歩けない）

精神的痛み
- 不安
- うつ状態
- 孤独感
- いらだち
- 恐れ
- 怒り

全人的痛み（TOTAL PAIN）

社会的痛み
- 社会的な役割への影響（休職、退職、収入の減少）
- 家族関係の変化
- 友人・知人との関係の変化
- 医療費負担の増加

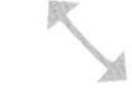

哲学的・宗教的痛み
- 人生の意味への問い
- 価値観の変化
- 苦しみの意味
- 死の恐怖
- 宗教への恐怖
- 死生観に対する悩み

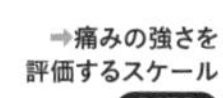

➡痛みの強さを評価するスケール P170

POINT

- 痛みとは、身体的な侵襲だけでなく精神・心理・社会的に影響がありQOLを大きく左右する
- 個人的な体験、共有できない主観である「痛み」を適切に評価することで治療計画への第一歩にしよう

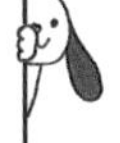

NOTE

痛みの種類

体性痛

患者の訴え例：「疼くような痛み」「刺し込むような痛み」
限局性、非対称性、持続性

表面痛（表在痛） 皮膚、粘膜の痛み

原因：
- 侵害性機械刺激
- 侵害性冷刺激（15℃以下）
- 侵害性熱刺激（43-45℃以上）
- 侵害性化学刺激

⇒痛みの強さを評価するスケール P170

深部痛 骨膜、靱帯、関節嚢、腱、筋膜、骨格筋の痛み

閾値：
- 骨膜で最も強い
- 骨格筋で最も高い

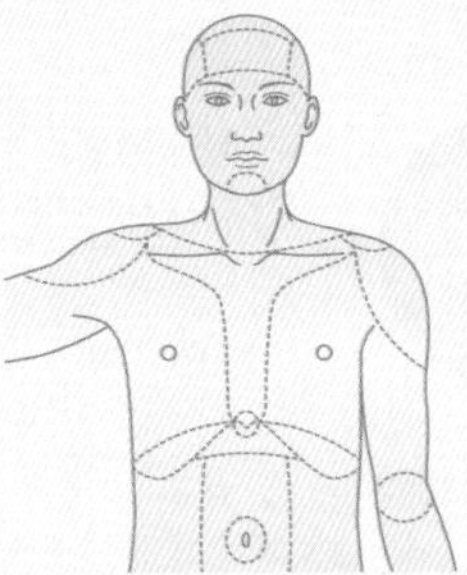

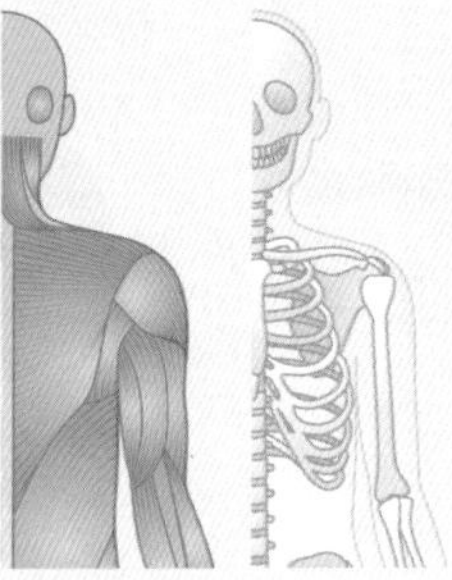

麻薬の効果が期待しにくい痛みである
火傷の処置など➡ケタミンなど
がん性疼痛➡鎮痛補助薬
骨転移などの深部痛➡ステロイド併用で鎮痛効果を増強

中枢痛

脳または脊髄の障害
末梢が強く刺激されたような激痛

- 障害部位による痛み
- 脳の障害➡視床痛
- 脊髄の障害➡対麻痺性疼痛、無知覚性疼痛、幻影痛 など

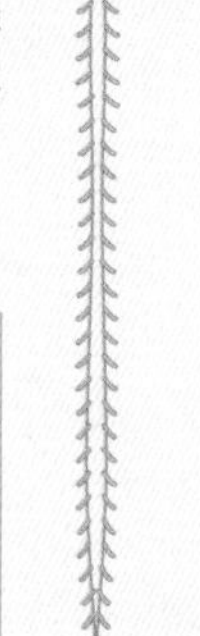

薬物療法や神経ブロックなどさまざまな治療法が試みられるが通常の治療法が奏功しにくい頑痛

内臓痛

患者の訴え例：
「痛みの部位がはっきりしない」「締めつけられる」など
特有の不快感がある

※ 腹痛
➡ 悪心、冷感など自律神経反射が誘発
➡ 内臓痛だけでなく体性痛も含まれる

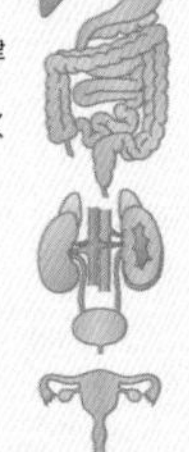

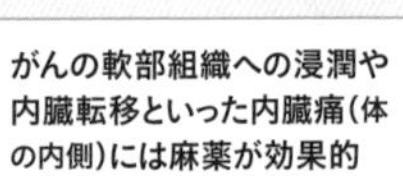

がんの軟部組織への浸潤や内臓転移といった内臓痛（体の内側）には麻薬が効果的

がんの痛み

NOTE

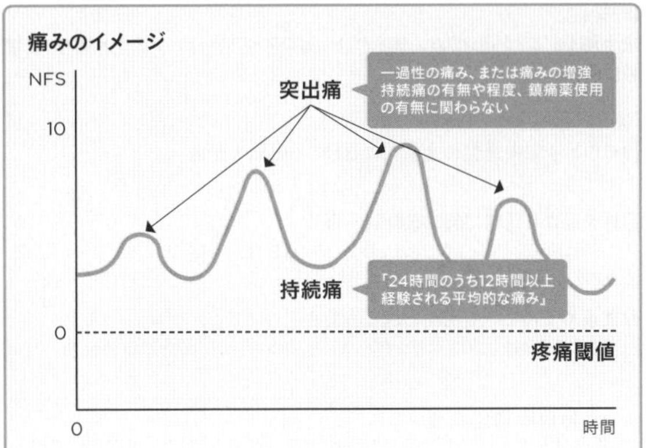

➡痛みの強さを評価するスケール P170

➡抗がん剤と麻薬 P107

POINT

- がんの痛みは突出痛と持続痛が混在
- 持続痛を十分コントロールしつつ、突出痛に対処

薬剤選択

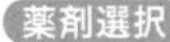

薬剤選択のカギは剤形と嚥下機能及び腎機能

➡オピオイド換算表 P055

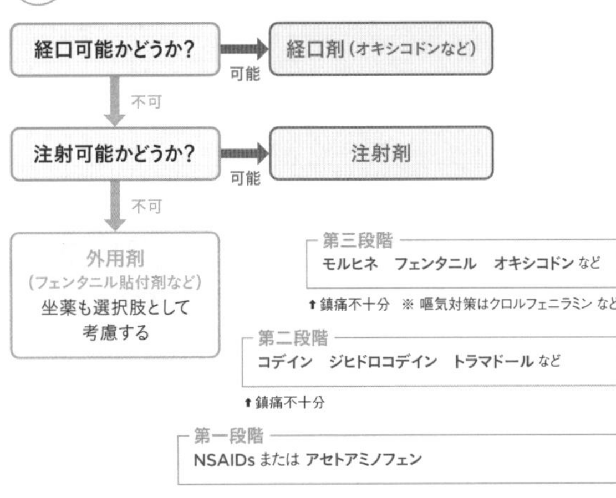

CHECK

潰瘍出現が懸念されるときなどを除いて第一段階で始めたNSAIDsは基本的に中止しない

➡副作用対策 P054

NOTE

副作用対策

【便秘】

緩下剤(酸化マグネシウム、センノシド、ピコスルファート、ナデルメジンなど)は必ず併用

【嘔気・嘔吐】

❶モルヒネ血中濃度の上昇による起こる嘔気・嘔吐

プロクロルペラジン錠(ノバミン錠)　1回5〜10mg　1日3〜4回投与

❷体を動かした時に起こる嘔気・嘔吐

ジフェンヒドラミン・ジプロフィリン錠(トラベルミン錠)　1回1〜2錠　1日2〜3回
又はクロルフェニラミン錠(ポララミン錠)

❸食事やモルヒネ服用時に起こる場合

メトクロプラミド錠(プリンペラン錠)　1回5〜10mg　毎食前と就寝前投与

コラム　神経障害性疼痛

●神経障害性疼痛に用いる薬剤例

薬剤の種類	主な副作用	注意すべき既往歴	開始量
三環系抗うつ薬			
アモキサピン アミトリプチリン ノルトリプチリン	眠気、口渇 尿閉	心疾患、緑内障 自殺リスク	10〜25mg眠前
抗けいれん薬			
ガバペンチン	眠気、眩暈 末梢性浮腫	腎機能障害	100〜300mg 眠前又は1日3回
カルバマゼピン	眠気、眩暈	不整脈 汎血球減少 血液障害	100〜200mg 眠前又は1日2回
クロナゼパム	眠気、眩暈	緑内障	0.5〜1mg
末梢性神経障害性疼痛治療薬			
プレガバリン	眠気、眩暈	腎機能障害	75mg〜 眠前又は1日3回
抗不整脈薬			
メキシレチン(経口)	嘔吐、胃部不快	刺激伝導障害	150mg
リドカイン注	局麻中毒	刺激伝導障害	300〜500mg
NMDA受容体拮抗薬※			
ケタミン	幻覚、眠気 気分不快	脳血管障害	50〜100mg

※ NMDA(*N*-メチル-D-アスパラギン酸)受容体の活性化が関与するため、拮抗系のケタミンが鎮痛作用をもつと考えられている。

糖尿病患者にもみられる

●神経障害性疼痛の患者訴え例

- ジリジリ焼けるようなんです➡持続痛(灼熱痛)
- 刺すような電気が走るような➡電撃的な発作痛
- しびれる、つっぱる、しめつけられる
- 髪の毛が触っただけで痛くて!➡痛覚過敏(hyperalgesia)、アロディニア
- 痛いところがあまり感覚がない、力が入らない
  ➡自律神経系の異常(発汗異常、皮膚色調の変化)を伴うことも

オピオイド換算表

剤形	成分・販売名	mg/日				
内服	経口モルヒネ	20〜30	60	120	240	360
	オキシコンチン	10〜20	40	80	160	240
	コデイン	120〜180	60mg＝モルヒネ8mg			
	メサドン （換算は確立していない）	経口モルヒネ(mg/日)60≦〜≦160 ＝メサドン15mg/日				
	タペンタ	100	200	400		
	ナルサス・ナルラピッド	6	12	24	48	72
外用	フェントステープ	1	2	4	8	12
	ワンデュロパッチ	0.84	1.7	3.4	6.7	
	デュロテップ MTパッチ	2.1	4.2	8.4	16.8	
	フェンタニル 3日用テープ	2.1	4.2	8.4	16.8	
	アンペック坐薬	10〜20	40	80	160	240
持続皮下・静注	モルヒネ持続静注・ 持続皮下注	〜15mg	20〜 30	60	120	180
	フェンタニル注	〜0.3mg	0.6	1.2	2.4	3.6
	オキファスト注	12.5	25	50	100	150
	ナルベイン注※	1.2	2.4	4.8	9.6	14.4
非麻薬/内服	トラマール	100〜150	300	50mg＝モルヒネ10mg		
非麻薬/外用	レペタン坐薬	0.6	1.2	オピオイドとの併用、 切り替えは禁止		

※ ナルサスの1/5とした場合の投与量

オピオイド換算比

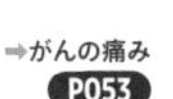
⇒がんの痛み P053

経口モルヒネ：モルヒネ注＝1：1/3〜1/2
経口モルヒネ：オキシコンチン＝1：2/3
経口モルヒネ：フェンタニル注＝1：1/100
モルヒネ注：オキファスト注＝1：1.25
オキシコンチン：オキファスト注＝1：3/4
経口モルヒネ：トラマドール内服＝1：5

レスキューに使用できるオピオイド

- **塩酸モルヒネ原末**
- **オプソ内服液**
- **モルヒネ塩酸塩錠**
- **アンペック坐薬**
- **オキノーム散**
- **トラマール**
- **アブストラル舌下錠**
- **イーフェンバッカル錠**

（アブストラル舌下錠・イーフェンバッカル錠：タイトレーションを行い投与量を決めていく）

レスキュー1回量（内服）

モルヒネ	1日投与量の約1/6量
オキシコドン	1日投与量の約1/4量

POINT

オキシコンチン、フェントステープのような徐放性オピオイドは、疼痛悪化時のレスキューとして使用しない。

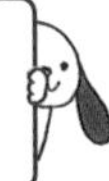

デルマトーム

皮膚の表面はデルマトームとよばれる特定の領域に分かれている。感覚障害が生じている領域から、障害された支配神経や脊髄の高さを推測することができる。

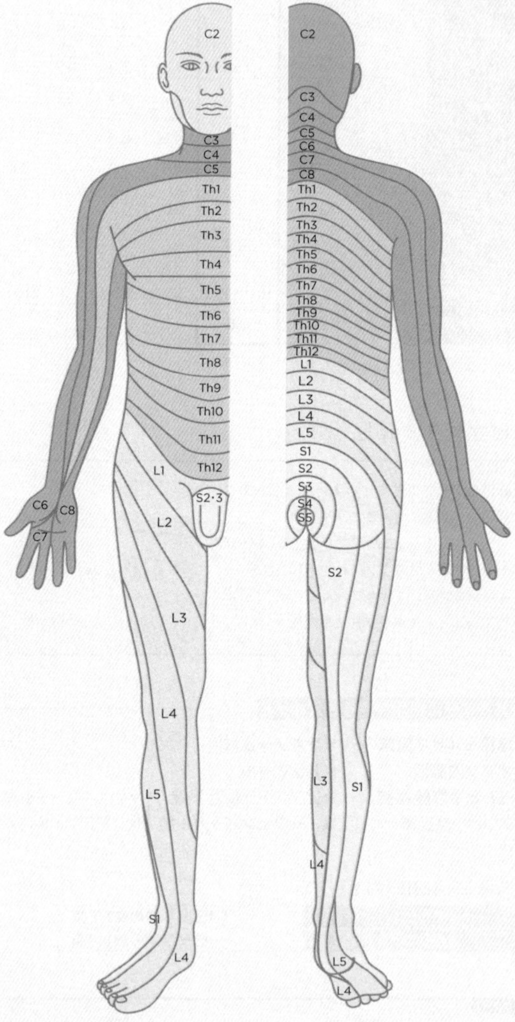

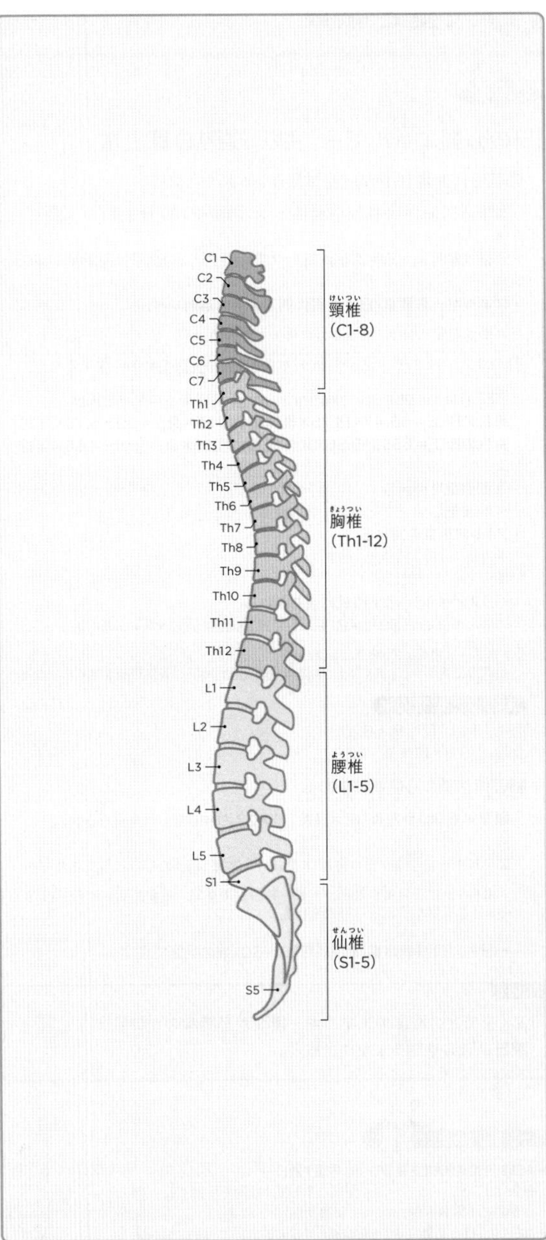
C1
C2
C3
C4
C5
C6
C7
Th1
Th2
Th3
Th4
Th5
Th6
Th7
Th8
Th9
Th10
Th11
Th12
L1
L2
L3
L4
L5
S1
S5
頸椎(けいつい)
(C1-8)
胸椎(きょうつい)
(Th1-12)
腰椎(ようつい)
(L1-5)
仙椎(せんつい)
(S1-5)

NOTE

4 栄養と輸液

1.栄養

1日の必要エネルギー、主な3通りの算出法

❶基礎代謝量(BMR)・身体活動レベルから求める

- 標準体重(kg)=身長(m)×身長(m)×22(BMI指数) =身長(m)²×22

↓

- 基礎代謝量(kcal/日)=標準体重(kg)×年齢・性別ごとの基礎代謝量(kcal/kg/日)

↓

- エネルギー必要量/日=基礎代謝量×身体活動レベル

➡身体活動レベルと日常生活活動 P169

※ 基礎代謝量(basal metabolic rate:BMR)

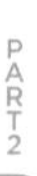
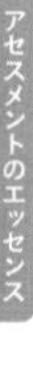
PART2 アセスメントのエッセンス

❷ハリス・ベネディクト(Harris-Benedict)の式から求める

- BEE(basal energy expenditure):基礎エネルギーを算出
  男性のBEE=66.47+13.75×現体重(kg)+5×身長(cm)−6.76×年齢
  女性のBEE=655.1+9.56×現体重(kg)+1.85×身長(cm)−4.68×年齢

↓

- 活動係数を調べる
  ベッド上安静=1.2、ベッド以外での活動あり=1.3 など
- ストレス係数を調べる
  手術後、外傷、感染症、熱傷、がん など

➡活動係数とストレス係数 P169

↓

- ハリス・ベネディクトの式に値を入れる
  エネルギー必要量/日=BEE(H-B式)×活動係数×ストレス係数

※ ハリス・ベネディクトの式は欧米人用
日本人に適応すると高く算出される傾向があるため日本人向け簡易式もある

日本人のための簡易式

男性:14.1×現体重+620
女性:10.8×現体重+620

➡体重1kgあたりの必要エネルギー P169

❸標準体重から簡易に求める

- 標準体重(kg)=身長(m)×身長(m)×22(BMI指数) =身長(m)²×22

↓

- エネルギー必要量/日=標準体重(kg)×体重1kg当たりの必要エネルギー

➡BMI(Body mass index) P169

➡年齢ごとの参照体重と基礎代謝量 P170

※ エネルギーは肥満度、性別、年齢、合併症の有無、日常生活やスポーツによる身体活動量などによって決められる。

- 一般的には標準体重当たり1日25〜30kcalの範囲で設定

POINT

あくまでどの程度のエネルギー摂取が必要なのかの目安。
翌日以降の状態チェックが重要。

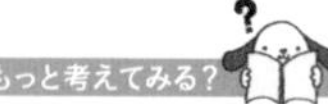

◆**45歳 男性Aさん(身長170cm、体重72kg)**
・普段はデスクワーク ・時々階段などを使い社内を移動する
・脳梗塞にて緊急入院、ベッド上安静状態
➡Aさんの1日の消費カロリーを概算してみよう

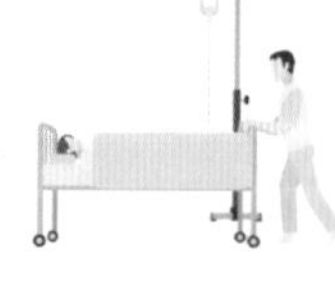

1日に必要な三大栄養素

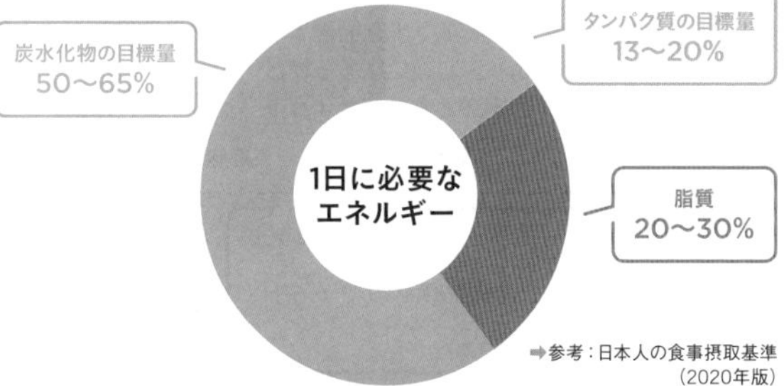

➡参考：日本人の食事摂取基準（2020年版）

※ 基本は炭水化物：脂質：タンパク質＝60%：25%：15%
evidence 各々の中央値は57.5%、25%、16.5%

	1日必要量	静脈投与の際の特記
タンパク質 1g 4kcal	**1日必要量(g) ＝ストレスレベルにあわせたタンパク質投与量**※**(g/kg体重)×標準体重(kg)** ※ ストレスレベルにあわせたタンパク質投与量(g/kg)＝1g/kgを基本とし、下記ストレス係数を乗じる 正常(代謝亢進なし) 0.8〜1.0 軽症(小手術、骨折 など) 1.0〜1.2 中等症(腹膜炎、多発外傷 など) 1.2〜1.5 高度(多臓器不全、広範熱傷 など) 1.5〜2.0	窒素量が輸液組成表に記載されている場合は下記でも計算可 **1日必要量(g) ＝窒素量(g)×6.25**※ ※ タンパク換算係数で、タンパク質6.25gにおよそ1gの窒素が含まれることを意味する
脂質 1g 9kcal	**1日必要量(g) ＝総エネルギー量(kcal)×20〜25%**※ **÷9(kcal/g)** ※ 病態に応じて20〜40%。糖尿病や慢性閉塞性肺疾患では 30〜50%で最大投与量は1.5g/kg体重/日	原則として脂肪乳剤を併用し、投与速度は0.1g/kg/時以下、1日1.0g/kg以上の投与は避ける
炭水化物 1g 4kcal	**1日必要量(g) ＝総エネルギー量(kcal) －タンパク質量(kcal) －脂肪量(kcal)÷4(kcal/g)** 総エネルギー投与量の50〜60%を基準とし、病態に応じて増減する	グルコースとして5mg/kg/分以下(侵襲時は4mg/kg/分以下)の速度で投与

➡日本静脈経腸栄養学会編.「静脈経腸栄養ガイドライン第3版 Quick Reference」
https://www.jspen.or.jp/wp-content/uploads/2014/04/201404QR_guideline.pdf
(2023. 12. 1. 閲覧)を参考に作成

ビタミンとミネラル

ビタミン	
・補酵素の構成に不可欠	
水溶性	脂溶性
B、C、葉酸、ナイアシン、パントテン酸	A、D、E、K

ミネラル
・大部分が骨や歯の成分に ・生理機能の調整
Ca、Fe、Mg、P、K、Na、Cl、Cu、I、Mn、Zn、Se、Mo、Cr、F、Co

NOTE

➡葉酸の多様な用途 P021
➡輸液製剤 P128
➡ビタミンとミネラル P158

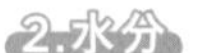

2.水分

栄養・ビタミンやミネラルを輸送する重要な役割を持つ水分。
年齢・性別により少し違いはあるけど
体重の60%が水分とまず覚えよう！

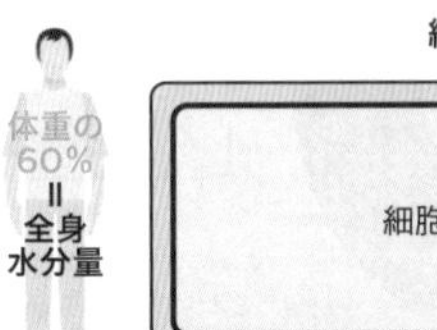

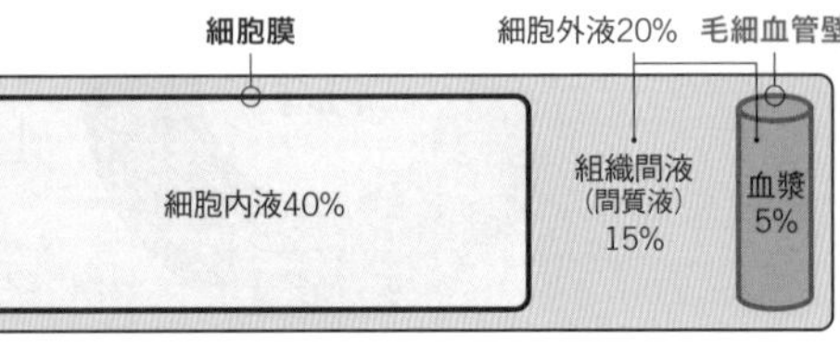

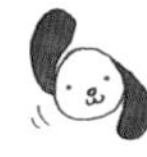

水分の移動に関する大原則
「水分は細胞膜を挟んで浸透圧に従って移動する」ということも併せて覚えましょう。

上の図では、細胞膜を挟んで細胞内液と細胞外液の間で水分がやり取りされることが言えるね。

POINT

栄養の輸送＝水分の移動　カギを握るのは浸透圧

血漿浸透圧	5%ブドウ糖浸透圧	生食浸透圧
285mOsm/L	278mOsm/L	308mOsm/L

➡参考：やさしく学ぶための輸液・栄養の第一歩（第3版）

1日の水分IN-OUTイメージ

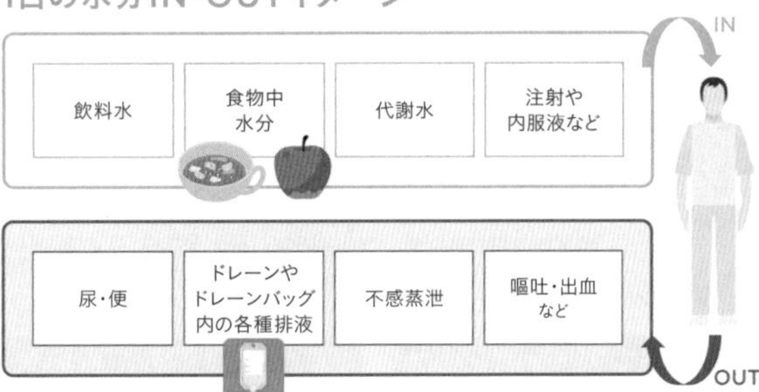

➡水分量に
関する計算
P182

大事なのはINとOUTのバランス！
経時的・継続的に観察し、バランスの変化や薬物療法の効果を確認しよう。

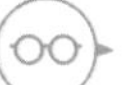

浸透圧は、溶質により下の2種類に分けられる。

■**晶質浸透圧…Naイオン** Na 、**ブドウ糖など**
小さな分子量の溶質による浸透圧

■**膠質浸透圧…アルブミン** alb
大きな分子量の溶質による浸透圧

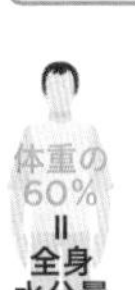

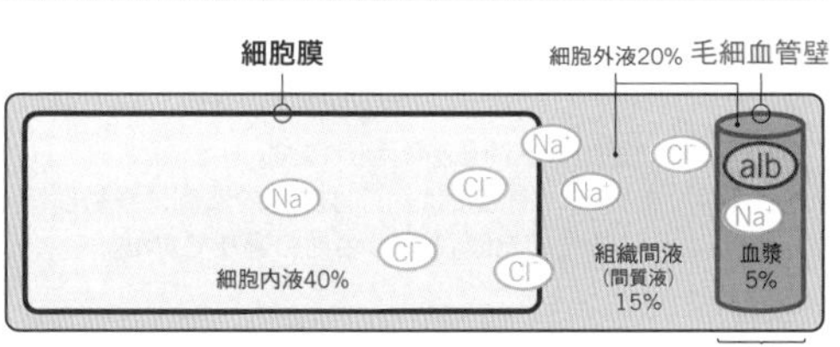

alb など大きな分子は毛細血管壁も通過できないから、
通常は血管内にのみ存在して「膠質浸透圧」として、
血液の水分保持に重要な役割を担っている。

Na+ やブドウ糖など小さな分子は、上の図のように
浸透圧差によってどこでも行けちゃうから、
「晶質浸透圧」は水分の移動とほぼイコールと考えられますね。

そうだね。また、晶質浸透圧のうち、
ブドウ糖は健常人では一定範囲内なので、
実際に**浸透圧を左右するのは** Na+ **などの電解質**と言える。

栄養と輸液を制するためにまず
血中イオン濃度の主役3つの正常域を覚えちゃいましょう！

POINT

血中イオン濃度の主役3つの正常域

血中イオン濃度の主役3つの正常域と水分のIN-OUTをチェックすれば体内水分バランスがある程度推測できる

Na^+	K^+	Cl^-
140mEq/L	4mEq/L	100mEq/L

➡体液中の電解質組成の正常値 P183

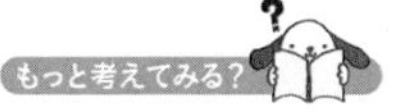

◆ある患者さんの1日のデータが次のようでした。水バランスを計算して、点滴（輸液）量が適切かどうか考えてみよう。

排尿	300mL	点滴	1,200mL	代謝水	200mL
飲水	600mL	下痢	200mL×4回	不感蒸泄	900mL
流動食（経管）	300mL×3回	嘔吐	150mL×2回		

NOTE

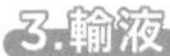

輸液の種類や目的はNa^+量でほぼ把握できる

→輸液製剤 P128

	Na^+	K^+
細胞外液補充液	130〜140mEq/L	4mEq/L
開始液	77〜90mEq/L	ー
維持液	35〜50mEq/L	20mEq/L

上表の細胞外液補充液はNa^+量が130〜140mEq/L
血液のNa^+量とほぼ同じ値だね。

浸透圧もほぼ同じと考えられます。
つまり、この補液では水分は細胞内液側に移動しないですね?
「細胞外液補充液」という名前の通りですね。

そうだね。細胞外液補充液は、
血管内ボリューム確保の目的で点滴される。
そこで内液側にも水分移動できるよう、
血漿と浸透圧が同じ5%ブドウ糖液を加えて
Na^+量を希釈したものが開始液や維持液だよ。

輸液組成のNa^+量を確認すれば、
輸液の種類や目的がわかりますね!

コラム 脂肪乳剤の投与Q&A

Q. 脂肪乳剤は中心静脈(CV)カテーテルから投与してはいけないの?

A. 脂肪乳剤は末梢ルートから投与できる輸液製剤ですが、中心静脈ラインからの投与も可能です。市販では脂肪乳剤も含まれた製剤(ミキシッド)が発売されています。
ただし脂肪乳剤の平均粒子径は0.2〜0.4μmで、フィルターを通過できません。よって中心静脈カテーテルから投与する場合、インラインフィルターより患者側から投与する必要があります。

※ インラインフィルターは、汚染された輸液や輸液ラインからの微生物や沈殿物を捕捉し、空気塞栓を予防する目的で輸液ラインに取り付けられています。また脂肪乳剤投与そのものが感染などのリスクを増やすことから、中心静脈カテーテル経由の脂肪乳剤投与時は感染リスクにいっそうの注意が必要になります。

Q. 末梢静脈栄養施行患者に脂肪乳剤を投与するときは、末梢に2つルートをとるのですか?

A. 末梢ラインが複数とれる場合はとることもありますが、実際には血管確保が難しい患者さんが多いため、脂肪乳剤投与の目的だけで2つ目のルートを確保することはあまりありません。末梢静脈栄養施行後の側管投与を検討することとなり、投与後はフラッシングを行います。CVカテーテルが挿入されている患者であれば、カテーテル内腔のタイプを確認します。CVカテーテルは内腔が1つのシングルタイプのほか、ダブルルーメン/トリプルルーメンといってカテーテル内腔が2つ/3つに分かれているタイプがあり、こうしたタイプでは脂肪乳剤の投与が可能です。シングルタイプが挿入されている患者では、CVカテーテル入れ替え時にダブルルーメンまたはトリプルルーメンのいずれかを挿入することを検討してもらうことになります。

投与エネルギーの質

糖質　　：ブドウ糖を主体とする（1g=4kcal）
脂質　　：全投与エネルギーの10〜40%に留める（1g=9kcal）
アミノ酸：タンパク合成にエネルギーを消費するためカロリーに含めない（1g=4kcal）

NOTE

NPC/N（非タンパク熱量/窒素量）比の設定

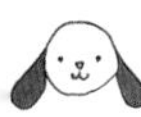

静脈栄養を実施する際は、
NPC/N（non protein calory/N：非タンパク熱量/窒素）比の設定に注意しよう。
NPC/N比は、**窒素1g当たり**
何kcalの非タンパク熱量が摂取されているかを示す。

NPC/N比は、アミノ酸を効率よくタンパク合成に利用するため、糖質や脂質が十分摂取できているかを確認するものなのですね。

その通り。アミノ酸は、糖質や脂質と一緒に用いられなければ、アミノ酸自身がエネルギーとして消費されてしまうんだよ。
NPC/N比は脂質が入っていなくても適正値（150前後）を示すことがあるので注意が必要だね。

POINT

NPC/Nの目安

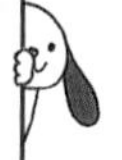

一般	：150〜200
重症感染症	：100　**窒素量を多くする必要があるため**
腎不全	：300〜500　**タンパク異化が大きく、エネルギー消費量が多くなるため**

PART2 アセスメントのエッセンス

NOTE

輸液各論

5%ブドウ糖液

血漿と同じ浸透圧で細胞内液側に水分補給をする目的の輸液が5%ブドウ糖液だよ。なぜだかわかるかい？

ブドウ糖がエネルギー源として吸収され、細胞内のTCAサイクルで水(H_2O)と二酸化炭素(CO_2)に分解されます。このことから、「**5%ブドウ糖液は水を輸液している**」と言えますね！

この時TCAサイクルで**生成されたH_2Oは代謝水**という。細胞内液、細胞外液の浸透圧が高いほうに自由に移動することから自由水ともよばれるよ。

低張性電解質液

低張性電解質液は「日常生活での水分・栄養補給」のイメージをもとう。**食事から摂取する電解質や栄養に該当するよ。**

例えるなら、
維持3号輸液　：具のない味噌汁
末梢アミノ酸輸液：豆腐の味噌汁　みたいなものだね。

低張性電解質の組成

外液補充目的の生食を内液補充目的の5%ブドウ糖液で希釈している

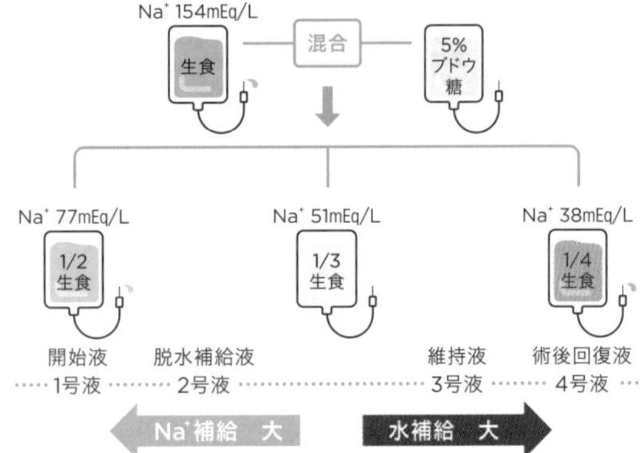

5%ブドウ糖液・低張性電解質液の水分移動

ブドウ糖を輸液すると、細胞外液と細胞内液のどちらにも自由に水分が補給される。

※ 不足している部分により多くの水分として補給され、必ず内液：外液＝2：1に分散するわけではない。

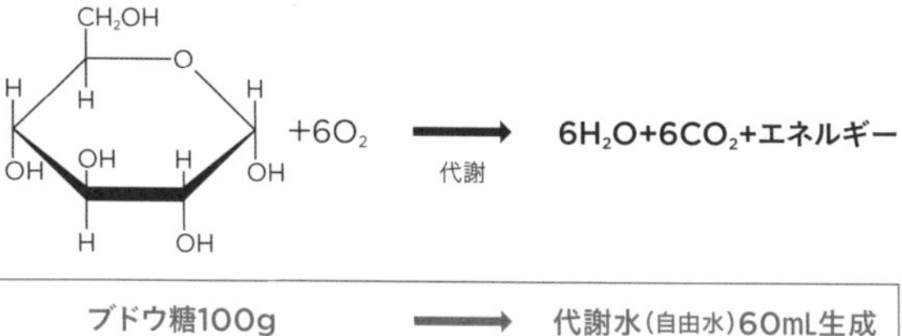

ブドウ糖100g	→	代謝水（自由水）60mL生成

・5〜10%糖液
・維持液類（1〜4号）

5%ブドウ糖液を輸液するということは…

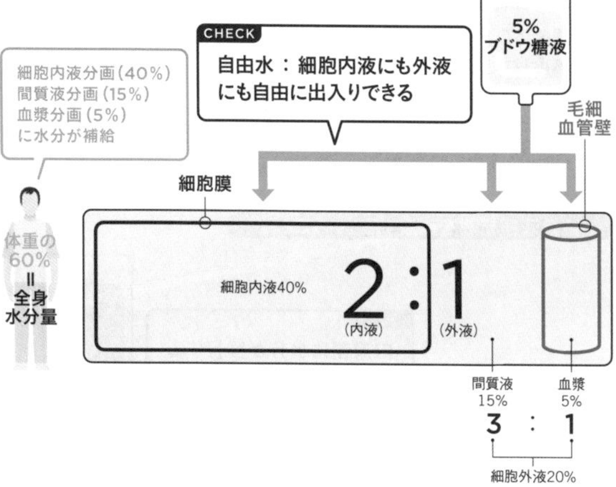

コラム **リフィーディング症候群**

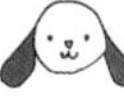

リフィーディング症候群とは何ですか？

リフィーディング症候群とは、慢性的な栄養障害がある状態に対して、急激に栄養補給を行うと発症する、代謝性の合併症のことだよ。リフィリング（refilling）という似た言葉もあるので、間違えないように注意しよう。

NOTE

細胞外液補充液

細胞外液補充液は、細胞外液に水分補給する役割を担うよ。
血漿と同じ浸透圧（285mOsm/L）を**「浸透圧比＝1」**
というのだけど、細胞外液補充液の5%ブドウ糖液は、
浸透圧比≒1、生食は、血液と浸透圧比1のNaCl水溶液という
ことだね。

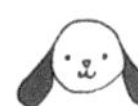

主な細胞外液補充液はこの3つ。覚えてね！
「生理食塩液（生食）」「乳酸リンゲル液」「酢酸リンゲル液」

1gのNaClは、Na^+として17mEqに相当することも絶対覚えてね！

覚えてね！

生食のNaは何mEq？

生食濃度は0.9%なので1L中には9gのNaClが含まれる
生食濃度は0.9%＝生食1L中にNaCl 9g
NaCl分子量は58.5（Na：23　Cl：35.5）
1000÷58.5＝17.09
9×17.09＝153.8≒154

細胞外液補充液を輸液するということは…

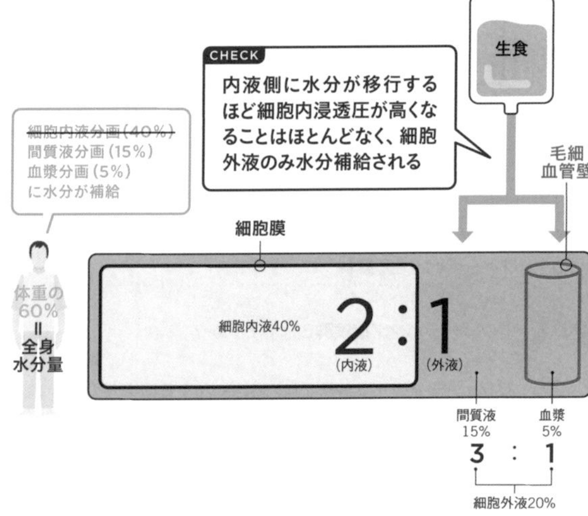

輸液製剤に含まれる乳酸や酢酸の役割

細胞外液補充液に含まれる乳酸や酢酸は
酸塩基平衡を維持するHCO_3^-（アルカリ化剤）として
成分をより血漿に近づける役割がある。

例 乳酸リンゲル液の「乳酸」の場合

生理食塩液	Na^+、Cl^-添加	浸透圧のみ血漿と同じ
リンゲル液	K^+、Ca^{2+}、Cl^-がさらに添加	Na^+、K^+、Ca^{2+}も血漿組成に近くなる
乳酸リンゲル液	乳酸Naがさらに添加	HCO_3^-（アルカリ化剤）が添加

$$CH_3\text{-}CH(OH)\text{-}COOH \Rightarrow H_2O + CO_2 \Leftrightarrow H_2CO_3 \Leftrightarrow H^+ + HCO_3^-$$

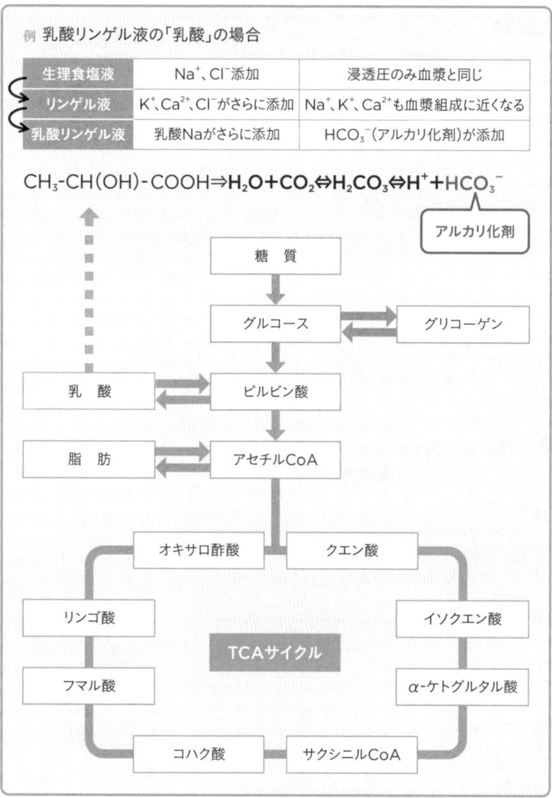

コラム **脂質の投与量、ココさえ押さえれば！**

- **特に糖尿病患者とCOPD患者に注意**

➡糖尿病のポイント：血糖値を上げない

➡COPDのポイント：呼吸商が高い（＝CO_2産生が高い）糖質の燃焼を抑えるため、呼吸商の低い脂質の組成を高めに設定

- **実際の投与量決定にあたって**

経静脈投与の場合で20g（20%100mL製剤）か25g（10%250mL製剤）の単位の製剤を、紙面上の計算と一番近いもので投与の提案することになる。1g当たり9kcalという燃焼効率がよい栄養素なので、可能なら20%製剤のほうが少ないボリュームで高エネルギーという脂質のメリットを享受できる。

アルブミン製剤

膠質液

- 血液製剤(アルブミン、グロブリンなど)
- デキストラン製剤
- HES製剤

POINT

アルブミン製剤は、膠質浸透圧を生じさせ、組織間から血管内に水分を引き込み循環血液量を維持する重要な役割を担う

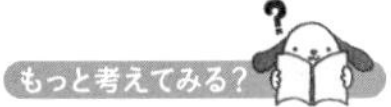

◆**肝硬変で低アルブミン血症の患者さんはなぜ腹水がたまるのかな?**

コラム サードスペースとリフィリング

生体は手術・外傷など侵襲(ストレス)を受けると
血管透過性が亢進するんだよ。

つまり、血管内の水分が血管外へ漏出しやすくなり、
細胞内でも血管内でもない場所に留まってしまうということですね。
では、**電解質輸液**が必要ですね。

このように通常は存在しないところに漏れ出した水分が
貯留される区分は**サードスペース**(third space)とよばれて、
血管内脱水と浮腫を引き起こすんだよ。

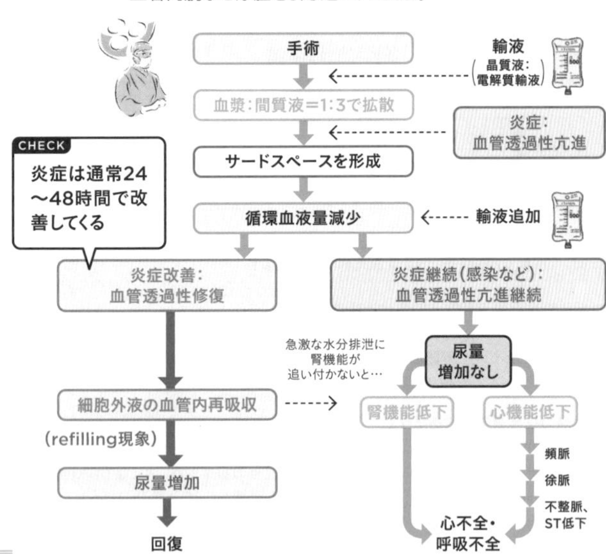

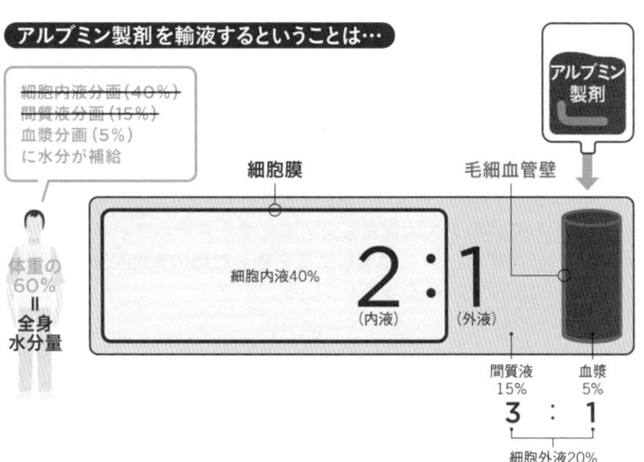

サードスペースへ水分が移動すると、
血管内の水分量は不足するのですね。

循環血液量が減少するので、さらなる補液が必要になる。
だけど血管透過性が亢進していると
間質液側まで水分がどんどん移動していくことになるから
血管内の水分を補充しようとすると
大量の輸液が必要になるんだ。

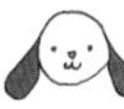

膠質浸透圧として
普段は間質液には移動できないアルブミンなども
水分と一緒に間質液側に漏れてしまうということですね！

そう！　この現象がリフィリング(refilling)というんだよ。
利尿期ともよばれるね。
このとき注意すべきは腎機能低下・心機能低下の患者さんなんだ。
急激に水分が血管内に戻ってくることに対応できなくて
溢水(水分過剰)となり心不全や肺水腫を起こすリスクがあるからね。

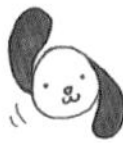

輸液量の調整や利尿薬の投与を考慮していきましょう。

炎症などで血管透過性が亢進するとできるサードスペースと
低アルブミン血症による浮腫もサードスペースで
似てるようにみえるけど、ちょっと違うということ理解できるかな？

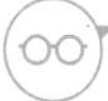

リフィーディング(refeeding)症候群という、似た響きの言葉も
あるので間違えないでね。慢性的な栄養不良状態の患者に
急な栄養補給を行うことにより発症する代謝性の
合併症のことだよ。栄養に興味があるなら調べてみよう。

4.静脈栄養(輸液)と経腸栄養(経口)

PFCバランスとNPC/N

PFCバランスとNPC/Nの違いって何ですか？

NPC/Nは栄養輸液を考える時**「アミノ酸から効率よくタンパク質が合成されるかを確認するための比率」**として使われるよ。**PFCバランス**は食事も含め消化管から吸収される経腸栄養を考えるときに**「健康な生活を送るための3大栄養素の理想的なバランス」**を表現している。

NPC/N：非タンパクカロリー/窒素

$$非タンパクカロリー/窒素 = \frac{脂質と炭水化物のカロリー数}{タンパク質のg数/6.25}$$

- アミノ酸と「その他」の比率
- アミノ酸が効率よくタンパク合成に使われるか
- **輸液**の栄養素のバランス確認によく使用される
- **脂質が無くても**適正値(150前後)を示すことがある

PFC：タンパク質、脂質、炭水化物

- 健康な生活を送るための3大栄養素の理想的なバランス

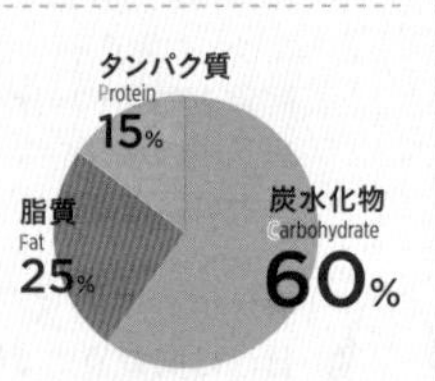

資料協力：鈴木慶介(草加市立病院薬剤部)

経腸栄養と静脈栄養剤

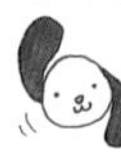

静脈栄養と経腸栄養剤の違いって何ですか？

静脈栄養は病態治療の一つとして考えられてきた経緯があるので、糖質、アミノ酸(たんぱく質)、脂質とそれぞれを単一または組み合わせて投与することから現在の医療用栄養輸液製剤へと進展してきた。その後、栄養補給を輸液だけで行うことにより腸管粘膜が萎縮することによるバクテリアルトランスロケーションや免疫能が低下して感染症が起きやすくなるなどの報告がされたこともあり、できる限り消化管から栄養摂取を行う方が良いことがわかってきた。
経腸栄養は、静脈栄養で築かれてきた知識を加えて食事に近い形態で毎日の栄養補給をすることを考えて、現在では医療用だけでなく食品として様々な栄養関連製剤が売られているよ。

➡参考：福島亮治.バクテリアルトランスロケーションと栄養管理.その研究の歴史と臨床栄養管理との関連.外科と代謝 53(6),337-341,2019.

経腸栄養と静脈栄養の違い

⇒PPN製剤 P140

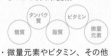

経腸栄養
・しっかり5大栄養素

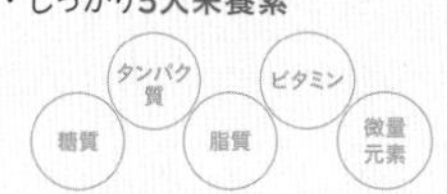

・微量元素やビタミン、その他各種栄養素を強化している
・総合的にバランスが取れている

静脈栄養
・糖質のみ
・タンパク質のみ
・脂質のみ
・糖質＋タンパク質＋脂質
・糖質＋タンパク質＋ビタミン＋ミネラル

資料協力：鈴木慶介（草加市立病院薬剤部）

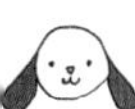

経腸栄養剤で医療用は種類がそれほど多くないですが、食品としての栄養剤は種類が多すぎてよくわからないです。

そうだね。医薬品は必要な成分としてアミノ酸や微量元素など組成を調整できるけれど、食品はそれができないので、成分栄養剤は医薬品しかないということなどがあるよね。まとめてみると下記のようになるね。

医薬品 or 食品

	医薬品	食品
呼称	経腸栄養剤	濃厚流動食
法規	医薬品・医療機器等の品質、有効性及び安全性の確保等に関する法律	食品衛生法
製造承認	医薬品製造承認の取得	なし
開発から販売まで	遅い（10年前後）	早い
医師の処方箋	必要あり	必要なし
保険適応	あり（在宅では法定負担率分の負担）	なし（在宅では自費負担）
成分栄養	○	×
消化態・半消化態	○	○

資料協力：鈴木慶介（草加市立病院薬剤部）

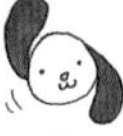

成分栄養と半消化態、消化態って何が違うのですか？

エレンタールのように、アミノ酸として**ほとんど消化を必要としない形で5大栄養素をバランスよく配合した低残渣性・易吸収性の経腸的高カロリー栄養剤は**成分栄養剤、ポリペプチドなど**消化が必要な状態として作られているものは**半消化態や消化態栄養剤と分類されていて、どの程度消化管の機能が働いているか、咀嚼ができるかなど、その人の状態に合わせて選択されるよ。

NOTE

NOTE

PART2

アセスメントのエッセンス

消化状態による分類

	半消化態栄養	消化態栄養	成分栄養
消化状態	タンパク質ポリペプチド	ジ・トリペプチド	アミノ酸
消化	必要	ほとんど不要	不要
残渣	少ない	極めて少ない	極めて少ない
浸透圧	比較的低い	高い	高い
脂質	多い	少ない	極めて少ない
粘稠性	やや高い	やや高い	低い
味	比較的良好	やや不良	不良
取扱い区分	医薬品・食品	医薬品・食品	医薬品
アミノ酸がペプチド結合している	タンパク質	ペプチド	アミノ酸

資料協力：鈴木慶介（草加市立病院薬剤部）

医薬品経腸栄養剤

医薬品栄養剤メーカー	半消化態栄養剤	消化態栄養剤（成分栄養剤）
大塚製薬	ラコールNF配合経腸用液	ツインラインNF
	イノラス配合経腸用液	
	ラコールNF半固形	
	アミノレバンEN配合散	
アボットジャパン	エンシュア・リキッド	
	エンシュア・H	
	エネーボ	
EAファーマ		エレンタール
		エレンタールP
		ヘパンED

※詳細は各メーカーのホームページを参照

食品経腸栄養剤

医薬品栄養剤メーカー	半消化態栄養剤			
大塚製薬	ハイネックシリーズ	—	—	—
アボットジャパン	プルモケアEx（病態別）	グルセルナ-REX（病態別）	アバンド（成分栄養粉末）	—
クリニコ	CZ-Hiシリーズ	MAシリーズ	Eシリーズ	PRONAシリーズ
ネスレ日本	ハイネックスシリーズ	アイソカルシリーズ	メディエフ	—
ニュートリー	テルミールシリーズ	リカバリーシリーズ	Juicioシリーズ	—
明治	メイバランスシリーズ	—	—	—

※詳細は各メーカーのホームページを参照

医薬品と食品の使い分け

NOTE

医薬品

- 開発が大変、種類が少ない
- 添付文書に則って処方
- 医薬品費が包括されている病棟は使う分だけ持ち出し
- 院外では保険がきく　**➡在宅で選択されることが多い！**

在宅Point

- 保険が利く医薬品が有利
- 入院前はどんな栄養剤を使っていたか
  ➡血糖コントロール　➡逆流・下痢（半固形）

食品

- 効能効果がうたえないが、自由はききやすい
- どんどん開発、どんどん販売、どんどん終売
- 保険がきかない、在宅では自費、業者の割引き、ポイントGET、程度
- 病院ではお食事代が請求できる　**➡入院中は選択されることが多い**
- 退院前に、医薬品経腸栄養剤でお腹慣らし（下痢対策）
- 院内：血糖が上がりにくい濃厚流動食　➡院外：医薬品には無い！

資料協力：鈴木慶介（草加市立病院薬剤部）

CHECK
- どんなタイプも塩少なめ
- 低ナトリウム血症に注意

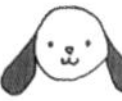

食品として販売されている製剤の種類が多いですが、医療用も含め栄養剤を選ぶときには何を基準に考えれば良いですか？

色々な状況によって様々な製品が選択できるとも言えるけど、たしかに種類が多くて違いを把握するのが難しいね。

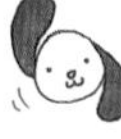

その人に必要なカロリーをまず考えて、通常の食事がどれくらい食べられているかなどを考慮してという考え方ですが、それで良いですか？

そうだね、それを考慮した上で**医療用や食品の中からこの製品で何キロカロリーを摂取してもらい、体力（筋肉）をつけてもらうためにたんぱく質として何グラム摂取してもらうかを考えるという視線で選択すると良いね。**

栄養の話になると、サプリメントなどで亜鉛補充などの相談もうけるのですが…。

栄養を考えるときに微量元素やビタミンなどの違いばかりを追いかけるのではなく、まずは必要なカロリーとたんぱく量を考えた上でさらに微量元素を強化したい症例なのかを考慮するという考え方が必要だね。

➡病態による非たんぱく質カロリー窒素比（non-protein calorie/nitrogen：NPC/N比）
- 外傷、術後、熱傷　100〜150
- 基準値　150〜200
- 腎不全　300〜500

NOTE

➡主な経腸栄養剤
P076

経腸栄養剤を濃さで考えると…

・通常　1kcal/L
・高濃度タイプ　1.2、1.5、1.6、2.0、4.0kcal/mLなど
・高濃度タイプは、水分制限のある病態に有利
・低濃度タイプ　0.75kcal/mL程度（水分補給が省けるとは限らない）

例：4.0kcal/mLの場合
大さじ1杯＝15cc≒60kcal　3杯で180kcal

高濃度タイプは、
心不全、透析、経口摂取量が極端に少ない方に用いる

資料協力：鈴木慶介（草加市立病院薬剤部）

投与経路

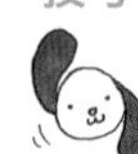

経腸栄養チューブの太さはどのくらいですか？

経腸栄養の期間が4〜6週の比較的短期間の場合は、経鼻からの栄養ルートが選択される。経腸栄養がそれ以上の長期にわたる場合は、胃瘻や空腸瘻の適応となるね。
経鼻ルートの太さはできるだけ細いものを使用することが原則とされているけど、薬剤投与ルートとして使われるときには詰まりやすくなるという問題もある。

Fr（フレンチ）はカテーテルのサイズ（太さ）をあらわす単位
3Fr＝1mm

経鼻胃管　5〜16Fr

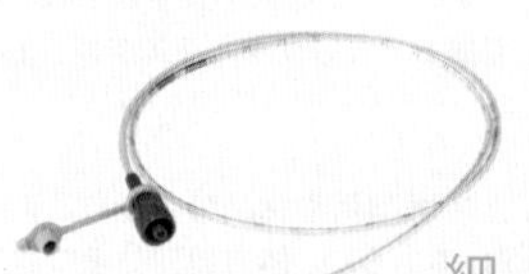

細

成人では栄養剤投与の場合は8〜12Frのサイズから選択されることが多い

胃ろう・腸ろう　14〜24Fr

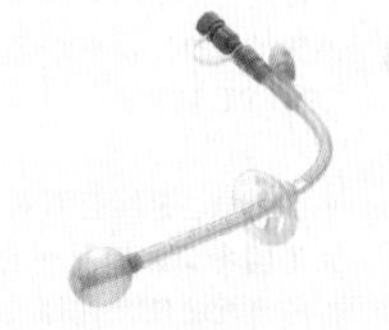

太

胃瘻チューブは16Fr〜20Frを使用するケースが多い

資料協力：鈴木慶介（草加市立病院薬剤部）

経管栄養チューブからの薬剤投与の注意点

経腸栄養チューブは鼻腔から挿入する場合は特にだけど、薬剤を粉砕、または簡易懸濁で投与したことにより詰まることが頻繁に起きる。
同じ「粉砕指示」であっても粉砕の可否だけではなく、口から飲むのか、経管投与するのかで提案する薬剤（剤形や味や刺激性など）は変わってくるので、**この場面では薬剤師の積極的な処方提案が求められるね。**

肝不全用栄養剤

	アミノレバンEN	ヘパンED	ヘパス	リーバクト
				(BCAA製剤)
分類	医薬品 半消化態	医薬品 成分栄養	食品 半消化態	医薬品
脂質エネルギー比率	15%	8%	30%	0%
Fischer比	38	61	12	100% BCAA
タンパク質 (約600kcalあたり)	40.5g (3包)	22.4g (2包)	19.5g (375mL/3本)	4g
BCAA (約600kcalあたり)	18.3g	16.4g	10.5g	4g

BCAAをリッチにして、Fischer比を高めている

資料協力：鈴木慶介(草加市立病院薬剤部)

NOTE

CHECK
分割食といって、就寝前に200kcal程度の軽食を摂ることも推奨(就寝前軽食摂取療法:LES[late evening snack])

腎不全用栄養剤

・水分少なめ＝濃いめ(1.6kcal/mL)、浸透圧高め
(リーナレンMはタンパク質も濃いめ。NPC/N150程度)
・エネルギーは脂質でカバー➡下痢注意
・カリウム・リン・ナトリウム少なめ

RTH製剤：Ready to Hung
ルートをつなぐだけ、
細菌汚染が少ない、
手間が少ない

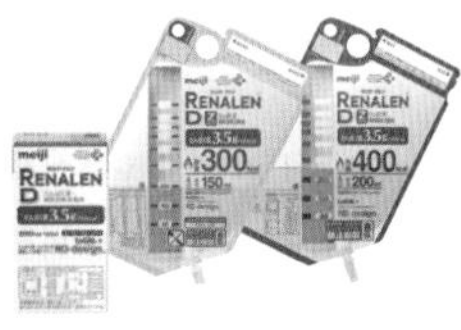

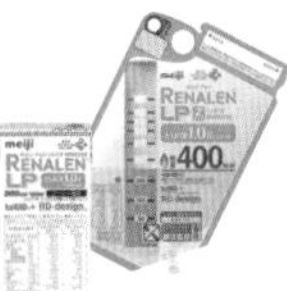

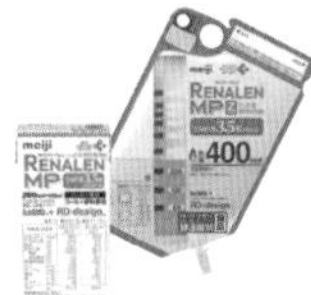

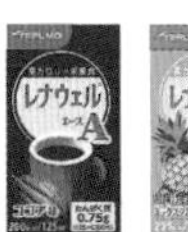

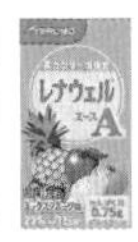

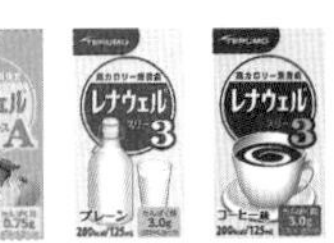

糖尿病用栄養剤

・グルセルナ、タピオン、インスローなど
・医薬品扱いのものはない

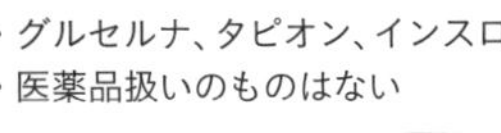

PFCバランス

	系列1	系列2	系列3
2	20	20	60
1	17	40	43

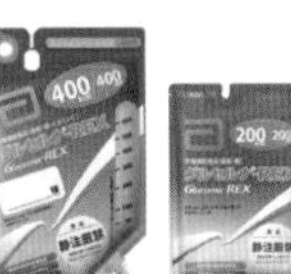

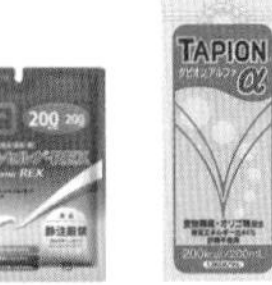

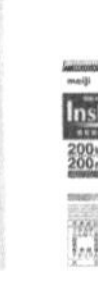

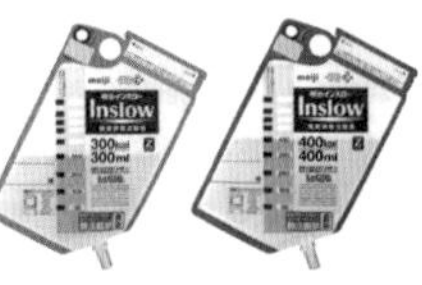

主な経腸栄養剤

タンパク(g/100kcal)	0.6	0.75	0.8	1.0
3.25				
3.5				エンシュア・リ
3.8				
4.0	MA-ラクフィア 0.6		MA-ラクフィア 0.8	MA-ラクフィ 1.0
	明治メイバランス R(ブルー)	明治メイバランス R(グリーン)	明治メイバランス R(イエロー)	明治メイバラ 1.0
				エレンター
4.2				グルセルナ-R
4.38				ラコールNF配 経腸用液

1.0〜1.5kcal/mLを使うことが多い

NOTE

□は医薬品、その他は食品

ルギー(kcal/mL)				
1.2	1.5	1.6	2.0	4.0
		ヘパス ※病態別		
	エンシュア・H	明治リーナレンMP ※病態別		テルミール アップリード
	ペプタメン スタンダード			
			明治メイバランス 2.0	
	MA-ラクフィア 1.5	イノラス		
	明治メイバランス 1.5	Juicioミニ		
	プルモケア-Ex ※病態別			

CHECK

病態別栄養剤は肝不全(ヘパス)、腎不全(リーナレン)、呼吸不全(プルモケア)などの病態別に使用する

※詳細は各メーカーのホームページを参照

NOTE

主な経腸栄養剤(つづき)

タンパク(g/100kcal)	0.6	0.75	0.8	1.0
4.5				メディエ
5.0	E-7 II 0.6		E-7 II 0.8	E-7 II
5.0	CZ-Hi0.6		CZ-Hi0.8	CZ-Hi
5.0				ハイネゼリ
5.0				明治メイバラ HP1.0
5.5				PRONA
6.0				
10.0				プロミア (粉末26.8g

PART2 アセスメントのエッセンス

□は医薬品、その他は食品

ルギー(kcal/mL)				
1.2	1.5	1.6	2.0	4.0
エネーボ				
	アイソカルプラスEX			
	明治メイバランスHP1.5			
	CZ-Hi1.5			

商品名	エンシュア・H	明治メイバランス1.5	明治メイバランスMiniカップ
分類	医薬品	栄養機能食品(病院施設向け)	総合栄養食品(一般向け)
内容量 (mL)	250	200	125
エネルギー (kcal)	375	300	200
1mLあたり熱量(kcal)	1.5	1.5	1.6
たんぱく質(g)	13.2	12.0	7.5
脂質(g)	13.2	8.4	5.6
炭水化物(g)	51.5	47.2	31.8
水分(g)	194	152.7	93.9
食塩相当量(g)	0.76	0.84	0.33
味	7種類 バニラ・コーヒー バナナ・黒糖 メロン・ストロベリー 抹茶	1種類 バニラ	7 種類 バニラ・ストロベリー バナナ・ヨーグルト コーンスープ フルーツオレ ミルクティ

※メイバランスは施設病院向けと一般販売向けがある。

NOTE

➡特別用途食品と保健機能食品 P048

5.肝疾患・腎疾患と病態栄養

肝疾患と病態栄養

CHECK
BCAAとアルブミンがカギ！

肝疾患、特に肝硬変患者は**BCAA製剤**(リーバクト)や**BCAA高含有の経腸栄養剤**の服用が必須だよ。

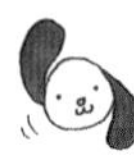

目的は、アミノ酸代謝異常に起因する**高アンモニア血症**や**低アルブミン血症**の改善ですね。

肝硬変の栄養基準

エネルギー必要量	糖尿病なし 30〜35kcal/kg/日
	糖尿病あり 25〜30kcal/kg/日
タンパク質必要量	タンパク不耐症[※1]なし 1.0〜1.2g/kg/日
	タンパク不耐症あり 低タンパク食(0.5〜0.7g/kg/日)+肝不全用経腸栄養剤[※2]
脂質必要量	エネルギー全体の20〜25%
塩分	腹水・浮腫(既往歴含む)あり 5〜7g/日

※1 タンパク不耐症：肝硬変において高タンパク食が窒素負荷となって肝性脳症を誘発することがある。この状態をタンパク不耐症とよぶ
※2 肝不全用経腸栄養剤：アミノレバンEN、ヘパンEDなどの医薬品と食品扱いの経腸栄養剤がある

肝疾患

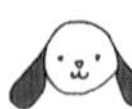

肝疾患の3大原因は、ウイルス、アルコール、肥満(生活習慣)ですよね。

そうだね。B型やC型の肝炎ウイルスは血液を介して肝臓に感染する。

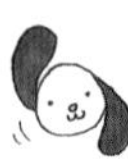

B型肝炎ウイルスは出産時に母から子へも感染しますが、現在では輸血血液のチェックやワクチンなどにより感染を防げるようになりましたよね。

C型肝炎ウイルスについても、2014年9月からインターフェロンを使わない、飲み薬だけの治療が行われ始め、今では内服薬治療が主流になっているね。

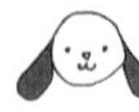

確実な効果と高額な内服治療薬として話題になりましたね。

最近は肥満や糖尿病の人に起こる炎症や線維化を伴って肝硬変へ進行する脂肪肝(非アルコール性脂肪肝炎:NASH)も話題だね。

コラム Child-Pugh分類

NOTE

肝障害度を示す尺度。5項目の合計点数により、3段階のグレードに分類する。

項目	1点	2点	3点
脳症	ない	軽度	ときどき昏睡
腹水	ない	少量	中等量
血清ビリルビン値(mg/dL)	2.0未満	2.0〜3.0	3.0超
血清アルブミン値(g/dL)	3.5超	2.8〜3.5	2.8未満
プロトロンビン活性値(%)	70超	40〜70	40未満

各項目のポイントを加算しその合計点で分類する。

Grade A(軽症) : 5〜6点 代償性
Grade B(中等度): 7〜9点 代償から非代償への過渡期
Grade C(高度) : 10〜15点 非代償

腎疾患と病態栄養

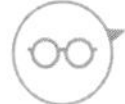
腎不全では急性か慢性か、透析例か非透析例など病態にあわせて栄養を考慮する必要大！ だよ。

共通して言えるのは、「高カロリー投与」でしょうか。

その通り。ただし通常の**1kcal/mLでは水分過剰**。1.5〜2.0kcal/mLに設定しよう。また、非タンパクエネルギー/窒素比(NPC/N比)を高く設定する。

CHECK
NPC/N比とCr、BUNがカギ！

腎不全の栄養管理ポイント

NPC/N	透析導入前の保存期慢性腎不全患者 NPC/N比>350
	透析導入患者 異化亢進がない患者 NPC/N比=150
タンパク質必要量	摂取量の制限 ビタミンA、ビタミンD、リン、マグネシウム、亜鉛
	タンパク制限や透析による欠乏注意 ビタミンB_1、B_6、葉酸
高カロリー輸液	NPC/N比と水分量から輸液組成を考える 50〜70%ブドウ糖液＋必須アミノ酸ベースの輸液(ネオアミユー、キドミン)

NOTE

コラム 慢性腎臓病(CKD)とは

CKDとは、腎機能低下
- ・腎臓の障害(0.15g/gCr以上の蛋白尿など)
- ・GFR(糸球体濾過量)60mL/分/1.73m^2 未満

が3ヵ月以上持続するものである。

●推算GFR(eGFR)

推算GFR(eGFR)は下記の血清クレアチニンの推算式で計算されるが、多くの算出ソフトがネット上やスマートフォン用アプリとして公開されている。

男性 eGFRcreat(mL/分/1.73m^2)=194×Cr$^{-1.094}$×年齢$^{-0.287}$
女性 eGFRcreat(mL/分/1.73m^2)=194×Cr$^{-1.094}$×年齢$^{-0.287}$×0.739

※腎機能の評価は18歳以上である。

➡「ke!$^+$san 生活や実務に役立つ計算サイト」
http://keisan.casio.jp/exec/system/1210728958
(2023. 12. 1. 閲覧)

●血清シスタチンC(eGFRcys)

るいそう(著しく痩せた状態)または下肢切断者など、筋肉量の極端に少ない場合には、血清シスタチンCの推算式(eGFRcys)がより適切である。

男性 eGFRcys(mL/分/1.73m^2)=(104×Cys-C$^{-1.019}$×0.996^{年齢})−8
女性 eGFRcys(mL/分/1.73m^2)=(104×Cys-C$^{-1.019}$×0.996^{年齢}×0.929)−8

POINT

65歳で血清Cr 1.0mg/dLと同じ値でも、男性と女性では腎機能評価は大きく変わる。

男 **eGFR=58.5mL/分/1.73m^2(G3a)**
女 **eGFR=43.3mL/分/1.73m^2(G3b)**

●CKDの重症度分類

原疾患	蛋白尿区分			A1	A2	A3
糖尿病	尿アルブミン定量 (mg/日)			正常	微量 アルブミン尿	顕性 アルブミン尿
	尿アルブミン/Cr比 (mg/gCr)			30 未満	30〜 299	300 以上
高血圧 腎炎 多発性嚢胞腎 移植腎 不明 その他	尿蛋白定量 (g/日)			正常	軽度蛋白尿	高度蛋白尿
	尿蛋白/Cr比 (g/gCr)			0.15未満	0.15〜 0.49	0.50 以上
GFR区分 (mL/分/ 1.73m²)	G1	正常または 高値	≧90			
	G2	正常または 軽度低下	60〜 89			
	G3a	軽度〜 中等度低下	45〜 59			
	G3b	中等度〜 高度低下	30〜 44			
	G4	高度低下	15〜 29			
	G5	末期腎不全 (ESKD)	<15			

重症度は原疾患・GFR区分・蛋白尿区分を合わせたステージにより評価する。CKDの重症度は死亡、末期腎不全、心血管死亡発症のリスクを緑■のステージを基準に、黄■、オレンジ■、赤■の順にステージが上昇するほどリスクは上昇する。

(KDIGO CKD guideline 2012を日本人用に改変)

⇒日本腎臓学会編：エビデンスに基づくCKD診療ガイドライン2023, p.4, 東京医学社, 東京, 2023. より転載

NOTE

感染症

THEME

→抗菌薬 P100

感染症治療を理解するためには「ターゲット」となる起因微生物と「フォーカス」である感染部位を考慮し、薬剤選択や最も効果的に感染部位に到達する投与法などいくつかの知識を関連させて考える必要がある。

感染症治療はむずかしい、といいます。なぜでしょうか。

同時に考えなければならない要因が複数あるからね。
病歴や年齢など患者のもつ要因、
どの起因微生物がどの部位に感染しているかといった原因、
投与方法や投与経路、何を基準に薬剤を選択するかなど…

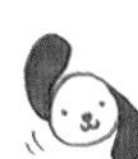

基本的な治療の考えかたは？

まずは、フォーカスとターゲットの概念を持つ**ところから始めよう。**

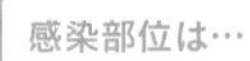

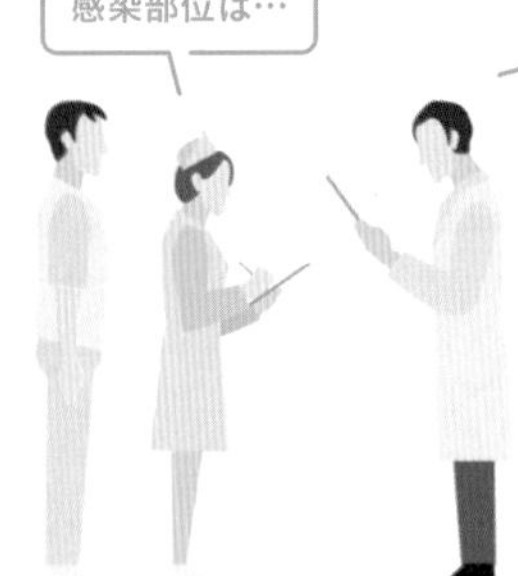

細菌？
真菌？
ウイルス？
感染部位は…
薬剤選択の基準は
MIC？ PK-PD？ AUC？…
病歴、年齢、
腎機能、
肝機能…

↓

考え方の基本はフォーカス（感染部位）とターゲット（起因微生物）！
フォーカスを見つける➡ターゲットを予想

POINT

抗菌薬選択の原則

フォーカスからターゲットを予想 ➡ 培養結果を待ちながら効果確認

市中感染症における
フォーカス（感染部位）と起因微生物の関係

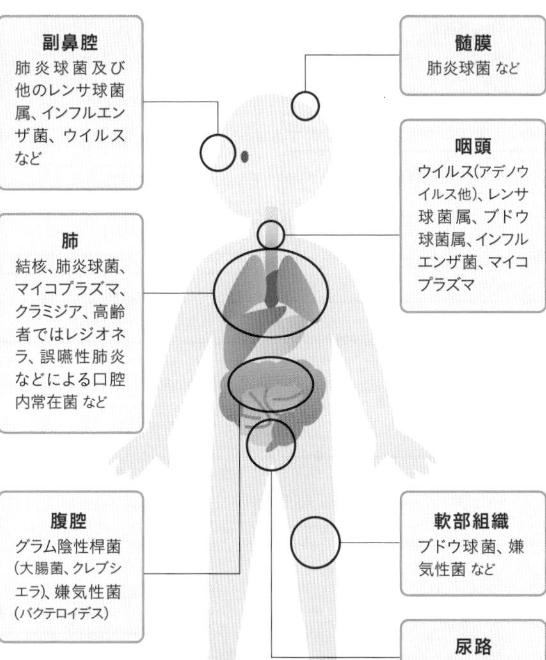

コラム 救急外来診療で最も多い起因微生物

急性中耳炎	ウイルス、肺炎球菌
急性副鼻腔炎	ウイルス、肺炎球菌
急性咽頭炎	A群連鎖球菌
気管支炎	ウイルス、肺炎球菌
肺炎	ウイルス、肺炎球菌
尿路感染症	大腸菌
急性下痢症	多くはウイルス
丹毒、蜂窩織炎	黄色ブドウ球菌、A群連鎖球菌

➡大野博司. レジデントのための日々の疑問に答える感染症入門セミナー〔第6回〕, 週刊医学界新聞, 医学書院, 第2796号, 2008/9/8. https://www.igaku-shoin.co.jp/paper/archive/y2008/PA02796_07(2023. 12. 1. 閲覧)より一部改変のうえ転載

主なターゲット(起因微生物)

CHECK
外来処方で出される抗菌薬＝内服薬は大腸菌以外はグラム陽性球菌が主なターゲット

■グラム陽性球菌
ブドウ球菌属(Staphylococcus)
レンサ球菌属(Streptococcus)
腸球菌属(Enterococcus)

■グラム陽性有芽胞桿菌
バシラス属(Bacillus)
クロストリジウム属(Clostridium)
クロストリディオイデス属(Clostridioides)

■放線菌と関連微生物群
コリネバクテリウム属(Corynebacterium)
マイコバクテリウム属(Mycobacterium)

■マイコプラズマ
マイコプラズマ(Mycoplasma)

■スピロヘータとらせん菌
回帰熱ボレリア(Borrelia recurrentis)
ライム病ボレリア(B.burgdoferi)
梅毒トレポネーマ(Treponema palidum)
カンピロバクター属(Campylobacter)
ヘリコバクター属(Helicobacter)

■グラム陰性通性嫌気性桿菌
大腸菌(Esherichа coli)
シゲラ属(Shigella)
サルモネラ属(Salmonella)
クレブシエラ属(Klebsiella)
プロテウス属(Proteus)
エルシニア属(Yersinia)
コレラ菌(V.cholerae)
腸炎ビブリオ(Vparahaemolyticus)
ヘモフィルス属(Haemophilus)

■グラム陰性好気性桿菌
シュードモナス属(Pseudomonas)
レジオネラ属(Legionella)
ボルデテラ属(Bordetella)
野兎病菌(Francisella tularensis)

■グラム陰性嫌気性桿菌
バクテロイデス属(Bacteroides)

■グラム陰性球菌
ナイセリア属(Neisseria)

■真菌
クリプトコッカス症(Cryptococcosis)
カンジダ症(Candidiasis)
アスペルギルス症(Aspergilosis)
ニューモシスチス・カリニ(Pneumocystis carinii)
白癬菌(Trichophyton)
癜風菌(Tinea versicolor)

■ウイルス
伝染性軟属腫ウイルス
単純ヘルペスウイルス
水痘・帯状疱疹ウイルス
ロタウイルス
ヒト乳頭腫ウイルス
ポリオウイルス
コクサッキーウイルス
ライノウイルス
風疹ウイルス
麻疹(はしか)ウイルス
インフルエンザウイルス
流行性耳下腺炎ウイルス
RSウイルス
肝炎ウイルス
HIV

■クラミジア(Clamydia)

■リケッチア(Rickettsia)

⇒青木 眞. レジデントのための感染症診療マニュアル 第4版, 医学書院. 2020.
⇒徳田安春ほか編. 日常診療での薬の選び方・使い方―日頃の疑問に答えます(レジデントノート増刊), 羊土社. 2009.
を参考に作成

ターゲット(起因微生物)の絞りかた

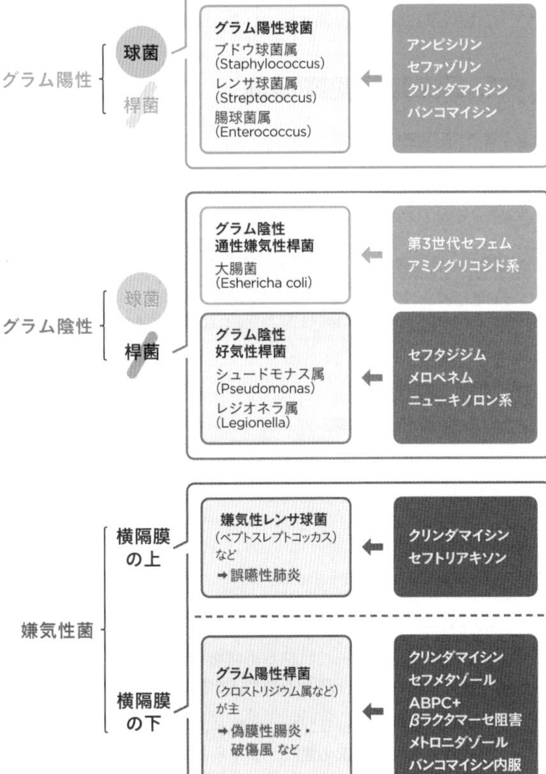

➡青木眞. 治療薬ガイドラインズ1 抗菌薬ガイドライン, 三輪書店. 1996. を参考に作成

POINT

臨床上問題となる菌の大部分は

グラム陽性球菌　グラム陰性桿菌

グラム陽性球菌とグラム陰性桿菌に加え、例外にあたるウイルスと真菌をいくつか覚えれば、問題を起こす菌のほとんどを分類できる!

NOTE

PART2 アセスメントのエッセンス

コラム 抗菌薬の薬剤選択

抗菌薬の特徴は、歴史に沿ってみるとわかりやすいよ。世代別に特徴が分類されている。

フレミングによりペニシリンが発見

↓

第1世代セフェム

グラム陽性菌>グラム陰性菌

初期の抗菌薬、主にグラム陽性球菌に抗菌作用。主に整形外科領域で使用され、皮膚表在菌などに起因する感染対策がメイン

↓

第2世代セフェム

グラム陽性菌≧グラム陰性菌

手術など外科的手技の発展に伴いグラム陰性菌に対する抗菌薬のニーズが高まってつくられた。主に外科の腹腔領域で使用

↓

第3世代セフェム

グラム陽性菌<グラム陰性菌

グラム陰性菌に対してより効力をシフト。グラム陽性菌の効力は低下

↓

緑膿菌までカバーする第3世代セフェムも登場

↓

第4世代セフェム

第3世代のグラム陰性に対する効力を残しつつ
グラム陽性菌への効力をアップ

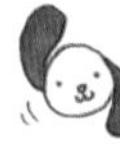

こうした歴史に沿って抗菌薬の特徴や耐性菌、構造式をみていくと理解しやすいですね。

そうだね。ペニシリン系で効果が弱い菌に対する抗菌力を高め、次の世代がつくられていく。幅広い抗菌力を求めた結果、セフェム系は安全だが切れ味に欠けるイメージで対応するとよいかもしれないね。

ペニシリン系：グラム陽性球菌がターゲット

↓

セフェム系：グラム陽性菌から陰性菌へターゲットがシフト

第1世代セフェム　　第3世代セフェム

G(+)　　G(−)

カルバペネム系：ペニシリン系にグラム陰性菌に対する効果をもたせた

↓

ニューキノロン系：カルバペネム系でも効果が弱い緑膿菌までをフォロー

↓

アミノグリコシド系：グラム陰性菌に的をしぼった投与

↓

グリコペプチド系：グラム陽性球菌に的をしぼった投与

抗菌薬の特徴が分からない時は… 添付文書にヒントが！

NOTE

大腸菌（E.Coli）より後の記載はグラム陰性桿菌だ！

【添付文書の記載】

セファメジン（第1世代セフェム）

適応菌種

セファゾリンに感性のブドウ球菌属、レンサ球菌属、肺炎球菌、大腸菌、肺炎桿菌、プロテウス・ミラビリス、プロビデンシア属

パンスポリン（第2世代セフェム）

適応菌種

セフォチアムに感性のブドウ球菌属、レンサ球菌属、肺炎球菌、大腸菌、シトロバクター属、クレブシエラ属、エンテロバクター属、プロテウス属、モルガネラ・モルガニー、プロビデンシア・レットゲリ、インフルエンザ菌

ロセフィン（第3世代セフェム）

適応菌種

セフトリアキソンに感性のブドウ球菌属、レンサ球菌属、肺炎球菌、淋菌、大腸菌、シトロバクター属、クレブシエラ属、エンテロバクター属、セラチア属、プロテウス属、モルガネラ・モルガニー、プロビデンシア属、インフルエンザ菌、ペプトストレプトコッカス属、バクテロイデス属、プレボテラ属（プレボテラ・ビビアを除く）

モダシン（第3世代セフェム）

適応菌種

本剤に感性のブドウ球菌属、レンサ球菌属、肺炎球菌、大腸菌、シトロバクター属、クレブシエラ属、エンテロバクター属、セラチア属、プロテウス属、モルガネラ・モルガニー、プロビデンシア属、インフルエンザ菌、シュードモナス属※、緑膿菌※、バークホルデリア・セパシア、ステノトロホモナス（ザントモナス）・マルトフィリア、アシネトバクター属、ペプトストレプトコッカス属、バクテロイデス属、プレボテラ属（プレボテラ・ビビアを除く）

※ 緑膿菌≒シュードモナス属。緑膿菌は耐性やバイオフィルム形成など、最も効きにくい菌の代表。抗菌力がある薬剤が発見・開発されたのは1970年代以降。

NOTE

経口抗菌薬の吸収率

CHECK

外来における内服抗菌薬は、アモキシシリンや第1世代(セファレキシン、セファクロル)、第2世代セフェムが有効な症例が多い

	経口抗菌薬	吸収率
ペニシリン系	サワシリン (アモキシシリン)	80%
βラクタマーゼ配合	オーグメンチン (アモキシシリン/クラブラン酸K)	80%/ (CVA)30〜98%
第1世代セフェム	ケフレックス (セファレキシン)	90%
第1世代セフェム	ケフラール (セファクロル)	93%
第2世代セフェム	オラセフ (セフロキシムアキセチル)	52%
第3世代セフェム	セフゾン (セフジニル)	25%
第3世代セフェム	メイアクト (セフジトレンピボキシル)	16%
第3世代セフェム	フロモックス (セフカペンピボキシル)	不明
ニューキノロン系	クラビット (レボフロキサシン)	99%
	シプロキサン (シプロフロキサシン)	70%
	アベロックス (モキシフロキサシン)	89%
マクロライド系	クラリス (クラリスロマイシン)	50%
	ジスロマック (アジスロマイシン)	37%
(メトロニダゾール)	フラジール (メトロニダゾール)	100%
ST合剤	バクタ (スルファメトキサゾール/トリメトプリム)	85%
リンコマイシン系	ダラシン (クリンダマイシン)	90%
オキサゾリジノン系	ザイボックス (リネゾリド)	100%

➡サンフォード感染症治療ガイド 2022. を参考に作成

POINT

経口では吸収率に差があるため、
抗菌薬の理解は、注射薬製剤から学ぶ必要がある。

コラム　特に要注意の菌

NOTE

● ESKAPE（エスケープ）

耐性菌をつくらないよう知っておこう。

E	Enterococcus	VRE（Vancomycin-resistant Enterococci）
S	Staphylococcus aureus	MRSA（Methicillin-resistant Staphylococcus aureus） VRSA（Vancomycin-resitant Staphylococcus aureus）
K	Klebsiella pneumonia	ESBLs（Extended Spectrum beta（β）Lactamase）産生 KPC（Klebsiella pneumoniae carbapenemase）産生
A	Acinetobacter baumannii	MDRAB（Multi-drug resistant Acinetobacter baumannii）
P	Pseudomonas aeruginosa	MDRP（Multi-drug resistant Pseudomonas aeruginosa）
E	Enterobacteriaceae	ESBLs（Extended Spectrum beta（β）Lactamase）産生

● SPACE

医療関連感染を起こす、代表的なグラム陰性桿菌。使える抗菌薬が限られるため、臨床的に重要。

S	Serratia	セラチア菌
P	Pseudomonas	緑膿菌
A	Acinetobacter	アシネトバクター
C	Citrobacter	サイトロバクター
E	Enterobacter	エンテロバクター

抗菌薬と排泄

主に肝臓から排泄

マクロライド系、一部のセフェム系（セフォペラゾン）、テトラサイクリン系、メトロニダゾール、リファンピシン

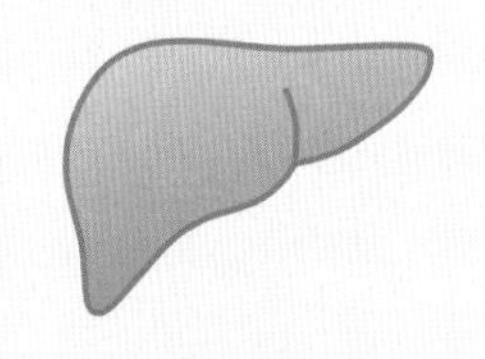

※ 肝臓から代謝、排泄される抗菌薬の投与量を決める目安は臨床的に存在しない

主に腎臓から排泄

ペニシリン系、セフェム系、カルバペネム系、グリコペプチド系、アミノグリコシド系、ニューキノロン系

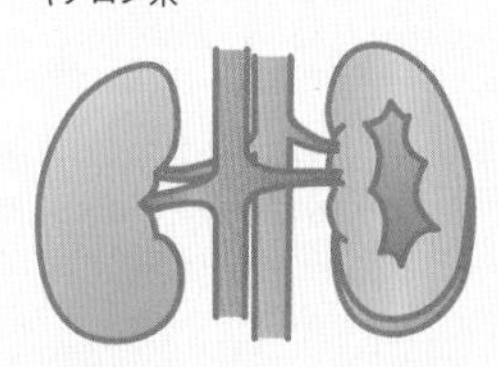

※ 長所は腎機能に合わせて維持量を調節できること

※ 初回投与量は腎機能が正常な場合＝腎不全の場合

CHECK

腎機能が急激に変化している時のクレアチニン値（急性腎不全など）は信頼できないので注意

➡臓器別、移行性が高い抗菌薬 P104

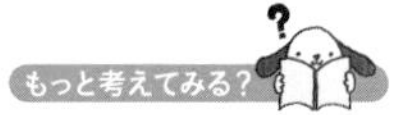

◆医師から、「肝胆系に移行しやすい注射薬教えて！」と聞かれたら？

◆医師から、「透析患者に使えるマクロライド系は？」と聞かれたら？

NOTE

➡小児の薬用量計算
P179

コラム 抗菌薬の小児用量

●簡易チェック

大人が服用している錠剤規格とその常用量を覚える
➡「7歳半で大人の半量」を原則にチェック
➡当てはまらないときは体重当たりの量を確認

※ 小児科の抗生剤投与量は大人に比べ多めの設定と考える。
例 1錠100mg1日3回　1回1錠服用（常用量300mg/日）の薬剤は、体重当たりで、もし大人が服用すると、最低でも600mg程度になる。

●代表的な抗菌薬の小児用量と成人用量の比較

一般品（販売名）	小児	成人
アンピシリン（ビクシリン）	25～50mg/kg/日	1～3g/日
セファレキシン（ケフレックス）	25～50mg/kg/日	1g/日
セファクロル（ケフラール）	20～40mg/kg/日	750～1,500mg/日
セフジニル（セフゾン）	9～18mg/kg/日	300mg/日
セフジトレンピボキシル（メイアクトMS）	9～18mg/kg/日	300～600mg/日
セフカペンピボキシル（フロモックス）	9mg/kg/日	300～450mg/日
エリスロマイシン（エリスロシン）	25～50mg/kg/日	800～1,200mg/日
クラリスロマイシン（クラリシッド）	10～15mg/kg/日	400mg/日

※ 日本の保険適応上の内服投与量設定は低いことが多い

デ・エスカレーション

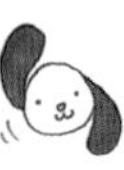

デ・エスカレーション（de-escalation）ってなんですか？

抗菌薬の選択方法として、原因菌が判明するまで比較的広域なスペクトラムの抗菌薬を使用する**「エンピリックセラピー（経験的治療）」**があるのは聞いたことあるよね？

はい。細菌の培養結果が報告されるまで3〜4日かかるので、その間**エンピリックセラピー**によって、感染部位から想定される菌を広くカバーできるよう広域な抗菌薬を投与して、感染症状の重篤化を抑えることが目的ですよね。

そうだね。3〜4日後に培養結果が判明した時点で、使用していた広域抗菌薬をより狭域スペクトラムの抗菌薬に変更することを「デ・エスカレーション」というんだよ。

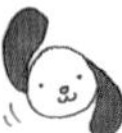

なぜデ・エスカレーションが必要になるのですか？

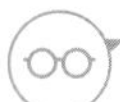

デ・エスカレーションの一番の目的は、耐性菌を作らないようにすること。感染症とその治療では、常在している細菌のバランスが崩れる。「それまで"その場所（部位）"に多く存在しているわけでなかった菌が原因で、ほかの常在菌などの居場所がなくなってしまう状態から引き起こされる炎症が感染症」とイメージするとわかりやすい。

細菌が陣取り合戦をしている感じですか？

そうそう。そのとき、ほとんどの菌をやっつけて陣地を更地にしてしまうものが広域な抗菌薬。

そうすると投与された抗菌薬が効かない菌や耐性菌が更地でのびのび増殖できますね。さらにウイルスとか真菌なども出てきそうですね？

そのとおり！　だから**デ・エスカレーションを行い、取り除く菌をできるだけ少なくしておくと早く元の状態に戻ることになるよね。**他の利点も考えてみて。

う〜ん。
広域抗菌薬は高額なものが多いから
医療コストの削減などにもつながりますね。

PART3

薬剤リスト

NOTE

糖尿病に関する薬剤リスト

インスリン製剤の作用動態

※1　波の高さ≠効果の強さ。また「インスリン濃度」を示しているため、グラフの高さ≠血糖が下がる割合

※2　開封前は、冷蔵庫などで2～8℃で遮光保存

※3　1日2回の場合は朝食前および夕食前、または朝食前および就寝前

CHECK

短時間型・持続型・二層型のイメージを持とう！

➡ハイリスク薬と注意すべき初期症状 P161

分類	販売名	メーカー	作用動態モデル(※1)	性状	使用時間	開封後の保管方法等(※2)
超速効型	ヒューマログ注	日本イーライリリー	最大作用発現時間 0.5～1.5hr 作用発現時間 ＜0.25hr 作用持続時間 3～5hr	無色透明	毎食直前	冷蔵庫に保存しない。28日以内に使用
	ルムジェブ注				毎食事開始時 or 食事開始後	
	ノボラピッド注	ノボノルディスクファーマ	最大作用発現時間 1～3hr 作用発現時間 10～20min 作用持続時間 3～5hr	無色透明	毎食直前	冷蔵庫に保存しない。28日以内に使用
	フィアスプ注				毎食事開始時 or 食事開始後	
	アピドラ注	サノフィ	最大作用発現時間 0.5～1.5hr 作用発現時間 ＜0.25h 作用持続時間 3～5hr	無色透明	毎食直前	冷蔵庫に保存しない。28日以内に使用
配合溶解	ライゾデグ配合注	ノボノルディスクファーマ	作用発現時間 10～20min 最大作用発現時間 1～3hr 作用持続時間 3～5hr	無色透明	主たる食事の直前 または 朝食および夕食直前	冷蔵庫に保存しない。28日以内に使用
速効型	ノボリンR注	ノボノルディスクファーマ	最大作用発現時間 1～3hr 作用発現時間約 0.5hr 作用持続時間 約8hr	無色透明	毎食前	冷蔵庫に保存しない。6週間以内に使用
	ヒューマリンR注	日本イーライリリー	最大作用発現時間 5～7hr 作用発現時間 0.5～1hr 作用持続時間 5～7hr	無色透明	毎食前	28日以内に使用
中間型	ノボリンN注	ノボノルディスクファーマ	最大作用発現時間 4～12hr 作用発現時間 約1.5hr 作用持続時間 約24hr	白色懸濁液	朝食前30分以内	冷蔵庫に保存しない。6週間以内に使用
	ヒューマリンN注	日本イーライリリー	最大作用発現時間 8～10hr 作用発現時間 1～3hr 作用持続時間 18～24hr	白色懸濁液	朝食前30分以内	28日以内に使用

分類	販売名	メーカー	作用動態モデル	性状	使用時間	開封後の保管方法等
混合型	ヒューマログミックス25注	日本イーライリリー	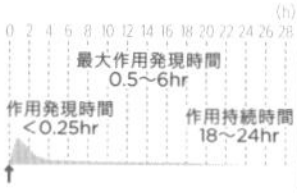 最大作用発現時間 0.5〜6hr 作用発現時間 <0.25hr 作用持続時間 18〜24hr	白色懸濁液	朝食直前または朝食および夕食直前	冷蔵庫に保存しない。28日以内に使用
	ヒューマログミックス50注	日本イーライリリー	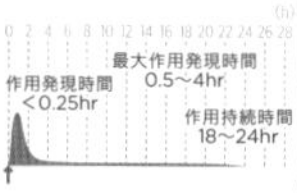 最大作用発現時間 0.5〜4hr 作用発現時間 <0.25hr 作用持続時間 18〜24hr	白色懸濁液	朝食直前または朝食および夕食直前	冷蔵庫に保存しない。28日以内に使用
	ノボラピッド30ミックス注	ノボノルディスクファーマ	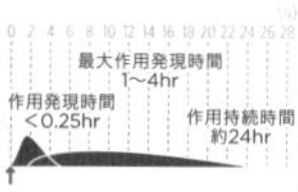 最大作用発現時間 1〜4hr 作用発現時間 <0.25hr 作用持続時間 約24hr	白色懸濁液	朝食直前または朝食および夕食直前	冷蔵庫に保存しない。28日以内に使用
	ノボラピッド50ミックス注	ノボノルディスクファーマ	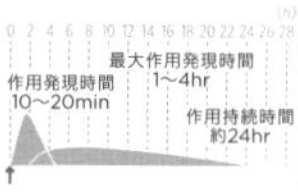 最大作用発現時間 1〜4hr 作用発現時間 10〜20min 作用持続時間 約24hr	白色懸濁液	朝食直前または朝食および夕食直前	冷蔵庫に保存しない。28日以内に使用
	ノボリン30R注	ノボノルディスクファーマ	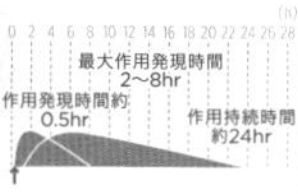 最大作用発現時間 2〜8hr 作用発現時間約 0.5hr 作用持続時間 約24hr	白色懸濁液	朝食前または朝食および夕食直前	冷蔵庫に保存しない。6週間以内に使用
	ヒューマリン3/7注	日本イーライリリー	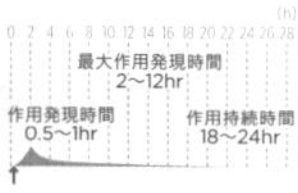 最大作用発現時間 2〜12hr 作用発現時間 0.5〜1hr 作用持続時間 18〜24hr	白色懸濁液	朝食前または朝食および夕食直前	28日以内に使用
持効型溶解	インスリングラルギンBS注	日本イーライリリー	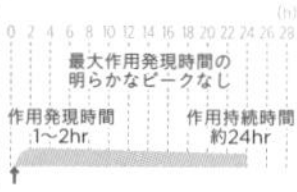 最大作用発現時間の明らかなピークなし 作用発現時間 1〜2hr 作用持続時間 約24hr	無色透明	朝食前または就寝前のどちらか一定	冷蔵庫に保存しない。28日以内に使用
	トレシーバ注	ノボノルディスクファーマ	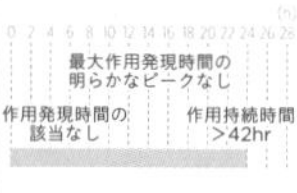 最大作用発現時間の明らかなピークなし 作用発現時間の該当なし 作用持続時間 >42hr	無色透明	1日1回一定時刻	冷蔵庫に保存しない。8週間以内に使用
	ランタス注	サノフィ	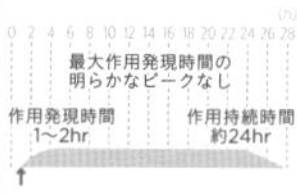 最大作用発現時間の明らかなピークなし 作用発現時間 1〜2hr 作用持続時間 約24hr	無色透明	朝食前または就寝前の毎日一定時間	遮光のうえ25±2℃で保存、28日以内に使用
	ランタスXR注	サノフィ	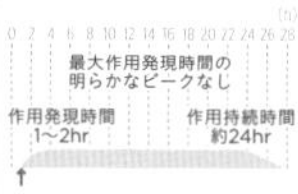 最大作用発現時間の明らかなピークなし 作用発現時間 1〜2hr 作用持続時間 約24hr	無色透明	1日1回一定時刻	冷蔵庫に保存しない。6週間以内に使用
	レベミル注	ノボノルディスクファーマ	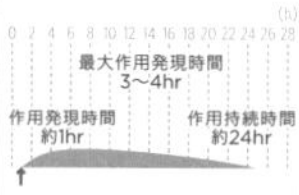 最大作用発現時間 3〜4hr 作用発現時間 約1hr 作用持続時間 約24hr	無色透明	夕食前または就寝前のいずれか一定（※3）	遮光の上室温保存、6週間以内に使用

NOTE

CHECK

- ランタスは、1キット（3mL）中にインスリン グラルギンが300単位含まれる。
- ランタスXRは、1キット（1.5mL）中にインスリン グラルギンが450単位含まれる。

コラム 注射針のカラーコード

色で種類を判別する。
平成19年4月1日より国際標準化機構規格（ISO規格）に統一されている。

※ 末梢血管用留置針や吸引カテーテルなどの医療材料には別のカラーコードがある

●**該当する医療材料**

注射針、輸液セット、輸血セット、採血用針、翼付針、血液透析用留置針

針外径		カラーコード
mm	G	
0.3	30	yellow
0.33	29	red
0.36	28	blue-green
0.4	27	medium grey
0.45	26	brown
0.5	25	orange
0.55	24	medium purple
0.6	23	deep blue
0.7	22	black
0.8	21	deep green
0.9	20	yellow
1.1	19	cream
1.2	18	pink
1.4	17	red-violet
1.6	16	white
1.8	15	blue-grey
2.1	14	pale green

●**G（ゲージ）の数字が大きくなるほど細くなる**

●**医療機関で主に使用されているサイズは、16〜27G**

※ インスリンの自己注射は、最近では主に30〜34G、歯科麻酔は主に27〜33G

プラスチックカニューレ型
滅菌済み穿刺針
サーフロー
留置針

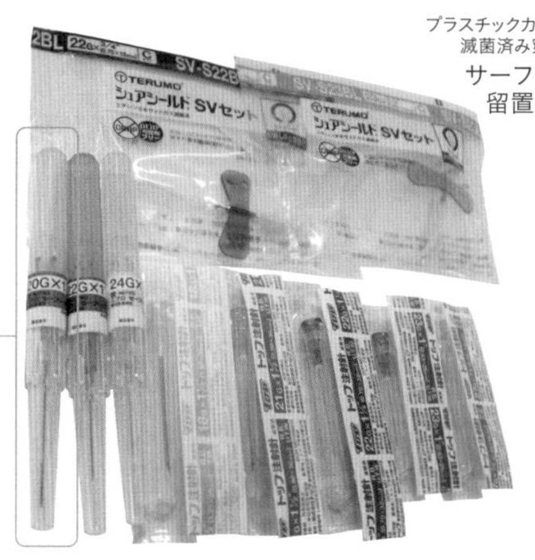

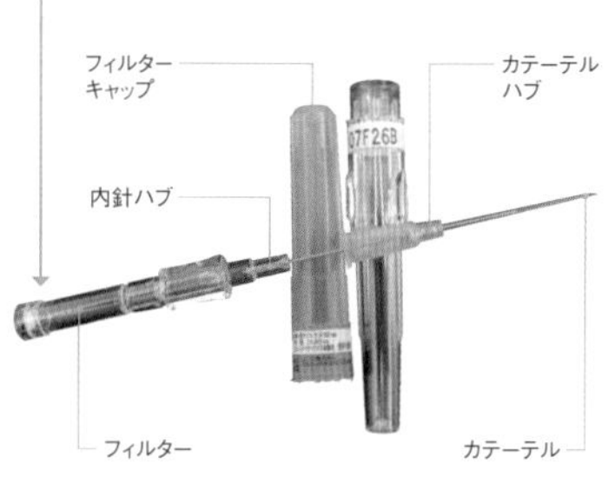

気道用吸引カテーテル カテーテル外径 カラーコード
灰色
薄緑色
桃色
薄青
青緑
黒
白
緑
茶
だいだい(橙)色
赤
黄

コラム　インスリン療法での後ろ向き調節法と前向き調節法

●後ろ向き調節法(アルゴリズム法)

高血糖になる時間がいつ頃で、どの程度の血糖値になるかを逆算して単位を決めていく。「基礎インスリンとしての超持続型インスリンと超速効型インスリンの組合わせ」などいろいろな投与法がある。作用発現時間と持続時間を理解して責任インスリン(※)の投与量などを把握していくことが重要。

●前向き調節法(スライディングスケール法)

感染などにより血糖値が安定していない患者に行う調節法で、測定した血糖値を基にインスリンを投与する。通常は血糖値の推移が把握できてきた時点で、できるだけ早期に後ろ向き調節法にシフトしていく。

※「責任インスリン」とはある時点の血糖値に最も影響を及ぼしているインスリンを指す。

NOTE

② GLP-1受容体作動薬リスト

CHECK
用法用量・取扱い方法などを確認しておこう

販売名	一般名	メーカー	用法
ビクトーザ皮下注18mg	リラグルチド	ノボノルディスクファーマ	1日1回皮下注射
オゼンピック皮下注	セマグルチド	ノボノルディスクファーマ	週に1回皮下注射
バイエッタ皮下注5μgペン300	エキセナチド	アストラゼネカ	1日2回朝夕食前皮下注射
バイエッタ皮下注10μgペン300			
リキスミア皮下注300μg	リキシセナチド	サノフィ	1日1回朝食前皮下注射
トルリシティ皮下注0.75mgアテオス	デュラグルチド	日本イーライリリー	週に1回皮下注射
ゾルトファイ配合注フレックスタッチ	インスリン デグルデク／リラグルチド	ノボノルディスクファーマ	1日1回皮下注射
ソリクア配合注ソロスター	インスリン グラルギン／リキシセナチド	サノフィ	1日1回皮下注射

改良等により実際は写真と異なることがあります。製造販売元のホームページ等で最新情報をご確認下さい。

高血圧に関する薬剤リスト

高血圧薬（ARB/Ca拮抗薬配合剤）

※現在、下記以外にも多くの配合剤がある。

販売名		成分A	成分B
ユニシア配合錠	LD	カンデサルタン8mg（ブロプレス8mg）	アムロジピン2.5mg（アムロジン2.5mg）
	HD		アムロジピン5mg（アムロジン5mg）
エックスフォージ配合錠		バルサルタン80mg（ディオバン80mg）	アムロジピン5mg（アムロジン5mg）
ミカムロ配合錠	AP	テルミサルタン40mg（ミカルディス40mg）	アムロジピン5mg（アムロジン5mg）
	BP	テルミサルタン80mg（ミカルディス80mg）	
アイミクス配合錠	LD	イルベサルタン100mg（アバプロ100mg）	アムロジピン5mg（アムロジン5mg）
	HD		アムロジピン10mg（アムロジン10mg）
ザクラス配合錠	LD	アジルサルタン20mg（アジルバ20mg）	アムロジピン2.5mg（アムロジン2.5mg）
	HD		アムロジピン5mg（アムロジン5mg）
レザルタス配合錠	LD	オルメサルタン10mg（オルメテック10mg）	アゼルニジピン8mg（カルブロック8mg）
	HD	オルメサルタン20mg（オルメテック20mg）	アゼルニジピン16mg（カルブロック16mg）
アテディオ配合錠		バルサルタン80mg（ディオバン80mg）	シルニジピン10mg（アテレック10mg）

高血圧薬/脂質異常症治療薬配合剤

販売名		成分A	成分B
カデュエット配合錠	1番	アムロジピン2.5mg（アムロジン2.5mg）	アトルバスタチン5mg（リピトール5mg）
	2番	アムロジピン2.5mg（アムロジン2.5mg）	アトルバスタチン10mg（リピトール10mg）
	3番	アムロジピン5mg（アムロジン5mg）	アトルバスタチン5mg（リピトール5mg）
	4番	アムロジピン5mg（アムロジン5mg）	アトルバスタチン10mg（リピトール10mg）

高血圧薬（ARB/利尿薬配合剤）

販売名		成分A	成分B
エカード配合錠	LD	カンデサルタン4mg（ブロプレス4mg）	ヒドロクロロチアジド6.25mg
	HD	カンデサルタン8mg（ブロプレス8mg）	
プレミネント配合錠	LD	ロサルタン50mg（ニューロタン50mg）	ヒドロクロロチアジド12.5mg
	HD	ロサルタン100mg（ニューロタン100mg）	
コディオ配合錠	MD	バルサルタン80mg（ディオバン80mg）	ヒドロクロロチアジド6.25mg
	EX		ヒドロクロロチアジド12.5mg
ミコンビ配合錠	AP	テルミサルタン40mg（ミカルディス40mg）	ヒドロクロロチアジド12.5mg
	BP	テルミサルタン80mg（ミカルディス80mg）	
イルトラ配合錠	LD	イルベサルタン100mg（アバプロ100mg）	トリクロルメチアジド1mg（フルイトラン1mg）
	HD	イルベサルタン200mg（アバプロ200mg）	

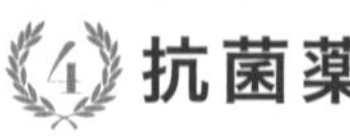

4 抗菌薬

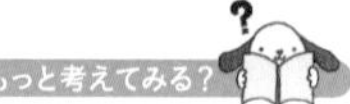

◆添付文書に掲載されていない菌に対する効果の有無や細菌について調べておこう!

				グラム陽性菌										
				G(+)球菌				G(+)桿菌		G(−)球菌				
抗菌薬一般名(販売名一例)			略号	ブドウ球菌	レンサ球菌	肺炎球菌	腸球菌	ジフテリア菌	炭疽菌	淋菌	髄膜炎菌	モラクセラ・カタラーリス	大腸菌	バクター
ペニシリン系	狭域	ベンジルペニシリン(ペニシリンG)	PCG	■	■	■	■	■	■	■	■			
	広域	アンピシリン(ビクシリン)	ABPC	■	■	■	■		■	■	♣		■	
		アモキシシリン(内服)(パセトシン)	AMPC	■	■	■	■			■			■	
		ピペラシリン(ペントシリン)	PIPC	■	■	■	■						■	■
	βラクタマーゼ阻害配合剤	スルバクタム/アンピシリン(ユナシン-S)	SBT/ABPC	■		■						■	■	
		タゾバクタム/ピペラシリン(ゾシン)	TAZ/PIPC	■	■	■	■					■	■	■
セフェム系	第一世代	セファゾリン(セファメジン)	CEZ	■	■	■							■	
		セファクロル(内服)(ケフラール)	CCL	■	■	■							■	
	第二世代	セフォチアム(パンスポリン)	CTM	■	■	■							■	■
		セフメタゾール(セフメタゾン)	CMZ	■									■	
		セフロキシムアキセチル(内服)(オラセフ)	CXM-AX	■	■	■	■			■		■	■	
	第三世代	ラタモキセフ(シオマリン)	LMOX										■	■
		セフトリアキソン(ロセフィン)	CTRX	■	■	■				■			■	■
		セフタジジム	CAZ	■	■	■							■	■
		セフジニル(内服)(セフゾン)	CFDN	■	■	■				■		■	■	
		セフジトレンピボキシル(内服)(メイアクト)	CDTR-PI	■	■	■						■	■	■
	第四世代	セフェピム	CFPM	■	■	■						■	■	■
	βラクタマーゼ阻害配合剤	スルバクタム/セフォペラゾン(スルペラゾン)	SBT/CPZ	■									■	■
カルバペネム系		イミペネム/シラスタチン(チエナム)	IPM/CS	■	■	■	■◆						■	■
		メロペネム(メロペン)	MEPM	■	■	■	■				■	■	■	■
ニューキノロン系		レボフロキサシン(内服)(クラビット)	LVFX	■	■	■	■		■	■		■	■	■
		シプロフロキサシン(シプロキサン)	CPFX	■	♠	♠	■		■	♠			■	♠
アミノグリコシド系		アミカシン(アミカシン)	AMK										■	■
		カナマイシン(カナマイシン)	KM	♣		♣				♣			■	
		トブラマイシン(トブラシン)	TOB										■	
		アルベカシン(ハベカシン)	ABK	■										
マクロライド系		アジスロマイシン(内服)(ジスロマック)	AZM	■	■	■				■		■		
		クラリスロマイシン(内服)(クラリス)	CAM	■	■	■						■		
リンコマイシン系		クリンダマイシン(ダラシン)	CLDM	■	■	■								
テトラサイクリン系		ドキシサイクリン(内服)(ビブラマイシン)	DOXY	■	■	■			■	■			■	
		ミノサイクリン(ミノマイシン)	MINO	■	■	■	■		■	♠			■	♠
グリコペプチド系		バンコマイシン(バンコマイシン)	VCM	■										
		テイコプラニン(タゴシッド)	TEIC	■										
サルファ剤		スルファメトキサゾール・トリメトプリム(内服)(バクタ)	ST				■						■	
その他		リネゾリド(ザイボックス)	LZD	■◆			■◆							
		ホスホマイシン(ホスミシン)	FOM	■									■	

◆レジオネラに抗菌薬は何を選択する?
◆クロストリディウム属はG(+)嫌気性?

■:有効
□(灰色):一部の抗生剤に有効
□:無効、あるいは適応のないもの

♠:内服のみ適応
◇:一部のみ適応
♣:注射のみ適応

グラム陰性菌 G(−)桿菌 サルモネラ	クレブシエラ	エンテロバクター	セラチア	変形菌 プロテウス(インドール陰性)	変形菌 プロテウス(インドール陽性)	モルガネラ	プロビデンシア	緑膿菌	インフルエンザ菌	アシネトバクター	カンピロバクター	嫌気性グラム陽性球菌 ペプトストレプトコッカス	嫌気性グラム陽性球菌 ペプトコッカス	嫌気性グラム陰性桿菌 プロピオニバクテリウムアクネス	嫌気性グラム陰性桿菌 バクテロイデス	嫌気性グラム陰性桿菌 プレボテラ	クラミジア・トラコマティス	クラミジア・ニューモニエ	マイコプラズマ
				■					■										
				■					■										
		■	■	■	■	■	■	■	■						■	■			
				■	■				■										
	■	■	■	■	■		■	■	■	■		■			■	■			
				■			■												
	■			■					■										
	■	■		■	■	■	■		■										
	■			■	■	■	■					■			■	■			
	■			◇					■			■		■					
	■	■	■	■	■	■	■		■						■				
	■	■	■	■	■	■	■		■			■			■	■			
	■	■	■	■	■	■	■	■	■	■		■			■	■			
	■			◇			■		■			■		■					
	■	■	■	◇	◇	■	■		■			■		■	■	■			
	■	■	■	■	■	■	■	■	■	■		■			■	■			
	■	■	■	◇	◇	◇	◇	■	■	■					■	■			
	■	■	■	■	■	■	■	■	■	■		■			■	■			
	■	■	■	■	■		■	■	■						■	■			
■	■	■	■	■	■	■	■	■	■	■	■	■		■			■	■	■
	■	■	♠	♠	♠			■	♠	♠		♠							
	■	■	■	■	■	■	■	■											
	♣	♣		♣	♣	♣		♣	♣										
	■	■		■	■	■	■	■											
									■			■				■	■	■	■
									■		■	■					■	■	■
												♣			♣	♣			♣
																	■	■	
	■	■		♠	♠	♠	♠	■	♣	♣							■	■	■
	■	■		■	■	■	◇		■										
♠			■	■	■	■	■	■			♠								

PART3
薬剤リスト

NOTE

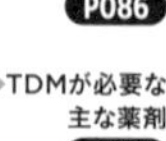

→感染症 P086

→TDMが必要な主な薬剤 P116

臓器別、移行性が高い抗菌薬

肺	ニューキノロン系、マクロライド系、テトラサイクリン系、リンコマイシン系
肝・胆汁	マクロライド系、ニューキノロン系、テトラサイクリン系、リンコマイシン系、ペニシリン系（ピペラシリン）セフェム系（セフトリアキソン、セフォペラゾン）
腎・尿路	ペニシリン系、セフェム系、カルバペネム系、アミノグリコシド系、ニューキノロン系、グリコペプチド系
髄液	クロラムフェニコール、セフェム系、カルバペネム系、セフェム系（セフトリアキソン、セフタジジム）、ニューキノロン系

主な抗菌薬の系統 ※青字は注射剤

書いて覚えよう 現場で用いる薬剤の記入欄

	略号	分類	一般名	販売名記入欄
ペニシリン（PC）系	ABPC	ペニシリン系	アンピシリン	
	ABPC		アンピシリン	
	AMPC		アモキシシリン	
	BAPC		バカンピシリン	
	PCG		ベンジルペニシリン	
	PCG		ベンジルペニシリン	
	PIPC		ピペラシリン	
β-ラクタマーゼ/PC合剤	SBT/ABPC	β-ラクタマーゼ阻害薬配合	スルバクタム/アンピシリン	
	SBTPC		スルタミシリン	
	CVA/AMPC		クラブラン酸/アモキシシリン	
	TAZ/PIPC		タゾバクタム/ピペラシリン	
モノバクタム系	AZT	モノバクタム系	アズトレオナム	
カルバペネム系	BIPM	カルバペネム系	ビアペネム	
	DRPM		ドリペネム	
	IPM/CS		イミペネム/シラスタチン	
	MEPM		メロペネム	
	PAPM/BP		パニペネム/ベタミプロン	
	TBPM-PI		テビペネムピボキシル	
ペネム系	FRPM	ペネム系	ファロペネム	
第一世代セフェム系	CEZ	セフェム（セファロスポリン）系	セファゾリン	
	CCL	セフェム系	セファクロル	
	CEX		セファレキシン	
第二世代セフェム系	CMZ	セフェム（セファマイシン）系	セフメタゾール	
	CTM		セフォチアム	
	CXM-AX	セフェム系	セフロキシムアキセチル	
第三世代セフェム系	SBT/CPZ	β-ラクタマーゼ阻害薬配合	スルバクタム/セフォペラゾン	
	FMOX	セフェム（オキサセフェム）系	フロモキセフ	
	LMOX		ラタモキセフ	

	略号	分類	一般名	販売名記入欄
第三世代セフェム	CMNX	セフェム（セファマイシン）系	セフミノクス	
	CAZ		セフタジジム	
	CPZ		セフォペラゾン/スルバクタム	
	CTRX		セフトリアキソン	
	CTX		セフォタキシム	
	CZOP		セフォゾプラン	
	CDTR-PI	セフェム系	セフジトレンピボキシル	
	CFDN		セフジニル	
	CFIX		セフィキシム	
	CFPN-PI		セフカペンピボキシル	
	CFTM-PI		セフテラムピボキシル	
	CPDX-PR		セフポドキシムプロキセチル	
第四世代セフェム	CFPM	セフェム（セファロスポリン）系	セフェピム	
ピリドンカルボン酸系	CPFX	ピリドンカルボン酸系	シプロフロキサシン	
	CPFX		シプロフロキサシン	
	GRNX		ガレノキサシン	
	LFLX		ロメフロキサシン	
	LVFX		レボフロキサシン	
	LVFX		レボフロキサシン	
	MFLX		モキシフロキサシン	
	NFLX		ノルフロキサシン	
	PZFX		パズフロキサシン	
	STFX		シタフロキサシン	
	TFLX		トスフロキサシン	
ホスホマイシン系	FOM	ホスホマイシン系	ホスホマイシン	
	FOM		ホスホマイシン	
マクロライド系	AZM	マクロライド系	アジスロマイシン	
	CAM		クラリスロマイシン	
	EM		エリスロマイシン	
	JM		ジョサマイシン	
	RXM		ロキシスロマイシン	
テトラサイクリン系	DOXY	テトラサイクリン系	ドキシサイクリン	
	MINO		ミノサイクリン	
	MINO		ミノサイクリン	
リンコマイシン系	CLDM	リンコマイシン系	クリンダマイシン	
	CLDM		クリンダマイシン	
	LCM		リンコマイシン	
	LCM		リンコマイシン	
アミノグリコシド系	ABK	アミノグリコシド系	アルベカシン	
	AMK		アミカシン	
	GM		ゲンタマイシン	
	KM		カナマイシン	
	KM		カナマイシン	
	SM		ストレプトマイシン	
	TOB		トブラマイシン	
オキサゾリジノン系	LZD	オキサゾリジノン系	リネゾリド	
	LZD		リネゾリド	
グリコペプチド系	TEIC	グリコペプチド系	テイコプラニン	
	VCM		バンコマイシン	
	VCM		バンコマイシン	

NOTE

NOTE

主な抗真菌薬の略号

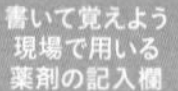

	一般名	販売名記入欄
5-FC	フルシトシン	
AMPH-B	アムホテリシン B	
F-FLCZ	ホスフルコナゾール	
FLCZ	フルコナゾール	
ITCZ	イトラコナゾール	
KCZ	ケトコナゾール	
L-AMB	アムホテリシンBリポソーム製剤	
MCFG	ミカファンギン	
MCZ	ミコナゾール	
PMR	アムホテリシン B	
VRCZ	ボリコナゾール	

主な抗ウイルス薬の略号

	略号	一般名	販売名記入欄
抗ヘルペスウイルス薬	ACV	アシクロビル	
	Ara-A	ビダラビン	
	VACV	バラシクロビル	
抗サイトメガロウイルス薬	GCV	ガンシクロビル	
	VGCV	バルガンシクロビル	
抗HIV薬	ABC	アバカビル	
	ATV	アタザナビル	
	AZT	ジドブジン	
	CPV	ロピナビル	
	DRV	ダルナビル	
	EFV	エファビレンツ	
	FPV	ホスアンプレナビル	
	FTC	エムトリシタビン	
	NVP	ネビラピン	
	RTV	リトナビル	
	TDF	テノホビルジソプロキシル	
	3TC	ラミブジン	

POINT

- セフェム系などが効かない菌はマイコプラズマの可能性もあり。
- 嫌気性菌は培養でヒットしてこないこともある。臭いなどの別情報にも注意。

5 抗がん剤と麻薬

NOTE

1.抗がん剤

主な抗がん剤の略号

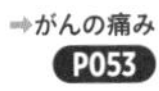
⇒がんの痛み P053

がん化学療法には数多くのレジメンがあり、略号表記が多い。現場でレジメンを読む力をつけるために、まず主な抗がん剤を覚え、略号を読み取れるようにしよう。

分類	抗悪性腫瘍薬	略号
LH-RH誘導体	リュープロレリン	−
	ゴセレリン	ZOL
アルキル化薬	ニムスチン	ACNU
	ブスルファン	BUS, BSF
	シクロホスファミド	CPA, C, PM, EX
	ダカルバジン	DTIC, DIC
	イホスファミド	IFM, IFX, IFO
	ラニムスチン	MCNU
	マイトマイシンC	MMC, MIT
	テモゾロミド	TMZ
	メルファラン	L-PAM
	プロカルバジン	PCZ
	ベンダムスチン	−
エストロゲン合成阻害薬	アナストロゾール	−
	レトロゾール	−
黄体ホルモン(LH)	クロルマジノン酢酸エステル	−
抗アンドロゲン薬	フルタミド	−
	ビカルタミド	−
抗エストロゲン薬	タモキシフェン	TAM
	トレミフェン	TOR
抗体薬	トラスツズマブ	−
	ペルツズマブ	2C4
	セツキシマブ	Cmab, Cet
	パニツムマブ	Pmab
	ベバシズマブ	BV
	リツキシマブ	RIT
	ゲムツズマブオゾガマイシン	−
	デノスマブ	−
小分子化合物	ラパチニブ	Lap
	イマチニブ	−
	ニロチニブ	−
	ゲフィチニブ	−
	エルロチニブ	−
	ソラフェニブ	−
	スニチニブ	−
	ボルテゾミブ	−
代謝拮抗剤	クラドリビン	2-CdA
	ドキシフルリジン	5′ DFUR
	フルオロウラシル	5-FU
	メルカプトプリン	6-MP
	シタラビン	Ara-C
	カペシタビン	Cape

NOTE

➡葉酸の多様な用途 P021

➡TDMが必要な主な薬剤 P116

➡重篤な副作用の初期症状と患者への表現例 P163

主な抗がん剤の略号(つづき)

分類	抗悪性腫瘍薬	略号
代謝拮抗剤	ゲムシタビン	GEM
	ヒドロキシカルバミド	HU, HC
	メトトレキサート	MTX
	ペメトレキセド	PEM
	テガフール・ウラシル	UFT
	フルダラビン	FLU, FL, FAMP, F-ara-AMP
	ペントスタチン	DCF
	クロファラビン	—
	ネララビン	NEL
	テガフール	FT, TGF
	テガフール・ギメラシル・オテラシル	S-1, TS-1
	エノシタビン	BH-AC
	アザシチジン	AZA
トポイソメラーゼ阻害剤	アクラルビシン	ACR, ACM
	ドキソルビシン	ADM, DOX
	アムルビシン	AMR
	イリノテカン	CPT-11
	ダウノルビシン	DM, DNR, DRC
	エピルビシン	EPI, Epi-ADM
	イダルビシン	IDAR, IDR
	ノギテカン	NGT
	エトポシド	VP-16, ETP
	ソブゾキサン	MST-16
	ピラルビシン	THP
	ミトキサントロン	MIT, MXT
白金製剤	ネダプラチン	AQP
	カルボプラチン	CBDCA, PP
	シスプラチン	CDDP, DDP
	オキサリプラチン	L-OHP
	ミリプラチン	—
微小管阻害剤	パクリタキセル	PTX, TXL
	パクリタキセル(アルブミン懸濁型)	nab-PTX
	ビンクリスチン	VCR
	ビンデシン	VDS
	ビンブラスチン	VLB
	ビノレルビン	VNR
	ドセタキセル	DOC, DTX, TXT
	エリブリン	HAL
その他	ブレオマイシン	BLM
	L-アスパラギナーゼ	L-ASP
	ペプロマイシン	PEP
	アクチノマイシンD	ACT-D, ACD
	トレチノイン	ATRA
	タミバロテン	—
	サリドマイド	—
	三酸化ヒ素	—
	レナリドミド	—
	デキサメタゾン	DXS, DEX
	オクトレオチド	SAS
	レボホリナート	L-LV
	ホリナート	LV, CF
	トリフルリジン・チピラシル	FTD(トリフルリジン)・TP(チピラシル)

コラム　分子標的薬に関する副作用「インフュージョンリアクション」

インフュージョンリアクションは急性輸注症候群ともいわれ、分子標的薬の投与中または投与後24時間以内に現れる副作用の総称である。

- Ⅰ型アレルギー様の症状を呈するものの、回数を重ねると軽快するため、アレルギーとは異なる機序と考えられている。
- 分子標的薬の抗体薬(リツキシマブ、トラスツズマブ、TNFα製剤であるインフリキシマブなど)で起こるものと、抗がん剤によって起こるものの2種類がある。
- リツキシマブでは初回投与の90%以上で起こるといわれている。

1. 予防策

重篤なものでは生命を脅かす危険性があるため、予防前投与が推奨されている薬剤については、前投与薬の確実な投与の実施が重要である。

【過敏症および発熱などに対する前投与】

■リツキシマブ：抗ヒスタミン薬、解熱・鎮痛薬　開始30分前

■セツキシマブ：抗ヒスタミン薬　開始30分前

2. 症状出現時の対策

予防策をとっていてもなお、症状が出現してしまった場合、原因と思われるすべての薬剤の投与をただちに中止するとともに、患者のバイタルサインを確認し、Drへ連絡する。

主な抗がん剤の併用療法と略号

AC	ADM+CPA
AP	ADM+CDDP
CAF	CPA+ADM+5-FU、or CDDP+ADM+5-FU
CAG	Ara-C+ACR
CHASE	CPA+VP-16+Ara-C+Dexa
CHASER	CPA+Ara-C+VP-16+Dexa+RIT
CHOP	CPA+ADM+VCR+PDL
CYVADIC	CPA+VCR+ADM+DTIC
DC	CDDP+DOC
DJ	DOC+CBDCA
DocP	TXT+CDDP
DocPF	TXT+CDDP+5-FU
EMA	VP-16+MIT+Ara-C
EMA-CO	ETP+MTX+ACT-D+CPA+VCR
EP	ETP+CDDP
EPOCH	VP-16+ADM+VCR+CPA+PSL
ESHAP	VP-16+PSL+CDDP+Ara-C
FEC	CPA+EPI+5-FU
FL	5-FU+LV
FOLFIRI	5-FU+CPT-11
FOLFIRI+BV	5-FU+CPT-11+BV

NOTE

NOTE

主な抗がん剤の併用療法と略号(つづき)

FOLFOX	5-FU+L-OHP
FOLFOX+BV	5-FU+L-OHP+BV
FP	5-FU+CDDP
GP	CDDP+GEM
ICE	IFM+CBDCA+VP-16
IFL	CPT-11+5-FU+l-LV
IP	CDDP+CPT-11
IRIS	CPT-11+TS-1
JALSG	ALL87ADM+VCR+CPA+L-ASP+PSL
MF	MMC+5-FU
MP	6-MP+PSL（or L-PAM+PSL)
MTXFU	MTX・LV+5-FU
M-VAC	MTX+VBL+ADM+CDDP
NP	CDDP+VNR
PacC	TXL+CDDP（or CBDCA)
PEB	CDDP+ETP+BLM
R-CHOP	RIT+CPA+ADM+VCR+PSL
RPMI	5-FU+l-LV
TC	PTX+CBDCA
THP-COP	THP+CPA+VCR+PSL
VAD	VCR+ADM+DXM
VIP	VP-16+IFM+CDDP

適応からみる化学療法

NOTE

脳腫瘍	テモゾロミド+ベバシズマブ+放射線療法
甲状腺がん	レンバチニブ(レンビマ)
食道がん	5-FU+シスプラチン療法
胃がん	S-1療法 S-1+シスプラチン or オキサリプラチン療法 S-1+ドセタキセル療法 カペシタビン+シスプラチン+トラスツズマブ療法 パクリタキセル±ラムシルマブ療法
膵臓がん	FOLFIRINOX療法 ゲムシタビン±S-1療法 S-1±ゲムシタビン療法 ゲムシタビン+アルブミン懸濁型パクリタキセル療法
胆道がん	ゲムシタビン±シスプラチン療法 S-1療法
肝細胞がん	ソラフェニブ療法 スニチニブ療法
大腸がん	FOLFOX/FOLFIRI±ベバシズマブ or セツキシマブ or パニツムマブ療法 XELOX±ベバシズマブ療法 SOX±ベバシズマブ療法 IRIS±ベバシズマブ療法 イリノテカン療法 イリノテカン±セツキシマブ or パニツムマブ療法
非小細胞肺がん	パクリタキセル+カルボプラチン+ベバシズマブ療法 ペメトレキセド+シスプラチン or カルボプラチン+ベバシズマブ療法 ゲムシタビン+シスプラチン療法 ドセタキセル療法 ゲフィチニブ療法 エルロチニブ療法
小細胞肺がん	シスプラチン or カルボプラチン+エトポシド療法 シスプラチン or カルボプラチン+イリノテカン療法 アムルビシン療法 イリノテカン療法 ノギテカン療法
悪性中皮腫	ペメトレキセド+シスプラチン療法
乳がん	AC療法 EC療法 CAF療法 FEC療法 CMF療法 トラスツズマブ+パクリタキセル療法 ペルツズマブ+トラスツズマブ+ドセタキセル療法 トラスツズマブ エムタンシン療法 S-1療法 カペシタビン療法 ホルモン療法
卵巣がん	パクリタキセル+カルボプラチン+ベバシズマブ療法 ドセタキセル+カルボプラチン療法 ゲムシタビン+カルボプラチン+ベバシズマブ療法 リポソーム化ドキソルビシン+ベバシズマブ療法
子宮体がん	パクリタキセル+カルボプラチン療法 ドセタキセル or ドキソルビシン+シスプラチン療法
子宮頸がん	シスプラチン+放射線療法 パクリタキセル+カルボプラチン or シスプラチン療法
腎細胞がん	ソラフェニブ スニチニブ アキシチニブ エベロリムス
膀胱がん	MVAC療法 ゲムシタビン+シスプラチン or カルボプラチン療法
前立腺がん	ホルモン療法 ドセタキセル+プレドニゾロン療法 カバジタキセル+プレドニゾロン療法

NOTE

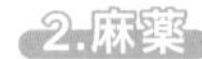

2.麻薬

健康保険において最大30日の外来投与が可能な医療用麻薬

剤型	一般名	主な販売名
内服薬	オキシコドン塩酸塩	オキシコンチン錠
		オキノーム散
	モルヒネ塩酸塩	オプソ内服液
		パシーフカプセル
		モルヒネ塩酸塩
	モルヒネ硫酸塩	MSコンチン錠
		MSツワイスロンカプセル
		モルペス細粒
	コデインリン酸塩	コデインリン酸塩散
		コデインリン酸塩錠
		コデインリン酸塩
	ジヒドロコデインリン酸塩	ジヒドロコデインリン酸塩
		ジヒドロコデインリン酸塩散
	タペンタドール塩酸塩	タペンタ錠
	ヒドロモルフォン塩酸塩	ナルサス錠
		ナルラピド錠
外用薬	モルヒネ塩酸塩	アンペック坐剤
	フェンタニル	デュロテップMTパッチ
		フェンタニル3日用テープ
		ワンデュロパッチ
		フェントステープ
注射薬	モルヒネ塩酸塩	アンペック注
		プレペノン注シリンジ
		モルヒネ塩酸塩注射液
	フェンタニルクエン酸塩	フェンタニル注射液

➡平成28年 厚生労働省告示

健康保険において1回14日分を限度とされている医療用麻薬

剤型	一般名	主な販売名
内服薬	アヘン・トコン散	ドーフル散
	アヘンアルカロイド塩酸塩	パンオピン
	アヘンチンキ	アヘンチンキ
	アヘン散	アヘン散
	アヘン末	アヘン末
	オキシメテバノール	メテバニール錠
	タペンタドール塩酸塩	タペンタ錠
	フェンタニルクエン酸塩	イーフェンバッカル錠
		アブストラル舌下錠
	メサドン塩酸塩	メサペイン錠
外用薬	コカイン塩酸塩	コカイン塩酸塩原末
注射薬	アヘンアルカロイド塩酸塩	パンオピン皮下注
	オキシコドン塩酸塩	オキファスト注
	ヒドロモルフォン塩酸塩	ナルベイン注
	ペチジン塩酸塩	ペチジン塩酸塩注射液
	ペチジン塩酸塩・レバロルファン酒石酸塩	ペチロルファン注射液
		弱ペチロルファン注射液

NOTE

妊産婦・授乳婦に対する薬剤

THEME

- 治療上必要な処方薬に関しては自己判断で中止せず、担当医とよく相談するよう患者に促す。胎児への影響と薬を服用しないときの影響を比較し、服用するメリットが大きいと考えられる時は、より安全な薬に変更可能であれば変更しつつ服用を続けることが原則。
- 薬の影響を過剰に心配するあまり、本来の母親の体調管理が不十分となって良好な哺乳や育児ができなくなることには十分な配慮が必要。

授乳中によく選択される薬剤

主な薬効分類	一般名	主な販売名
解熱・鎮痛薬	ジクロフェナク	ボルタレン
	イブプロフェン	ブルフェン
	アセトアミノフェン	カロナール
抗ヒスタミン薬	ロラタジン	クラリチン
	フェキソフェナジン	アレグラ
抗菌薬(※1)	レボフロキサシン	クラビット
	ホスホマイシン	ホスミシン
	セフロキシム	オラセフ
	セファレキシン	ケフレックス
	クラリスロマイシン	クラリス
	アモキシシリン	サワシリン、パセトシン
	アジスロマイシン	ジスロマック
ステロイド薬	プレドニゾロン	プレドニン
甲状腺ホルモン薬	レボチロキシン	チラーヂンS
抗甲状腺薬	プロピルチオウラシル	チウラジール
抗ウイルス薬	バラシクロビル	バルトレックス
	アシクロビル	ゾビラックス
	オセルタミビル	タミフル
降圧薬(※2)	メチルドパ	アルドメット
	ヒドララジン	アプレゾリン
	ニフェジピン	アダラート
	ニカルジピン	ペルジピン
	ジルチアゼム	ヘルベッサー
	エナラプリル	レニベース
	アムロジピン	アムロジン、ノルバスク
精神神経用薬(※3)	パロキセチン	パキシル

※1 ペニシリン系、セフェム系、マクロライド系など小児に適応ある薬剤を選択することを基本に考える。ニューキノロン系、テトラサイクリン系の使用は避ける。しかしニューキノロン系薬剤を母親に使わざるを得なければオフロキサシンやレボフロキサシン、トスフロキサシンなどが推奨される。

※2 アテノロールは母乳中への移行性が高いので、できれば避ける。

※3 基本的に母乳禁忌の薬剤はほとんどない。むしろ母親に薬剤を使用しないほうが危険である。炭酸リチウムは母乳中への移行性が高いため使用には十分注意する必要がある。

NOTE

授乳中に使用してはいけないと思われる薬剤

主な薬効分類	一般名	主な販売名
不整脈用剤	アミオダロン	アンカロン
放射性医薬品	ヨウ化ナトリウム(^{131}I)	ヨウ化ナトリウムカプセル
	ヨウ化ナトリウム(^{131}I)	ヨードカプセル−123
コカアルカロイド麻薬	コカイン塩酸塩	

➡「妊娠・授乳と薬ー対応基本手引き(改訂2版)ー」より抜粋
一般社団法人 愛知県薬剤師会 妊婦・授乳婦医薬品適正使用推進研究班 発行

POINT

個々の薬剤に関する情報収集

安易に授乳を中断させてはならないし、できるだけ乳児に影響の少ない薬剤を選択できるよう情報収集に努める。

母親が内服する薬の母乳中への移行は服用量の1%以下と極めて微量で、短期間の通常の内服量であればほとんど問題はない。多くの薬の説明書に「授乳を中止」と書かれているが、科学的な裏づけに乏しく今の時代にそぐわない点が指摘されている

- 国立成育医療研究センター(妊娠と薬情報センター)
  http://www.ncchd.go.jp/kusuri/index.html
- 愛知県薬剤師会HPより閲覧可能な「妊娠・授乳と薬ー対応基本手引き(改訂2版)ー」
  http://www.apha.jp/medicine_info/entry-22.html(2023. 12. 1. 閲覧)
  などをまずは参考にする。

断乳が必要な薬剤

断乳が必要となるのは、母乳への移行量が少なくても有害な影響を及ぼすおそれがある一部の抗がん剤や免疫抑制薬、放射性医薬品などである。やむを得ず服用する場合は、一般的に母乳中の薬の濃度が最高になるのは服用2〜3時間後なので、服用直前または直後に授乳をすれば乳児への影響を少なくできるといわれている。

授乳時期による注意

特に生後1〜2か月くらいの乳児では肝臓や腎臓の働きが不十分で、薬を排泄する能力が低いため、場合によっては母乳中の薬が乳児の体内にたまり、思わぬ症状を起こすおそれがある。母親が薬を服用して授乳を続ける場合は、念のため乳児の様子をよく観察し、母乳の飲み具合、眠り方、機嫌・むずかり、発疹、下痢や嘔吐などに注意するように説明する必要がある。

POINT

授乳中断により起こりうる事態(乳房が張る、母乳分泌の低下など)、母乳は簡単に止めたり出したりできないものであることなど踏まえてじっくり相談に応じる。

- まずは共感の言葉かけ。不安を解消し、じっくり相談に応じる姿勢が大切。
- 断言やいきなり回答を避け、母親自身が判断するための情報を提供。

例「最近の研究によれば、～であることがわかっています」
「医学的には～の可能性は非常に低いとされています」

- 一般にわかりにくい言葉を避ける。

例「血中濃度」

コラム 妊婦への薬物投与

● 妊娠中の服用

特に注意を要するのは器官形成期といわれる妊娠4～11週で、薬の服用を最も避けたい時期といわれている。この時期には妊娠と気づかず風邪薬や頭痛薬を飲んでしまうこともよくあるが、市販薬を通常の量で数日間内服した程度ならまず問題にはならない。

● 催奇形性

催奇形性が証明されている薬は、サリドマイドやワルファリンなど多くはなく、これらも「数日服用したから奇形になる」というわけではない。逆に安全と思い毎日服用するサプリメントなどに含まれるビタミンAなどは大量に服用を続けたときの催奇形性の可能性が報告されている。妊娠8～10か月の後期は、新生児肺高血圧症を回避するためにも強力な鎮痛薬の長期連用は控えるべきである。

● 参考にする公的カテゴリー

平成29年6月の厚生労働省通知による添付文書記載要領の改正に伴い、「特定の背景を有する患者に関する注意」を新設し、「妊婦」「生殖能を有する者」「授乳婦」「小児等」「高齢者」「腎機能障害患者」「肝機能障害患者」等の項目に分けて記載されるようになったが、海外の公的リスクカテゴリーでは米国FDAのPregnancy Category(FDA-PC)とオーストラリア医薬品評価委員会の分類基準(ADEC-PC)が知られている。
国立研究開発法人国立成育医療研究センターのホームページにおいて、「授乳中に安全に使用できると考えられる薬」「授乳中の使用には適さないと考えられる薬」の一覧が掲載されている。また、「妊娠中、授乳中の薬に対するQ&A」や相談のための受診などを受け付けている。

➡国立研究開発法人国立成育医療研究センターHP
https://www.ncchd.go.jp/kusuri/news_med/druglist.html (2023. 12. 1. 閲覧)

参考文献：
➡お薬110番
http://www.okusuri110.com/kinki/ninpukin/ninpukin_00top.html (2023. 12. 1. 閲覧)
➡愛知県薬剤師会HP
http://www.apha.jp/medicine_info/entry-22.html (2023. 12. 1. 閲覧)
➡林昌洋：妊娠と薬物. 日産婦誌 56 (6) , 2006.

NOTE

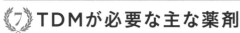

NOTE

TDMが必要な主な薬剤

※各表中のカッコ内は販売名

[抗てんかん薬]

一般名	一般的な有効血中濃度	採血時間、他
カルバマゼピン	4～12μg/mL (抗痙攣作用)	初回投与開始から 定常状態到達(約3～4週間)まで: 1～2週間ごとのトラフ 投与量変更後時: 4～5日後の定常状態のトラフ
フェノバルビタール	10～25μg/mL	初回投与開始から 約14～28日以降のトラフ 定常状態までに10～30日要する 投与量変更後時: 4～5日以降
フェニトイン	10～20μg/mL (非結合形濃度:1～2μg/mL)	5～7日間隔でトラフ値の調整
バルプロ酸	40～125μg/mL	初回・変更後: 3～5日後以降のトラフ
クロナゼパム (リボトリール)	0.02～0.07μg/mL (0.04～0.27μg/mLで中毒の報告あり)	投与1週間後におけるトラフ
ゾニサミド (エクセグラン)	10～30μg/mL (30～S.E.)	初回投与後、投与量変更後: 2週間以降におけるトラフ

S.E.: side effect

[強心薬]

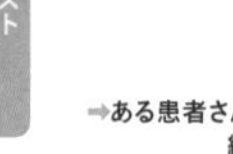
→ある患者さんの経過 P008

一般名	一般的な有効血中濃度	採血時間、他
ジゴキシン	0.5～2.0ng/mL	投与開始あるいは投与量変更後: 7日以降のトラフ

[抗不整脈薬]

一般名	一般的な有効血中濃度	採血時間、他
プロカインアミド (アミサリン)	4～10μg/mL n-アセチルプロカインアミド: 10～30μg/mL	トラフ
リドカイン	1.5～6.0μg/mL	トラフ
フレカイニド (タンボコール)	0.2～1.0μg/mL 最小有効血漿中濃度は 約200ng/mLと推定されている	トラフ
ピルシカイニド (サンリズム)	0.2～0.9μg/mL	トラフ
アミオダロン (アンカロン)	0.6～2.8μg/mL	トラフ($t_{1/2}$=19～53d)
ベラパミル (ワソラン)	50～150ng/mL	トラフ

[免疫抑制薬]

一般名	一般的な有効血中濃度	採血時間、他
シクロスポリン	腎移植： 100ng/mL未満（3か月以降） 肝移植： 200ng/mL以下 骨髄移植： 0〜50日： 200〜250ng/mL 50〜100日： 100〜200ng/mL 100日以降： 100ng/mL前後 ベーチェット病： 50〜200ng/mL 乾癬： 80〜100ng/mL 再生不良性貧血： 150〜250ng/mL ネフローゼ症候群： 150ng/mL	トラフ
タクロリムス	腎移植： 5ng/mL未満前後（3か月以降） 肝移植： 術後4日目まで 平均7ng/mL以上 または4日までに10ng/mL以上 以降術後7日目まで 10〜15ng/mL 以降術後14日目まで 9〜12ng/mL 以降術後28日目まで 8〜10ng/mL未満 退院後5〜8ng/mL	トラフ
メトトレキサート	メトトレキサートの血中濃度の危険限界は 24時間値で 1×10^{-5}モル濃度 48時間値で 1×10^{-6}モル濃度 72時間値で 1×10^{-7}モル濃度 である。危険限界以上の濃度の際はロイコボリンの増量投与・ロイコボリン救援投与の延長等の処置を行うこと。	投与開始後（24）、48、72時間

NOTE

NOTE

[抗菌薬]

一般名	一般的な有効血中濃度	採血時間、他
ゲンタマイシン/トブラマイシン	ピーク*:15〜25μg/mL(O.D.) トラフ:<1μg/mL(O.D.) ピーク:3〜5μg/mL(IE) トラフ:<1μg/mL(IE)	投与開始3日目(2日目可) ピーク:点滴開始後1時間 トラフ:投与前30分以内
アミカシン	ピーク*:56〜64μg/mL(O.D.) トラフ:<1μg/mL(O.D.)	
アルベカシン	ピーク*:15〜20μg/mL(O.D.) トラフ:<2μg/mL(O.D.)	
バンコマイシン	ピーク**:<25〜40μg/mL トラフ:10〜15μg/mL	〈1日2回投与の場合〉 投与開始後3日目 ピーク:点滴終了後1〜2時間 トラフ:投与前30分以内
テイコプラニン	トラフ:15〜30μg/mL	投与開始4日目の 投与前30分以内

O.D.:once a day, IE:細菌性心内膜炎
ピーク*:点滴開始後1時間, ピーク**:点滴開始後1〜2時間

➡抗菌薬 P102

[気管支拡張薬]

一般名	一般的な有効血中濃度	採血時間、他
テオフィリン	8〜20μg/mL	トラフ

[その他]

一般名	一般的な有効血中濃度	採血時間、他
リチウム製剤	0.4〜1.0mEq/L	

参考文献:
➡抗てんかん薬TDM標準化ガイドライン2018(日本TDM学会, 2018)
➡免疫抑制薬 TDM標準化ガイドライン2018(日本TDM学会 / 日本移植学会, 2018)
➡TDM ガイドライン:循環器病薬, TDM研究, 32(1).(日本TDM学会, 2015)
➡抗菌薬TDM臨床実験 ガイドライン2022(日本化学療法学会 / 日本TDM学会, 2022)
➡各種添付文書ならびにインタビューフォーム

コラム 有効性に関連するPK-PDパラメータ:抗菌薬、抗真菌薬

AUC/MIC & Cmax/MIC (濃度に依存)	1回の投与量を増やす (投与回数を減らす)	・アミノグリコシド系 ・キノロン系 ・ケトライド系 ・アムホテリシンB ・エキノキャンディン系
T>MIC (時間に依存)	1日の投与回数を増やす (投与量は変えない)	・β-ラクタム系 ・ペニシリン系 ・セフェム系 ・カルバペネム系 ・フルシトシン
AUC/MIC (投与量に依存)	1日の投与量を増やす (投与回数は変えない)	・マクロライド系 ・テトラサイクリン系 ・グリコペプチド系 ・トリアゾール系

長期投与に制限のある向精神薬

NOTE

1回14日分を限度とする向精神薬（内服薬）

販売名	一般名	向精神薬区分	規格単位
イソミタール原末	アモバルビタール	第二種	1g
メンドンカプセル	クロラゼプ酸二カリウム	第三種	7.5mg 1カプセル
ラボナ錠	ペントバルビタール	第二種	50mg 1錠
サノレックス錠	マジンドール	第三種	0.5mg 1錠
ソセゴン錠	ペンタゾシン	第二種	25mg 1錠

1回14日分を限度とする向精神薬（外用薬）

販売名	一般名	向精神薬区分	規格単位
ダイアップ坐剤	ジアゼパム	第三種	4mg/6mg/10mg 1個
ルピアール坐剤	フェノバルビタール	第三種	25mg/50mg/100mg 1個
ワコビタール坐剤	フェノバルビタール	第三種	15mg/30mg/50mg/100mg 1個
ノルスパンテープ	ブプレノルフィン	第二種	5mg/10mg/20mg 1枚
レペタン坐剤	ブプレノルフィン	第二種	0.2mg/0.4mg 1個
ブロマゼパム坐剤	ブロマゼパム	第三種	3mg 1個

1回30日分を限度とする向精神薬（内服薬）

販売名	一般名	向精神薬区分	規格単位
コンスタン錠	アルプラゾラム	第三種	0.4mg/0.8mg 1錠
ソラナックス錠	アルプラゾラム	第三種	0.4mg/0.8mg 1錠
ユーロジン錠	エスタゾラム	第三種	1mg/2mg 1錠
ユーロジン散	エスタゾラム	第三種	1% 1g
セレナール錠	オキサゾラム	第三種	5mg/10mg 1錠
セレナール散	オキサゾラム	第三種	10% 1g
ドラール錠	クアゼパム	第三種	15mg/20mg 1錠
セパゾン散	クロキサゾラム	第三種	1% 1g
セパゾン錠	クロキサゾラム	第三種	1mg/2mg 1錠
リーゼ顆粒	クロチアゼパム	第三種	10% 1g
リーゼ錠	クロチアゼパム	第三種	5mg/10mg 1錠
デパス細粒	エチゾラム	第三種	1% 1g
デパス錠	エチゾラム	第三種	0.25mg/0.5mg/1mg 1錠
アモバン錠	ゾピクロン	第三種	7.5mg/10mg 1錠

NOTE

1回30日分を限度とする向精神薬（内服薬）（つづき）

販売名	一般名	向精神薬区分	規格単位
コントール散	クロルジアゼポキシド	第三種	1%/10% 1g
コントール錠			5mg/10mg 1錠
バランス散			10% 1g
バランス錠			5mg/10mg 1錠
マイスリー錠	ゾルピデム	第三種	5mg/10mg 1錠
ハルシオン錠	トリアゾラム	第三種	0.125mg/ 0.25mg 1錠
ソメリン細粒	ハロキサゾラム	第三種	1% 1g
ソメリン錠			5mg/10mg 1錠
エリスパン錠	フルジアゼパム	第三種	0.25mg 1錠
サイレース錠	フルニトラゼパム	第二種	1mg/2mg 1錠
ダルメートカプセル	フルラゼパム	第三種	15mg 1カプセル
レンドルミンD錠	ブロチゾラム	第三種	0.25mg 1錠
レンドルミン錠			
レキソタン細粒	ブロマゼパム	第三種	1% 1g
レキソタン錠			1mg/2mg/ 5mg 1錠
ベタナミン錠	ペモリン	第三種	10mg/25mg/ 50mg 1錠
レスミット錠	メダゼパム	第三種	2mg/5mg 1錠
コンサータ錠	メチルフェニデート	第一種	18mg/27mg/ 36mg 1錠
リタリン錠			10mg 1錠
トランコロンP 配合錠	メペンゾラート・フェノバルビ タール	第三種	1錠
モディオダール錠	モダフィニル	第一種	100mg 1錠
メイラックス細粒	ロフラゼプ酸エチル	第三種	1% 1g
メイラックス錠			1mg/2mg 1錠
ワイパックス錠	ロラゼパム	第三種	0.5mg/1mg 1錠
エバミール錠	ロルメタゼパム	第三種	1mg 1錠
ロラメット錠			

1回30日分を限度とする向精神薬（注射薬）

販売名	一般名	向精神薬区分	規格単位
レペタン注	ブプレノルフィン	第二種	0.2mg/0.3mg 1管

PART3 薬剤リスト

1回90日分を限度とする向精神薬（内服薬）

NOTE

販売名	一般名	向精神薬区分	規格単位
ランドセン細粒	クロナゼパム	第三種	0.1%/0.5% 1g
ランドセン錠			0.5mg/1mg/2mg 1錠
リボトリール細粒			0.1%/0.5% 1g
リボトリール錠			0.5mg/1mg/2mg 1錠
マイスタン細粒	クロバザム	第三種	1% 1g
マイスタン錠			5mg/10mg 1錠
セルシン散	ジアゼパム	第三種	1% 1g
セルシンシロップ			0.1% 1mL
セルシン錠			2mg/5mg/10mg 1錠
ホリゾン散			1% 1g
ホリゾン錠			2mg/5mg 1錠
ネルボン散	ニトラゼパム	第三種	1% 1g
ネルボン錠			5mg/10mg 1錠
ベンザリン細粒			1% 1g
ベンザリン錠			2mg/5mg/10mg 1錠
ヒダントールD配合錠	フェニトイン・フェノバルビタール	第三種	1錠
ヒダントールE配合錠			
ヒダントールF配合錠			
複合アレビアチン配合錠			
フェノバールエリキシル	フェノバルビタール	第三種	0.4% 1mL
フェノバール原末			1g
フェノバール散			10% 1g
フェノバール錠			30mg 1錠

コラム　高齢者で注意を要する医薬品①

●高齢者に制限量のある医薬品の例

一般品（販売名）	制限量
エチゾラム（デパス）	1日1.5mgまで
トリアゾラム（ハルシオン）	1回0.125～0.25mgまで
フルニトラゼパム（サイレース）	1回1mgまで

9 術前休薬

手術前の休薬

分類	一般名	主な販売名	休薬期間の目安	
			出血リスクが高い手術等	
抗血小板薬	アスピリン	バイアスピリン	7～14日	
	アスピリン・ダイアルミネート配合剤	バファリン配合錠A81		
	チクロピジン	パナルジン		
	クロピドグレル	プラビックス		
	プラスグレル	エフィエント	14日	
	アスピリン・クロピドグレル配合剤	コンプラビン	アスピリンおよびクロピドグ	
	シロスタゾール	プレタール	3日	
	イコサペント酸エチル(EPA)	エパデール エパデールS エパデールEM	7～10日	(リスクに応じて判断
	ベラプロスト	ドルナー	1日	(リスクに応じて判断
	サルポグレラート	アンプラーグ	1～2日	(リスクに応じて判断
抗凝固薬	ダビガトラン エテキシラート	プラザキサ	24時間	(出血リスクが高い場 や完全止血を要す 大手術時は2日以
	エドキサバン	リクシアナ	EHRA PRACTICAL GUIDE(※7)	24～96時間
	リバーロキサバン	イグザレルト		24時間以上(※添
			EHRA PRACTICAL GUIDE(※7)	24～48時間
	アピキサバン	エリキュース		24時間以上 (出血リスク低の場合 (※添)
				48時間以上 (出血リスク中～高の場 (※添)
			EHRA PRACTICAL GUIDE(※7)	24～48時間
	ワルファリン	ワーファリン		3～5日(※1,2,適) (INRの確認必要)
血管拡張薬	リマプロスト アルファデクス	プロレナール オパルモン	1日	(リスクに応じて判断
冠血管拡張薬	ジピリダモール	ペルサンチン	1～2日	(リスクに応じて判断
	ジラゼプ	コメリアンコーワ	2～3日	(リスクに応じて判断
	トラピジル	ロコルナール		
脳循環・代謝改善薬	イブジラスト	ケタス	3日	(リスクに応じて判断
	イフェンプロジル	セロクラール	1～2日	(リスクに応じて判断
	ニセルゴリン	サアミオン	2～3日	(リスクに応じて判断
脂質異常症薬	オメガ-3脂肪酸エチル(EPA・DHA)	ロトリガ(脂質異常症治療薬)	明確な指標なし。EPA製剤の休薬の 鏡治療前1日休薬(※5)。	

〈参考文献〉※1「循環器疾患における抗凝固・抗血小板療法に関するガイドライン(2009年改訂版)」日本循環器学会,2009. ※2「心房細動(薬物)ガイドライン(2008年改訂版)」,日本循環器学会,日本心臓病学会,日本心電図学会,日本不整脈学会,2008. ※3「心房細動における抗血栓療法に関する緊急ステートメント(2011年)」,日本循環器学会,2011. ※4「脳卒中治療ガイドライン2021」日本脳卒中ガイドライン委員会(日本脳卒中学会、日本脳神経外科学会、日本神経学会ほか),2021. ※5「抗血栓薬服用者に対する消化器内

★あくまでも「目安」、出血リスクと休薬による血栓症・塞栓症発症リスクに応じて検討
★抜歯、白内障手術、体表の小手術で術後出血への対応が容易な場合等は、ワルファリンや抗血小板療法継続下での実施が推奨されている(※1、8)。

休薬期間の目安			
消化器内視鏡診療(※5)			
	単剤	2剤併用	3剤併用
・出血危険度　低	出血危険度　高	出血危険度　高	
休薬なし	休薬なし ※血栓塞栓症の発症リスクが低い場合 3～5日休薬	休薬なし or シロスタゾール置換	
	5～7日 ※血栓塞栓症の発症リスクが高い場合 ➡アスピリン置換 or シロスタゾール置換	アスピリン併用ありの場合 ➡5～7日休薬 アスピリン以外と併用の場合 ➡アスピリン置換 or シロスタゾール置換	
ガイドライン記載なし			
参照、投与中止期間中は必要に応じ単剤の抗血小板薬の使用を考慮			
休薬なし	1日休薬	休薬なし	
	1日休薬		
休薬なし	ヘパリン置換		
	記載なし		
	ガイドライン記載なし		
	記載なし		
ガイドライン記載なし			
休薬なし	記載なし		
休薬なし 治療域内確認)	ヘパリン置換		
休薬なし	1日休薬		
休薬なし	1日休薬		
ガイドライン記載なし			
:準じるのであれば、手術7日前(手術医療の実践ガイドライン:日本手術医学会)または消化器内視			

視鏡診療ガイドライン」日本消化器内視鏡学会, 2012. ※6「手術医療の実践ガイドライン(改訂第3版)」, 日本手術医学会, 2021. ※7「EHRA PRACTICAL GUIDE(非弁膜症性心房細動患者における新規抗凝固薬の実用ガイド)」, European Heart Rhythm Association, 2012. ※8「科学的根拠に基づく抗血栓療法患者の抜歯に関するガイドライン(2020年版)」,日本有病者歯科医療学会、日本口腔外科学会、日本老年歯科医学会,2020.※添:添付文書 ※適:ワーファリン適正使用情報第3版 ※㋱:メーカー回答(2013.10現在)

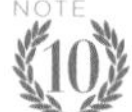

ワクチンの種類と接種時期

日本の定期/臨時/任意予防接種スケジュール

2023年10月1日現在

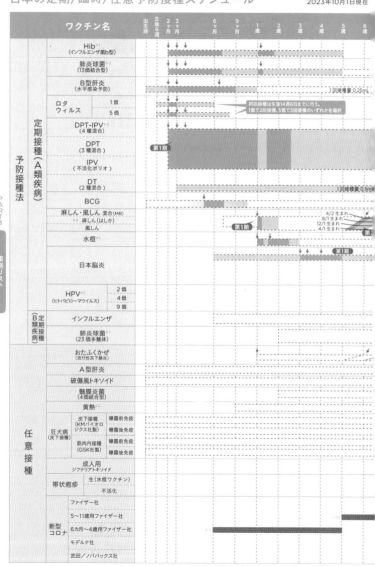

区分		ワクチン名		出生時	生後6週	2ヶ月	3ヶ月	6ヶ月	9ヶ月	1歳	2歳	3歳	4歳	5歳	6歳
予防接種法	定期接種(A類疾病)	Hib*1 (インフルエンザ菌b型)													
		肺炎球菌*2 (13価結合型)													
		B型肝炎 (水平感染予防)												1回接種量 0.25mL	
		ロタウィルス	1価					初回接種は生後14週6日までに行う。1価で2回接種、5価で3回接種のいずれかを選択							
			5価												
		DPT-IPV*3 (4種混合)			第1期										
		DPT (3種混合)													
		IPV (不活化ポリオ)													
		DT (2種混合)												1回接種量 0.5mL	
		BCG													
		麻しん・風しん 混合(MR)							第1期					4/2 生まれ 8/1 生まれ 12/1 生まれ 4/1 生まれ	第2
		*4 麻しん(はしか)													
		風しん													
		水痘*5													
		日本脳炎												第1期	
		HPV*6 (ヒトパピローマウイルス)	2価												
			4価												
			9価												
	定期接種(B類疾病)	インフルエンザ													
		肺炎球菌*7 (23価多糖体)													
任意接種		おたふくかぜ (流行性耳下腺炎)													
		A型肝炎													
		破傷風トキソイド													
		髄膜炎菌 (4価結合型)													
		黄熱*8													
		狂犬病 (皮下接種) 皮下接種 (KMバイオロジクス社製)	曝露前免疫												
			曝露後免疫												
		狂犬病 (皮下接種) 筋肉内接種 (GSK社製)	曝露前免疫												
			曝露後免疫												
		成人用 ジフテリアトキソイド													
		帯状疱疹	生(水痘ワクチン)												
			不活化												
		新型コロナ	ファイザー社												
			5~11歳用ファイザー社											*10	
			6カ月~4歳用ファイザー社					*11							
			モデルナ社												
			武田/ノババックス社												

予防接種法に基づく定期の予防接種は、本図に示したように、政令で接種対象年齢が定められています。この年齢以外で接種する場合は、任意接種として受けることになります。ただしワクチン毎に定められた接種年齢がありますのでご注意下さい。
（国立感染症研究所:http://www.nih.go.jp/niid/ja/schedule.html. をもとに作成）

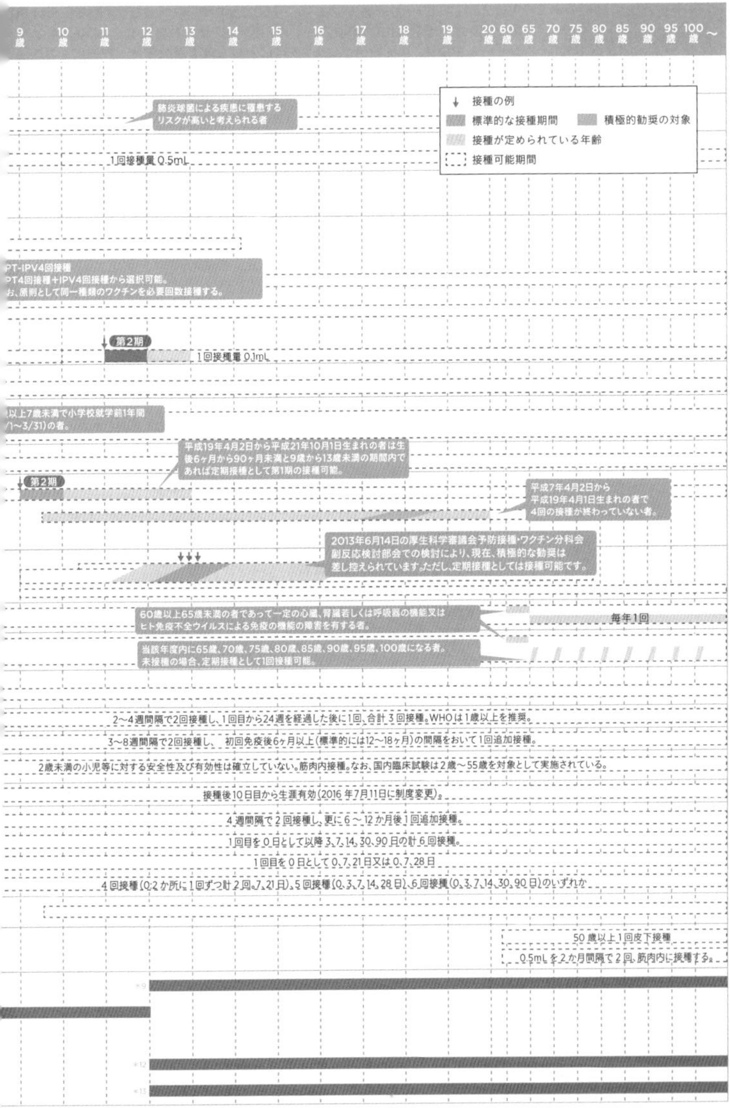

9歳 10歳 11歳 12歳 13歳 14歳 15歳 16歳 17歳 18歳 19歳 20歳 60歳 65歳 70歳 75歳 80歳 85歳 90歳 95歳 100歳～

↓ 接種の例
標準的な接種期間　積極的勧奨の対象
接種が定められている年齢
接種可能期間

肺炎球菌による疾患に罹患するリスクが高いと考えられる者

1回接種量 0.5mL

PT-IPV4回接種
PT4回接種＋IPV4回接種から選択可能。
お、原則として同一種類のワクチンを必要回数接種する。

第2期
1回接種量 0.1mL

以上7歳未満で小学校就学前1年間
/1～3/31)の者。

平成19年4月2日から平成21年10月1日生まれの者は生後6ヶ月から90ヶ月未満と9歳から13歳未満の期間内であれば定期接種として第1期の接種可能。

第2期

平成7年4月2日から
平成19年4月1日生まれの者で
4回の接種が終わっていない者。

2013年6月14日の厚生科学審議会予防接種・ワクチン分科会副反応検討部会での検討により、現在、積極的な勧奨は差し控えられています。ただし、定期接種としては接種可能です。

60歳以上65歳未満の者であって一定の心臓、腎臓若しくは呼吸器の機能又はヒト免疫不全ウイルスによる免疫の機能の障害を有する者。

毎年1回

当該年度内に65歳、70歳、75歳、80歳、85歳、90歳、95歳、100歳になる者。
未接種の場合、定期接種として1回接種可能。

2～4週間隔で2回接種し、1回目から24週を経過した後に1回、合計3回接種。WHOは1歳以上を推奨。

3～8週間隔で2回接種し、初回免疫後6ヶ月以上（標準的には12～18ヶ月）の間隔をおいて1回追加接種。

2歳未満の小児等に対する安全性及び有効性は確立していない。筋肉内接種。なお、国内臨床試験は2歳～55歳を対象として実施されている。

接種後10日目から生涯有効（2016年7月11日に制度変更）。

4週間隔で2回接種し、更に6～12か月後1回追加接種。

1回目を0日として以降3、7、14、30、90日の計6回接種。

1回目を0日として0、7、21日又は0、7、28日

4回接種（0:2か所に1回ずつ計2回、7、21日）、5回接種（0、3、7、14、28日）、6回接種（0、3、7、14、30、90日）のいずれか

50歳以上1回皮下接種

0.5mLを2か月間隔で2回、筋肉内に接種する。

*9

*12

*13

PART3

薬剤リスト

NOTE

＊1 生後2ヶ月以上5歳未満の間にある者に行うが、標準として生後2ヶ月以上7ヶ月未満で接種を開始すること。接種方法は、通常、生後12ヶ月に至るまでの間に27日以上の間隔で3回皮下接種(医師が必要と認めた場合には20日間隔で接種可能)。接種開始が生後7ヶ月以上12ヶ月未満の場合は、通常、生後12ヶ月に至るまでの間に27日以上の間隔で2回皮下接種(医師が必要と認めた場合には20日間隔で接種可能)。初回接種から7ヶ月以上あけて、1回皮下接種(追加)。接種開始が1歳以上5歳未満の場合、通常、1回皮下接種。

＊2 生後2ヶ月以上7ヶ月未満で開始し、27日以上の間隔で3回接種。追加免疫は通常、生後12〜15ヶ月に1回接種の合計4回接種。接種もれ者には、次のようなスケジュールで接種。接種開始が生後7ヶ月以上12ヶ月未満の場合:27日以上の間隔で2回接種したのち、60日間以上あけてかつ1歳以降に1回追加接種。接種開始が1歳:60日間以上の間隔で2回接種。接種開始が2歳以上5歳未満:1回接種。

＊3 回数は4回接種だが、OPV(生ポリオワクチン)を1回接種している場合は、IPVをあと3回接種。OPVは2012年9月1日以降定期接種としては使用できなくなった。なお、OPV2回接種者は、ポリオ流行国渡航前を除き、IPVの接種は不要。

＊4 原則としてMRワクチンを接種。なお、同じ期内で麻しんワクチン又は風しんワクチンのいずれか一方を受けた者、あるいは特に単抗原ワクチンの接種を希望する者は単抗原ワクチンの選択可能。

＊5 3ヶ月以上(標準的には6〜12ヶ月)の間隔をあけて2回接種。

＊6 互換性に関するデータがないため、同一のワクチンを3回続けて筋肉内に接種。接種感覚はワクチンによって異なる。定期接種として使用することができるのは2価と4価のみで、9価は定期接種として使うことができない。

＊7 未接種の者は定期接種として1回接種可能。「2歳以上の脾臓患者における肺炎球菌による感染症の発生予防」の目的で使用した場合にのみ健康保険適用あり。

＊8 一般医療機関での接種は行われておらず、検疫所での接種。

＊9 日局生理食塩液1.8mLにて希釈し、1回0.3mLを合計2回、通常、3週間の間隔で筋肉内に接種する。2回目から3か月以上空いていれば3回目を、3回目から3か月以上空いていれば4回目を接種可能。

＊10 日局生理食塩液1.3mLにて希釈し、1回0.2mLを合計2回、通常、3週間の間隔で筋肉内に接種する。2回目から5か月以上空いていれば3回目を接種可能。

＊11 生理食塩水2.2mLに溶解して1回0.2mLを合計3回、筋肉内に接種する。2回目は通常3週間の間隔で、3回目は2回目の接種から少なくとも8週間経過した後に接種。

＊12 希釈せず、1回0.5mLを合計2回、通常、4週間の間隔をおいて、筋肉内に接種する。18歳以上は2回目から3か月以上空いていれば3回目を、3回目から3か月以上空いていれば4回目を接種可能。3、4回目接種は1回0.25mLを筋肉内に接種する。

＊13 希釈せず、1回0.5mLを合計2回、通常、3週間の間隔をおいて、筋肉内に接種する。追加免疫として、18歳以上は前回のSARS-CoV-2ワクチンの接種から少なくとも6か月経過した後に接種可能。

日本で接種可能なワクチンの種類

NOTE

【定期接種】 【臨時接種】 (対象年齢は政令で規定)	**生ワクチン** ・BCG ・麻疹・風疹混合(MR) ・麻疹(はしか) ・風疹 ・水痘 ・ロタウイルス:1価、5価	**不活化ワクチン・トキソイド** ・百日咳・ジフテリア・破傷風・不活化ポリオ混合(DPT-IPV) ・百日咳・ジフテリア・破傷風混合(DPT) ・ポリオ(IPV) ・ジフテリア・破傷風混合トキソイド(DT) ・日本脳炎 ・肺炎球菌(13価結合型) ・インフルエンザ菌b型(Hib) ・B型肝炎 ・ヒトパピローマウイルス(HPV):2価、4価、9価 ・インフルエンザ ・肺炎球菌(23価莢膜ポリサッカライド) ・新型コロナ **mRNAワクチン** ・新型コロナ
【任意接種】	**生ワクチン** ・流行性耳下腺炎(おたふくかぜ) ・黄熱 ・帯状疱疹(水痘ワクチンを使用)	**不活化ワクチン・トキソイド** ・破傷風トキソイド ・成人用ジフテリアトキソイド ・A型肝炎 ・狂犬病 ・髄膜炎菌:4価 ・帯状疱疹 ・肺炎球菌(15価結合型)

※定期接種を対象年齢以外で受ける場合は、任意接種となる　(2023年10月現在)

➡国立感染症研究所ウェブサイトより転載
https://www.niid.go.jp/niid/ja/vaccine-j/249-vaccine/589-atpcs003.html (2023. 12. 1. 閲覧)

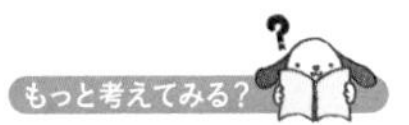

◆2種類の予防接種を受けたいと相談されたら、どう説明する?

◆なぜ1週間後と4週間後なの? と聞かれたら…

 輸液製剤

糖製剤

製剤名	
ブドウ糖製剤	5%、10%、20%、30%、40%、50%、70%
フルクトース製剤	20%
マルトース製剤	10%
キシリトール製剤	5%、10%、20%

特徴

細胞内液を含む全体液への水分補給目的としての5%糖液と、エネルギー補給目的の高濃度糖液という、目的の異なる使用方法がある輸液製剤。

[5%ブドウ糖製剤]

液量	20mL、50mL、100mL、200mL、250mL、500mL

細胞内液を含む組織への水分補給を目的とした製剤であり、細胞外液側への水分補給としての生食と合わせ電解質輸液製剤の基本となる。
また他の薬剤溶解用として使用されることから、糖液充填済みシリンジ製剤や50mL、100mLの注射針付き製剤(TN、2ポート)などの剤形がある。

●注射針付き製剤
(TN、2ポート)

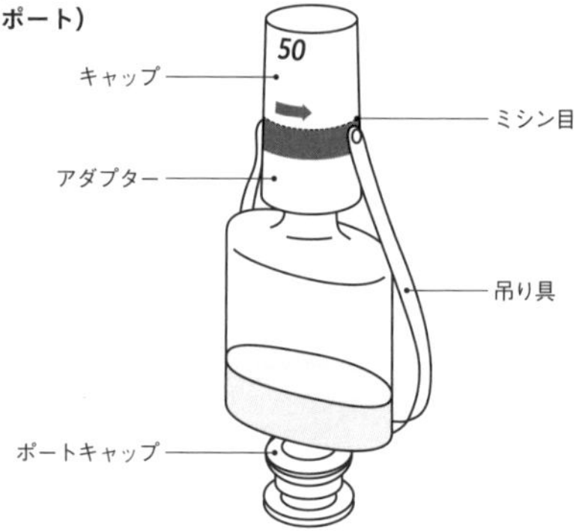

NOTE

[10%ブドウ糖製剤]

液量	20mL、500mL

末梢静脈から投与可能な糖濃度は、一般に10%が限界とされている。12.5%ブドウ糖濃度の製剤は、症状にもよるが静脈炎の発生頻度が高い。10%ブドウ糖製剤は末梢静脈栄養(PPN：peripheral parenteral nutrition)輸液製剤としてアミノ酸製剤と組み合わされる糖液の基本となる濃度と考える。

[20%〜70%ブドウ糖製剤]

液量	20mL、200mL、350mL、500mL

低血糖患者に対して20mL製剤が静注されることが多く、使用される濃度は症状などにより20%、40%、50%である。
30%、50%、70%濃度のブドウ糖液は、中心静脈栄養(TPN：total parenteral nutrition)の輸液製剤としてアミノ酸製剤と組み合わされ糖液の基本となる。TPN製剤は使用時に隔壁を開通させて使用するワンバッグタイプの輸液製剤が各メーカーから多く発売されているが、腎不全患者や小児に対して栄養療法を行うときには投与カロリーや水分量、糖と一緒に投与するアミノ酸製剤などを調製する必要があることから、使用目的にあわせた水分量と濃度の糖液が選択される。

[果糖(フルクトース)製剤]

液量	20%	20mL

日常的に果物や砂糖の成分として摂取されている糖質だが、キシリトールと同様にインスリン非依存性で、主に肝臓で代謝され血液中にはほとんど存在しない。このため血糖値にはほとんど影響を与えない。また、ソルビトールは果糖の糖アルコールであり、果糖に変換されて代謝される。

[10%マルトース製剤]

液量	250mL、500mL

マルトースはグルコースが2個結合した二糖類のため、グルコースに比べ同一モル濃度で2倍のエネルギー量が投与できる。マルトースはインスリン非依存性の糖質で、マルターゼにより2分子のグルコースに変換される。そのため血糖値への急激な影響は避けられるが、どの程度の時間で血糖値が上昇してくるかが解りにくいため、最近ではあまり使用されていない。

[キシリトール製剤]

液量	5%	200mL、500mL
	10%	20mL
	20%	20mL

5炭糖でインスリン非依存性の糖質であり、血糖上昇作用がほとんどない。主に肝臓で代謝されることから肝機能障害などの副作用報告もあり、あまり使用されなくなっている。

NOTE

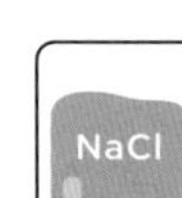

塩化ナトリウム製剤

製剤名	
生理食塩液(生食)	0.9%の塩化ナトリウム(NaCl)を含有
塩化ナトリウム注射液	10%の塩化ナトリウム(NaCl)を含有

特徴

輸液製剤として細胞外液への水分と電解質(Na^+、Cl^-)補充を行うための最も基本となる輸液である。

[生理食塩液(生食)]

液量	5mL、20mL、50mL、100mL、200mL、250mL、500mL、1,000mL(1L)、1.3L、1.5L、2L

血管内ボリューム確保などを含めた細胞外液分画への水分電解質補充輸液としての用途に限らず、他の薬剤溶解、希釈用や点滴ラインのフラッシュ(内部洗浄)用などの使用目的としてシリンジ充填タイプ、あるいは創部洗浄などの外用剤として使用する開栓できるタイプの広口、細口の製剤など、多くの種類や規格があり、最も多くの場面で使用される電解質液である。
5%ブドウ糖製剤と同じく他の薬剤溶解用に使用する目的として、シリンジ製剤や50mL、100mLの注射針付き製剤(TN、2ポート)などの剤形がある。生食500mLにヘパリン(通常は約10単位)を加えたソフトバッグタイプはAライン(動脈血管ライン)確保用として加圧バッグにセットして使用される。

[塩化ナトリウム注射液]

液量	10%20mL、1mol 20mLシリンジ、2.5mol 20mLアンプル

Na欠乏時の電解質補充目的で使用される製剤である。
10% NaClは20mLでNa^+とCl^-をそれぞれ34mEq含有する。1mol NaClは20mLでNa^+とCl^-をそれぞれ20mEq含有する。

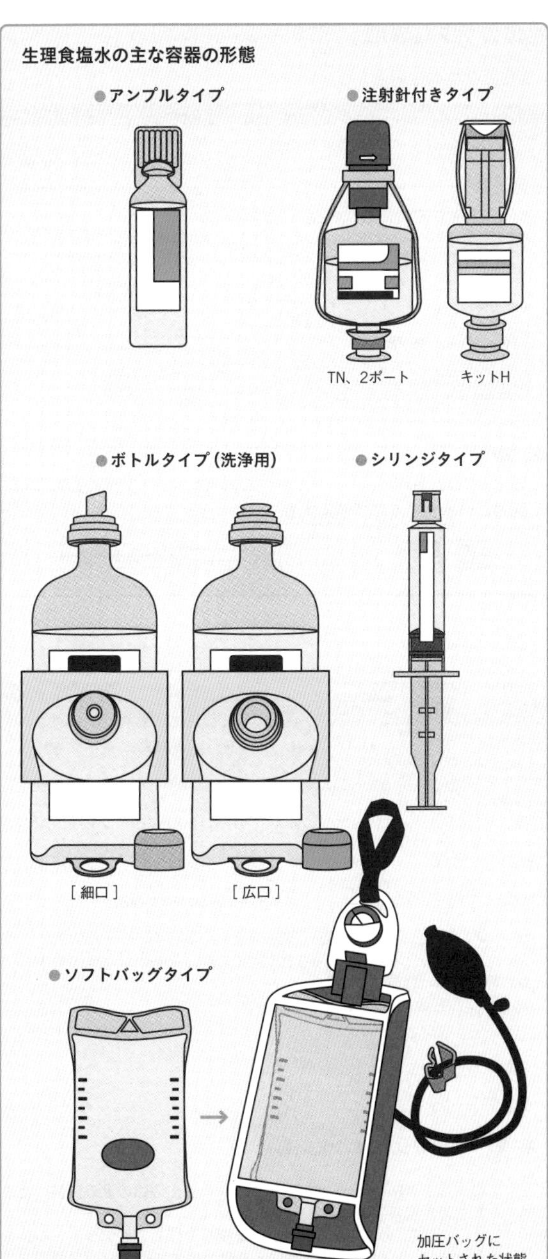
生理食塩水の主な容器の形態
アンプルタイプ
注射針付きタイプ
TN、2ポート
キットH
ボトルタイプ（洗浄用）
［細口］
［広口］
シリンジタイプ
ソフトバッグタイプ
加圧バッグに
セットされた状態

NOTE

塩化カリウム製剤

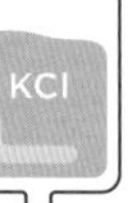

[塩化カリウム注射液]

製剤名	
K.C.L点滴液	15%(2mol)20mL

特徴

K欠乏時の電解質補充目的で使用される製剤である。
K.C.L点滴液15%40mEq/20mL 1Aを、必ず1L以上(K^+濃度として40mEq/L以下)に薄めて1分間8mL(K^+として20mEq/hr以下)を超えない速度で使用する。1日の投与量はK^+として100mEqを超えない。

●最大投与速度

Na^+	100mEq/hr
K^+	20mEq/hr

POINT

塩化カリウム製剤にはアンプルタイプとシリンジタイプがあるが、絶対に希釈して点滴で使用すること!!

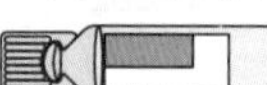
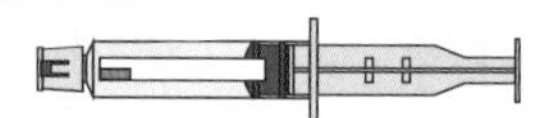

リンゲル製剤

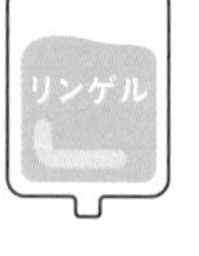

製剤名	陽イオン(mEq/L)			陰イオン(mEq/L)	
	Na^+	K^+	Ca^{2+}	Cl^-	HCO_3^-
リンゲル液	約147	4	4.5	約155	−
乳酸リンゲル液	130〜131	4	2.7〜3	109〜110	約28(Lac^-)
酢酸リンゲル液	130〜140	4	3	109〜115	25〜28(Ace^-)
重炭酸リンゲル液	130〜135	4	3	109〜113	25〜28(HCO_3^-)

※糖液として1%ブドウ糖、陽イオンとしてMg^{2+}を2mEq/L加えた製剤がある。

特徴

Na^+、Cl^-の他にK^+、Ca^{2+}を含む等張性の電解質液で、その組成は生理食塩液に比べ細胞外液に近くなっている。

[リンゲル液]

液量	500mL
電解質	Na^+≒147mEq/L、Cl^-≒155mEq/L

イギリスの生理学者Ringerが、1882年カエルの摘出心臓の灌流実験のために処方した生理的塩類溶液である。
陰イオンとしてはCl^-のみであるため、大量投与では高Cl性アシドーシスを起こす危険がある。しかし、Cl^-欠乏による代謝性アルカローシスの場合には有用であると考えられる。

NOTE

[乳酸リンゲル液]

液量	200mL、500mL、1,000mL(1L)
電解質	Na^+=130〜131mEq/L、Cl^-=109〜110mEq/L、Lac^-≒28mEq/L

1932年にHartmannにより開発された電解質輸液である。リンゲル液中のNa^+及びCl^-含量を減らし、陰イオン成分として乳酸ナトリウムを配合している。リンゲル液や生理食塩液に比べて、より血漿に近い電解質組成になっている。

[酢酸リンゲル液]

液量	200mL、250mL、300mL、500mL、1,000mL(1L)
電解質	Na^+≒130〜140mEq/L、Cl^-=109〜115mEq/L、Ace^-=25〜28mEq/L

乳酸リンゲル液の陰イオン源である乳酸ナトリウムの代わりに、肝臓以外でも効率よく代謝され、肝障害時にも重炭酸への転換が阻害されない酢酸ナトリウムを配合した製剤である。
乳酸リンゲル液、酢酸リンゲル液には5%糖液を加えた製剤があり、製品名末尾に糖液成分を略称で表している。しかしメーカーによりその略称が統一されていない。

例 グルコース：DまたはG、マルトース：RまたはM、ソルビトール：SまたはG

[重炭酸リンゲル液]

液量	500mL、1,000mL(1L)
電解質	Na^+=130〜135mEq/L、Cl^-=109〜113mEq/L、HCO_3^-=25〜28mEq/L

重炭酸リンゲル液は、乳酸ナトリウムや酢酸ナトリウムの代謝が遅延する肝機能低下時やショック状態による循環不全、代謝異常時において、より速やかにアルカリ化作用を示す重炭酸イオンを配合した製剤である。
しかし、重炭酸イオンは同一製剤中にCa^{2+}やMg^{2+}が存在すると難溶性のCa塩、Mg塩が生成される。そこで、安定した重炭酸リンゲル液をつくるためにクエン酸ナトリウムを配合することで製剤化されている。

NOTE

⇒低張性
電解質の組成
P064

低張電解質輸液

製剤名	陽イオン(mEq/L)			
	Na^+	K^+	Ca^{2+}	Mg^{2+}
1号液	77	−	−	−
1号液（乳酸加製剤）	90〜90.8	−	−	−
2号液	60〜84	20〜30	−	0〜2
3号液	35〜50	17〜35	0〜5	0〜5
4号液	30	−	−	−

特徴

低張電解質輸液は、細胞内液への水分補充目的として、細胞外液補充輸液としての生食を5%ブドウ糖液で希釈した輸液である。希釈割合により1号から4号まで大まかに区分される。

[1号液（開始液）]

液量	200mL、500mL

生食と5%ブドウ糖を1:1で混合した輸液製剤である。1/2生食（ハーフ生食）と言われることもある。
細胞内液、細胞外液両区分へ均等に水分補給を行いバイタルを安定させることを目的として使用される。

[2号液（脱水補給液）]

液量	200mL、500mL

細胞内に多い電解質のMg^{2+}やリン酸イオンが配合された製剤で、1号液よりNa^+濃度がやや低い。

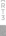

(mmoL/L)	陰イオン(mEq/L)		糖液(%)
P	Cl^-	HCO_3^-	ブドウ糖
–	77	–	2.5〜2.6
–	70〜70.8	20(Lac^-)	2.6
6.5〜10	49〜66	20〜48.5(Lac^-)	1.45〜3.2
0〜10	28〜50	20(Lac^-)	2.7〜12.5
–	20	10(Lac^-)	4〜4.3

[3号液(維持液)]

液量	200mL、250mL、500mL、1,000mL(1L)

健常人の水分･電解質の1日維持量を補う目的で使用することを想定した輸液製剤である。
Na^+濃度から考えると1/3〜1/4生食にあたる35〜50mEq/Lであり、糖液としては5%ブドウ糖が配合された製剤が多いが、キシリトール、マルトースなどブドウ糖以外の糖液で調製された製剤もある。

[高濃度糖加維持液(糖質7.5%以上)]

液量	200mL、250mL、500mL

通常5%ブドウ糖が基本である3号液の糖濃度を高くした製剤。末梢静脈から投与可能な糖濃度は10%が1つの目安とされている。
現在市販されている製剤で最も高い糖濃度の輸液としては12.5%製剤がある。

[4号液(術後回復液)]

液量	200mL、500mL

K^+を含まずNa^+濃度も低く調製されている。細胞内液への水分補給効果を期待した輸液である。

アミノ酸輸液製剤

	製剤名	容量(mL)	基準	濃度(%)	総窒素(g/100m
総合アミノ酸輸液	モリプロンF輸液	200	FAO/WHO	10	1.52
	プロテアミン12注射液	200	日本人・人乳	11.4	1.815
侵襲時用アミノ酸輸液	アミニック輸液	200	高濃度BCAA	10.035	1.52
	アミパレン輸液	200 300 400	TEO	10	1.57
	アミゼットB輸液	200	TEO	10	1.56
必須アミノ酸輸液	モリアミンS注	200	VuJ-N	8.43	1.31
小児用アミノ酸輸液	プレアミン-P注射液	200	小児用	7.6	1.175

⇒栄養
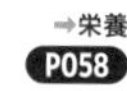
P058

特徴

アミノ酸輸液製剤は1970年代に行われ始めた高カロリー輸液療法の配合製剤として、高濃度の糖液と共に混合して用いることを目的に作られた。
アミノ酸処方基準として最も古くは8種類の必須アミノ酸にアルギニン、ヒスチジン及びグリシンを加えたVuj-N処方があり、その後鶏卵や人乳のアミノ酸パターンを比較基準としたFAO/WHO基準などを経て、TEO基準が1980年代に作成された。
TEO基準は中心静脈栄養(TPN)の普及に伴いE/N比(必須アミノ酸/非必須アミノ酸比)や分岐鎖アミノ酸(BCAA:branched chain amino acid)含有率を高める配合など、現在のTPN製剤の基本となっている。
これらアミノ酸輸液製剤使用時にブドウ糖を配合すると溶液の褐変(メイラード反応)を生じるため、現在もTPN製剤や末梢静脈栄養(PPN)は隔壁で分割された製剤である。

比	BCAA/総アミノ酸(%)	Na^+ (mEq/L)	Cl^- (mEq/L)	$Acetate^-$ (mEq/L)	浸透圧比*	配合TPN製剤
9	22.6	<1.5	–	約60	約3	ピーエヌツイン輸液
38	21.3	約150	約150	–	約5	–
71	35.9	<2.9	–	約80	約3	–
.4	30	約2	–	約120	約3	エルネオパ輸液 ネオパレン輸液 ミキシッド輸液
33	31	–	–	–	約3	フルカリック輸液
50	28.3	約18	約182	–	約3	–
26	39	約3	–	約80	約2.3～2.8	–

＊生理食塩液に対する比

[総合アミノ酸製剤]

液量	200mL、300mL、400mL

総合アミノ酸輸液は、必須アミノ酸と非必須アミノ酸の比(E/N比)が約1、分岐鎖アミノ酸(BCAA)が21～23%に調整されている。バランスがよく、長期処方に向いている。
モリプロンF輸液のE/N比は、FAO/WHO基準に基づきほぼ1:1であり、必須アミノ酸はVuj-N処方、非必須アミノ酸は人血清アルブミンのアミノ酸パターンに準ずる。塩酸塩の形で処方されているアミノ酸(リシン、アルギニン、ヒスチジン、システイン)により生じるカチオンギャップ(Cl^-とNa^+の差)が原因と考えられる高Cl性アシドーシスが問題になったことから、Clフリー(F)の製剤に変更された。
プロテアミン12注射液はアミノ酸濃度が12%の製剤であり、水分量を抑えアミノ酸投与量を増やしたいときなどは有用である。日本人の人乳アミノ酸組成を基準とし、必須アミノ酸8種と非必須アミノ酸10種を含有する。約150mEq/LのNa^+とCl^-を等量含有している。

POINT

アミノ酸は糖質や脂質などのエネルギー源と適切に組み合せて用いなければ、アミノ酸自体がエネルギー源として消費されてしまい、タンパクの合成に有効利用されなくなる。
投与すべきアミノ酸量とエネルギー量との間には、適切な比率があり、NPC/N比で表される。

➡NPC/N(非タンパク熱量/窒素量)比の設定 P062

[侵襲時用アミノ酸製剤]

液量	200mL、300mL、400mL

侵襲時用アミノ酸製剤は、TEO基準をもとに調製された製剤。BCAAは30〜36%と高く、必須アミノ酸を増量し(E/N比1.3〜1.7)、過量投与で毒性となるアミノ酸(グリシン、グルタミン酸、アスパラギン酸)を減量し、術後早期などの侵襲期に有用な製剤である。

[必須アミノ酸製剤]

液量	200mL

Vuj-N処方に準拠した必須アミノ酸注射剤である。電解質濃度は、Na^+約18mEq/L、Cl^-約182mEq/Lとカチオンギャップ(クロルリッチ)な組成であるため注意が必要であり、現在はあまり処方されない。

肝不全用アミノ酸輸液製剤

	製剤名	容量(mL)	基準	濃度(%)	総窒素(g/100m
肝不全用アミノ酸輸液	アミノレバン点滴静注	200 500	肝不全用	7.99	1.22
	モリヘパミン点滴静注	200 300 500	肝不全用	7.47	1.318

特徴

肝不全時は含硫アミノ酸や芳香族アミノ酸(AAA:aromatic amino acid)の血中濃度が上がり、筋肉代謝が主である分枝鎖アミノ酸(BCAA:branched chain amino acid)の血中濃度が低下する。このため脳内のAAAとメチオニン量が増加し、神経伝達物質であるドパミンやノルアドレナリンなどの産生が阻害され、偽性神経伝達物質であるオクトパミン、チラミンなどが増加する。さらにBCAA低下により骨格筋におけるアンモニア処理機能が低下することから、アンモニア血中濃度上昇なども重なり脳症が発現する。このことからBCAA含量を増加させ、含硫アミノ酸及びAAAを減量させたFischer比(BCAA/AAA)の高いアミノ酸製剤として考案されたのが肝不全用輸液の基本的な考え方である。
肝不全、肝硬変治療における栄養療法においてはこのFischerの考えが基本となり、経口アミノ酸製剤や食品扱いの栄養補助剤などがある。

※臨床現場ではFischer比の分母である芳香族アミンとしてチロシンだけを指標としたBTR(総分岐鎖アミノ酸/チロシンモル比:BCAA/チロシン比)がよく使われる。

NOTE

[小児用アミノ酸製剤]

液量	200mL

原則として出生時体重2kg以上の新生児、乳児及び1〜3歳の幼児におけるアミノ酸補給に用いる。新生児・未熟児では肝機能が未熟なため、ヒスチジン、アルギニン、システイン、チロシンが必須アミノ酸扱いになる。
BCAA含有率39%、チロシン、システイン、アルギニンを増量、母乳に多く含有され、新生児や乳児の脳・神経、網膜組織の発育に必要と考えられるタウリンが配合されている。また小児では過量投与により脳障害や成長障害を起こすおそれがあるメチオニン、フェニルアラニン、さらに高アンモニア血症や成長障害が懸念されるグリシン、トレオニンなどが減量されている。

N比	BCAA/総アミノ酸(%)	Na^+ (mEq/L)	Cl^- (mEq/L)	$Acetate^-$ (mEq/L)	浸透圧比*	配合TPN製剤
)9	35.5	約15	約95	ー	約3	ー
83	36.9	約3	ー	約100	約3	ー

＊生理食塩液に対する比

[肝不全用アミノ酸輸液製剤]

液量	200mL、300mL、500mL

アミノレバン点滴静注はFischer処方に基づき調製された製剤である。カチオンギャップ(Cl^-とNa^+の差)があるので注意が必要である。
モリヘパミン点滴静注はオルニチン代謝サイクルで消費されるアルギニンを増量し、フェニルアラニンを減量した製剤である。こちらはCl^-を含まず$Acetate^-$をアルカリ化剤として配合している。
肝不全用アミノ酸輸液製剤は、栄養という視点で考えるとアミノ酸全体としての投与量は少なく(約7.5〜約8%)、アミノ酸バランスも不自然なことから長期間使用する製剤ではない。
できるかぎり早期に食事など経口による栄養摂取や他のアミノ酸製剤(10〜12%)に切り替えることを想定した処方選択を考える。肝不全用アミノ酸輸液製剤は肝硬変・肝性脳症の治療薬ではないということを理解しておくことが重要である。

NOTE

腎不全用アミノ酸輸液製剤

	製剤名	容量(mL)	基準	濃度(%)	総窒素(g/100
腎不全用アミノ酸輸液	ネオアミユー輸液	200	腎不全用	5.9	0.81
	キドミン輸液	200 300	腎不全用	7.206	1

特徴

腎不全時には、種々のアミノ酸代謝異常からBCAAを含む必須アミノ酸(EAA)が低下し、非必須アミノ酸(NEAA)が全般的に高くなることによりFischer比は低下する。このEAAの低下を補うことを目的に考案されたEAA療法をもとに調製されたのが腎不全用アミノ酸輸液製剤の始まりであり、現在は内服薬としてアミユー配合顆粒として市販されている。
しかしEAA療法をもとにヒスチジンを加えたアミノ酸製剤では、アルギニン不足による尿路回路機能不全による高アンモニア血症などの副作用が報告されたことから、現在はこれにアルギニンと腎不全で必要性の高いNEAAが配合された2種類の腎不全用輸液製剤(E/N比3.21および2.6)が市販されている。
検査データ上でBUN値が正常域に変動してきているというだけの視点で、腎不全用アミノ酸輸液製剤は長期間、漫然と使用する製剤ではないということは理解しておくことが重要である。

[腎不全用アミノ酸輸液製剤]

液量	200mL、300mL

ネオアミユー輸液はアルギニンを配合し、さらに投与後血中濃度が高値を示したメチオニン、フェニルアラニン、リジンの配合量を少なくしてBCAA配合量を増やしたE/N比3.21の製剤である。
キドミン輸液はネオアミユー輸液に比べBCAA配合量を高く、含硫アミノ酸のメチオニンを減量、システインを配合してグリシンを除くNEAAを増量、総窒素含量を1となるように調製することでNPC/N比の計算がネオアミユー輸液(総窒素含量0.81)配合時より容易であることが特徴のE/N比2.6の製剤である。

PART3 薬剤リスト

PPN製剤

製剤名	容量(mL)	用法用量(mL)	糖質(7.5%)(g)	アミノ酸(g)
ビーフリード輸液	500 1000	500〜2500	37.5 75	15 30
エネフリード輸液	550 1100	550〜2200	37.5 75	15 30

※他にパレセーフ、パレプラス(どちらも陽進堂)もある。

特徴

エネフリードはアミノ酸・糖・電解質・脂肪・水溶性ビタミンを一体化した製剤。2020年ビーフリード輸液にイントラリポス20%50mLに相当する大豆油10gを加えたエネフリード輸液が薬価収載された。

NOTE

N比	BCAA/総アミノ酸(%)	Na^+ (mEq/L)	Cl^- (mEq/L)	$Acetate^-$ (mEq/L)	浸透圧比*	配合TPN製剤
21	42.4	約2	−	約47	約2	−
6	45.8	約2	−	約45	約2	−

＊生理食塩液に対する比

コラム NPC/N比は？

ハイカリックRF 500mLに

①ネオアミユー200mLを混合した場合のNPC/N比は？

ハイカリックRF　500mL
(糖質50%　1,000kcal)
＋
ネオアミユー　200mL
(総窒素含有量　1.62g)
⇒ NPC/N比＝617.2

②キドミン輸液200mLを混合した場合のNPC/N比は？

ハイカリックRF　500mL
(糖質50%　1,000kcal)
＋
キドミン　200mL
(総窒素含有量　2g)
⇒ NPC/N比＝500

脂質(g)	ビタミン	総熱量(kcal)	非たんぱく熱量	NPC/N比
なし	チアミン	210 420	150 300	64
10 20	水溶性ビタミン9種	310 620	250 500	105

NOTE

TPN基本液製剤

特徴

TPN基本液には、大きく分けると下記の2つがある。
①高カロリー輸液用基本液：使用時にアミノ酸輸液を混合してから投与する
②TPNキット製剤：高カロリー輸液用基本液とアミノ酸輸液を使用時に隔壁開通後ワンバッグとして使用する（以下、TPNキット製剤）

・TPNキット製剤には使用時に総合ビタミン剤をシリンジで加えるタイプと、ビタミン剤も隔壁内に充填され使用時に隔壁を開通させるタイプがある
・電解質は維持電解質3号輸液をベースにNa^+、K^+、Cl^-が配合されている（製剤によりCa^{2+}、Mg^{2+}、Pさらに微量元素のZnなどが配合）

TPN基本液製剤①（糖と電解質だけのタイプ）

		製剤名	容量(mL)	MAX充填容量(mL)	糖濃度(%)	糖含(g/容
成人用高カロリー輸液	開始液	ハイカリック1号	700	1,370	17.1	120
	維持液	ハイカリック2号			25	175
		ハイカリック3号			35.7	250
	開始液	ハイカリックNC-L	700	1,370	17.1	120
	維持液	ハイカリックNC-N			25	175
		ハイカリックNC-H			35.7	250
	腎不全用	ハイカリックRF	250	660	50	125
			500	1,250		250
小児用	開始液	リハビックス-K1号	500	1,800	17	85
	維持液	リハビックス-K2号			21	105

[成人用高カロリー輸液用基本液]

1号液、-L液など高カロリー輸液開始液にアミノ酸製剤（200～600mL）を混合して用いることによって投与時には12～18%の糖質濃度となる。2号液、3号液、-N、-H液など高カロリー輸液維持液にアミノ酸製剤を混合することにより17～25%の糖質濃度となるように規格化されている。

[腎不全用高カロリー輸液用基本液]

ハイカリックRF輸液は、これまで50%または70%のブドウ糖液に必要最小限の電解質を加え調製していた腎不全患者用高カロリー輸液基本液として、50%ブドウ糖液に必要最小限の電解質（Na^+、Mg^{2+}、Ca^{2+}、Cl^-）及びZnを加えて調製された製剤で、K^+、Pを配合していないことが大きな特徴である。

POINT

輸液バッグは電解質や1日の投与水分量を調整する目的で注射用水、生食などの電解質輸液、アンプル製剤を追加することから、バッグ容量に余裕を持たせ作られている(表中のMAX充填容量を参照)

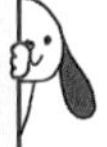

※その他の配合成分については添付文書を参照。

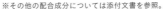

カロリー(kcal/容器)	(mEq/容器) Na$^+$	K$^+$	Cl$^-$	Ca^{2+}	Mg^{2+}	Zn (μmol/容器)
480	–	30	–	8.5	10	10
700			–			
1,000			–			20
480	50	30	49	8.5	10	20
700						
1,000						
500	12.5	–	7.5	1.5	1.5	5
1,000	25		15	3	3	10
340	5	10	–	4	1	10
420	–	15		7.5	2.5	

＊3種糖質合計

[小児用高カロリー輸液用基本液]

腎臓に対する負荷軽減を考慮して電解質濃度を健康な小児の尿中排泄量の範囲となるように設定した小児高カロリー輸液用基本液である。成人用ワンバッグ製剤は学童期以降の小児患者であれば使用可能ではあるが、学童期以前の患者に用いる場合には各種栄養成分に過不足が生じる。特にビタミン、微量元素に関しては欠乏症を防ぐためにも投与が必須である。小児栄養における糖質は新生児期では10%ブドウ糖、乳児以降ではNa^+、K^+、Cl^-を含むブドウ糖をベースにした高カロリー用糖質基本液を使用する。糖質基本液と混合して投与するアミノ酸製剤としては、唯一タウリンを配合している小児用アミノ酸製剤であるプレアミンP注射液を用い、NPC/N比を200〜250程度になるように調製する。

NOTE

TPN基本液製剤②（TPNキット製剤）

[糖液＋アミノ酸＋電解質]

製剤名	容量(mL)	MAX充填容量(mL)	混合時糖濃度(%)	糖含量(g/容器)	総カロリー(kcal/容器)	非蛋白熱量NPC(kcal/容器)	総窒素(g/容器)	非 白熱 (NP N
ピーエヌツイン1号	1,000	2,900	12	120	560	480	3.04	15
ピーエヌツイン2号	1,100		16.36	180	840	720	4.56	
ピーエヌツイン3号	1,200		20.87	250.4	1,160	1,000	6.08	16

高カロリー輸液用基本液（糖＋電解質）と隔壁で区分されたアミノ酸輸液製剤で、使用時に隔壁を開通させて使用する。投与時にTPN用総合ビタミン剤を混注する必要がある。

[糖液＋アミノ酸＋電解質＋ビタミン剤]

製剤名	容量(mL)	MAX充填容量(mL)	混合時糖濃度(%)	糖含量(g/容器)	総カロリー(kcal/容器)	非蛋白熱量NPC(kcal/容器)	総窒素(g/容器)	非 白熱 (NP N
ネオパレン1号	1,000	2,200	12	120	560	480	3.13	15
	1,500	4,100		180	840	720	4.7	
ネオパレン2号	1,000	2,200	17.5	175	820	700	4.7	14
	1,500	4,100		262.5	1,230	1,050	7.05	
フルカリック1号	903	2,200	13.29	120	560	480	3.12	15
	1,354.5	2,800		180	840	720	4.68	
フルカリック2号	1,003	2,300	17.45	175	820	700	4.68	15
	1,504.5	2,800		262.5	1,230	1,050	7.02	
フルカリック3号	1,103	2,300	22.67	250	1,160	1,000	6.24	16

隔壁開通することでビタミン剤が混合され調整できるTPN製剤。配合されているTPN用総合ビタミン剤の組成割合はバッグの容量に合わせて調製されている。1キット中に含まれる糖質は1号液は120g、2号液は175g、フルカリック3号液には250g配合され、アミノ酸は1号液20g、2

N	(mEq/容器)					Zn (μmol/容器)	配合糖基本液	配合アミノ酸製剤
	Na^+	K^+	Cl^-	Ca^{2+}	Mg^{2+}			
	50	30	50	8	6	20	15%ブドウ糖	モリプロンF
9							22.5%ブドウ糖	
	51						31.3%ブドウ糖	

＊3種糖質合計

N	(mEq/容器)					Zn (μmol/容器)	配合ビタミンB_1量 (mg)	配合ビタミン製剤	配合糖基本液	配合アミノ酸製剤
	Na^+	K^+	Cl^-	Ca^{2+}	Mg^{2+}					
	50	22	50	4	4	20	1.95	オーツカMV注	17.2%ブドウ糖液	アミパレン
	75	33	75	6	6	30	2.925			
.4	50	27	50	5	5	20	1.95		25.1%ブドウ糖液	
	75	41	75	7.6	7.5	30	2.925			
	50	30	49	8.5	10	20	1.5	ネオラミン・マルチV	17.1%ブドウ糖	モリプロンF
	75	45	73.5	12.75	15	30	2.25			
33	50	30	49	8.5	10	20	1.5		25%ブドウ糖	
	75	45	73.5	12.5	15	30	2.25			
	50	30	49	8.5	10	20	1.5		35.7%ブドウ糖	

号液30g、フルカリック3号液には40g含まれている。電解質はどの製剤も1キット中に維持輸液製剤とほぼ同じ量(Na^+:50mEq/容器、K^-:22～54mEq/容器)が配合されている。

NOTE

[糖液＋アミノ酸＋電解質＋ビタミン剤＋微量元素]

製剤名	容量(mL)	MAX充填容量(mL)	混合時糖濃度(%)	糖含量(g/容器)	総カロリー(kcal/容器)	非蛋白熱量NPC(kcal/容器)	総窒素(g/容器)
エルネオパNF1号	1,000	2,200	12	120	560	480	3.13
	1,500	4,100	ネオパレン1号と				
	2,000	5,300	12	240	1,120	960	6.27
エルネオパNF2号	1,000	2,200	17.5	175	820	700	4.7
	1,500	4,100	ネオパレン2号と				
	2,000	5,300	17.5	350	1,640	1,400	9.4

エルネオパは同一メーカー製剤のネオパレンに微量元素を配合した隔壁が追加された製剤である。ビタミンはオーツカMV、微量元素はボルビック注(エレメンミック後発品の同一製剤)が2,000mL製剤中にそれぞれ1V、1A配合され、これらが1,000mL製剤では1/2、1,500mL製剤では3/4量が含

[糖液＋アミノ酸＋電解質＋脂肪]

製剤名	容量(mL)	混合時糖濃度(%)	糖含量(g/容器)	総カロリー(kcal/容器)	非蛋白熱量NPC(kcal/容器)	総窒素(g/容器)
ミキシッドL輸液	900	12.2	110	700	580	4.61
ミキシッドH輸液		16.7	150	900	780	

ミキシッドは総カロリーの異なるL液、H液がある。それぞれの脂質含有量は20%脂肪乳剤に換算してLが75mL、Hが100mL相当であり、アミノ酸の配合量は同じである。必要なカロリー、水分、電解質、アミノ酸及び必須脂肪酸が補給できる。しかし脂肪乳剤がフィルターを通過しないため除菌用ファイナルフィルターを用いた投与ができず、感染などのリスクが大きく

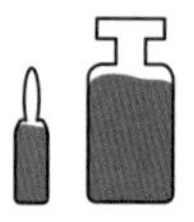

TPN投与時の各ビタミン推奨量

種類	脂溶性ビタミン				
	ビタミン				
	A	D	E	K	B_1
単位	I.U.*	μg	mg	mg	mg
AMA	3,300	5	10	−	3
ASPEN	1,000μg	5	10	1	3

特徴

- TPN製剤用総合ビタミン剤の組成は基本的にAMA(米国医師会)またはASPEN(米国静脈経腸栄養学会)の基準で配合されている
- ビタミンKが含まれているかいないかが違いとしてあるだけだが、表中の量が

PART3 薬剤リスト

(mEq/容器)					微量元素(μmol/容器)					配合糖基本液	配合アミノ酸製剤
Na^+	K^+	Cl^-	Ca^{2+}	Mg^{2+}	Fe	Mn	Zn	Cu	I		
50	22	50	4	4	10	0.5	30	2.5	0.5	17.2%ブドウ糖液	アミパレン
元素が隔室に充填された製剤					15	0.75	45	3.75	0.75		
100	44	100	8	8	20	1	60	5	1		
50	27	50	5	5	10	0.5	30	2.5	0.5	25.1%ブドウ糖液	
元素が隔室に充填された製剤					15	0.75	45	3.75	0.75		
100	54	100	10	10	20	1	60	5	1		

まれている。このようにキット製剤に配合されている総合ビタミン剤や微量元素の配合量は、通常投与される1日量が配合されている製剤としては、最も容量が大きい製剤が基本となる。容量が少ないキット製剤では半量程度になるため長期間継続投与する場合には注意が必要である。

N	脂質(g/容器)	混合時脂肪濃度(%)	(mEq/容器)					Zn(μmol/容器)
			Na^+	K^+	Cl^-	Ca^{2+}	Mg^{2+}	
4	15.6	1.7	35	27	44	8.5	5	10
	19.8	2.2			40.5			

なる。添付文書には在宅での使用はしないことと記載されている。また、配合変化などによる外観変化をチェックすることができない。脂肪粒子の粗大化を招くため、他剤の混合はビタミン剤、微量元素製剤、電解質ではNa製剤、K製剤のみが可能である。

水溶性ビタミン						
ミン			ニコチン酸アミド	パントテン酸	葉酸	ビオチン
$_6$	B_{12}	C				
g	μg	mg	mg	μg	μg	μg
	5	100	40	15	400	60
	5	100	40	15	400	60

1日の必要量として推奨されている
・ワンバッグ製剤ではこの量が必ずしもセットされているとは限らないため、ビタミンB_1やビタミンCの不足などに注意が必要となる場合もある。

NOTE

脂肪乳剤

製剤名	容量(mL)	熱量(kcal/容器)	脂質(g/容器)	リノール
イントラリポス輸液10%	250	約275	25	53
イントラリポス輸液20%	50	約100	10	
	100	約200	20	
	250	約500	50	

特徴

・市販されている脂肪乳剤は大豆油トリグリセリド(TG:中性脂肪)が主成分となっている
・乳化剤として精製卵黄レシチンが加えられている
・等張化剤として濃グリセリンが添加され、浸透圧比は約1(等張)
・10%脂肪乳剤は1.1kcal/mL、20%脂肪乳剤は2.0kcal/mLのエネルギーを有する
・脂質投与の目的はエネルギー補給と必須脂肪酸の供給である。一般的に日本人では投与エネルギーの20〜30%を脂肪で投与する

代用血漿製剤

種類	製剤名	成分	デキストラン40(g/容器)	HES(g/容
デキストラン40	低分子デキストラン糖注	10%デキストラン40＋5%ブドウ糖液	50	ー
	低分子デキストランL注	10%デキストラン40＋乳酸リンゲル液	25 50	ー
	サヴィオゾール輸液	3%デキストラン40＋乳酸リンゲル液	15	ー
ヒドロキシエチルデンプン(HES)	ヘスパンダー輸液	6%HES＋電解質液＋糖液	ー	30
	サリンヘス輸液6%	6%HES＋生食	ー	
	ボルベン輸液6%		ー	

特徴

・代用血漿製剤は大量出血に対して循環血液量の維持を目的に使用される
・デキストランおよびヒドロキシエチルデンプン(HES:hydroxy ethyl starch)製剤がある
・どちらも分子量が大きいことから等張輸液にするために生食や5%ブドウ糖、乳酸リンゲル液などが溶媒として用いられている

[デキストラン40製剤]

低分子デキストランは、血漿増量効果の他に末梢循環血流改善作用や血栓予防効果をもつため、血液の粘り気(粘稠度)をさげ、血管の流れをよくする目的で脳梗塞治療に用いられることが多い。デキストラン製剤は大量に長期間投与すると腎障害を起こすおそれがあるため、連用する場合は5日以内となっている。腎障害やアナフィラキシーショックなどの副作用から手術中に用いられる代用血漿製剤としての使用はHES製剤が多い。

脂肪酸組成(%)				濃グリセリン(g)	卵黄レシチン(g)
レン酸*	オレイン酸	パルミチン酸	ステアリン酸		
7	24	12	4	5.5	3
				1.1	0.6
				2.2	1.2
				5.5	3

＊必須脂肪酸

・必須脂肪酸欠乏に対しては20%脂肪乳剤100〜250mLを週2回投与すれば予防できる

参考文献：
➡月刊薬事Vol. 59増刊号「まるごとわかる栄養療法」(じほう, 2017)
➡「やさしく学ぶための輸液・経腸栄養の第一歩(第3版)」(大塚製薬工場)
➡PDNウェブサイト：丸山道生. PDNレクチャー Chapter 3 静脈栄養. http://www.peg.or.jp/lecture/parenteral_nutrition/02-10.pdf (2023. 12. 1. 閲覧)

陽イオン(mEq/L)			陰イオン(mEq/L)		糖(%)	容量(mL)
Na^+	K^+	Ca^{2+}	Cl^-	HCO_3^-剤		
–	–	–	–	–	5	500
130	4	3	109	28 (Lac^-)	–	250 500
					–	500
105.6	4	2.7	92.3	20 (Lac^-)	1	500
154	–	–	154	–	–	
	–	–		–	–	

[HES製剤]

HESとは、デンプンのグルコース単位のうち、一部のヒドロキシ基の水素をヒドロキシエチル基で置換した物質であり、血管内では水分保持に寄与する水分結合能を有する膠質浸透圧物質として働くことから、循環血液量を保持する能力に優れている。6%HES製剤として、乳酸リンゲル類似の電解質を加えたヘスパンダー輸液、生食を配合したサリンヘス輸液、ボルベン輸液がある。
従来のHES製剤であるヘスパンダー輸液、サリンヘス輸液の1日あたりの投与上限が20mL/kgであるのに対し、ボルベン輸液は1日あたりの投与上限が50mL/kgであるため、アルブミン使用量を減らすことができる。

⑫ 主なステロイド外用剤

主なステロイド外用剤

強度		一般名	販売名
ストロンゲスト（SG）		クロベタゾール プロピオン酸エステル	デルモベート
		ジフロラゾン 酢酸エステル	ダイアコート
ベリーストロング（VS）	II	モメタゾン フランカルボン酸エステル	フルメタ
		ベタメタゾン酪酸 エステルプロピオン酸エステル	アンテベート
		フルオシノニド	トプシム、E
		ベタメタゾン ジプロピオン酸エステル	リンデロン-D
		ジフルプレドナート	マイザー
		アムシノニド	ビスダーム
		ジフルコルトロン 吉草酸エステル	ネリゾナ
		酪酸プロピオン酸 ヒドロコルチゾン	パンデル
ストロング（S）	III	デプロドン プロピオン酸エスエル	エクラー
		デキサメタゾン プロピオン酸エステル	メサデルム
		デキサメタゾン 吉草酸エステル	ボアラ
		ベタメタゾン 吉草酸エステル	リンデロン-V ベトネベート
		フルオシノロンアセトニド	フルコート
マイルド（M）	IV	プレドニゾロン 吉草酸エステル酢酸エステル	リドメックス
		トリアムシノロンアセトニド	レダコート
		アルクロメタゾン プロピオン酸エステル	アルメタ
		クロベタゾン 酪酸エステル	キンダベート
		ヒドロコルチゾン 酪酸エステル	ロコイド
ウィーク（W）	V	プレドニゾロン	プレドニゾロン
		デキサメタゾン	オイラゾン

剤形			
軟膏	クリーム	ローション	その他
●	●		スカルプ
●	●		
●	●	●	
●	●	●	
●	●	●	スプレー
●	●		ゾル
●	●		
●	●		
●	●	●	
●	●	●	
●	●	●	プラスター
●	●	●	
●	●		
●	●	●	
●	●		
●	●	●	スプレー
●	●	●	
●	●		
●			
●			
●	●		
●	●		
	●		

NOTE

各部位でのステロイド吸収量の比較

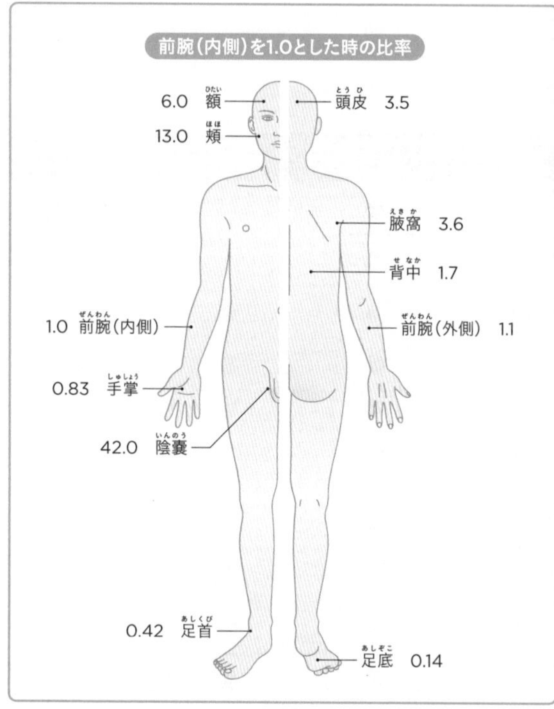

コラム ステロイド外用剤の塗る順番について

ステロイド外用剤は乾燥しがちな時期やアトピー疾患に対してヒルドイド®(ヘパリン類似物質)などの保湿剤と一緒に処方されるケースが多くあります。塗る順番を気にする人も多いですが、特に決まりはありません。しかし塗布する部位や広さによっては塗布する順番に注意をしてもらうアドバイスが必要な時があります。

●ステロイド剤と保湿剤を重ね塗りする場合

それぞれを重ね塗りする場合は、ステロイド剤を不必要に塗り広げないために、①保湿剤を広く塗布、②ステロイド剤をピンポイントで重ね塗りする、という順番で塗布するとよいでしょう。

●複数のステロイド剤が処方された場合

ステロイド外用剤は作用の強弱で5段階のランクに分類され(p.146参照)、患部の場所によりランクが異なるステロイド剤が使用されます。患部別に複数のランクが異なるステロイドが処方された場合は、「ランクが低い(作用がウィーク)ステロイド剤から順番に塗布する」とよいでしょう。例えば、顔と腹部に2種類のステロイド剤を塗布する場合、顔用に処方されたランクの低いステロイド剤を先に塗布し、その後に腹部へのステロイド剤を塗布すると、途中で手を洗う手間がなく塗布することができます。逆に、ステロイド剤のランクが強い薬から弱い薬の順番で塗布する場合は、軟膏を変える度に手洗いの必要があります。手洗いの手間を省いて、強いステロイド剤が指に残ったままの状態で弱いステロイド剤を指に取り患部に塗布すると、患部に不適切なランクのステロイド剤が塗布されることになるため副作用の可能性が高まります。

NOTE

ステロイド換算表

作用時間	一般名	販売名	臨床的対応量(mg)※1	力価比(コルチゾール)※2	
				抗炎症作用	電解質作用
短時間型	ヒドロコルチゾン	コートリル錠	20	1	1
		ソル・コーテフ注			
		水溶性ハイドロコートン注			
中時間型	プレドニゾロン(PSL)	プレドニン錠、プレドニゾロン錠	5	4	0.8
		水溶性プレドニン注			
	メチルプレドニゾロン	メドロール錠	4	5	0.5
		ソル・メドロール注			
	トリアムシノロン	レダコート錠			0
		ケナコルト-A注			
長時間型	デキサメタゾン	デカドロン錠	0.75	25〜30	0
		デカドロン注			
	ベタメタゾン	リンデロン錠			
		リンデロン注			

※1 コルチゾールの平均分泌量(20mg)に対応する投与量
※2 生理的糖質コルチコイドとしてのコルチゾールの抗炎症作用とコルチゾールの電解質作用(鉱質コルチコイド作用)をそれぞれ1としたときの効力比。なお、コルチゾールの鉱質コルチコイド作用は糖質コルチコイド作用の約15分の1とされている。

コラム **錠剤換算早見**

プレドニン錠5mg　1錠
=コートリル錠10mg　2錠
=デカドロン錠0.5mg　1.5錠

内服薬と注射薬との換算の考え方

通常、内服薬と注射薬では用量調節は必要ないとされている。

コラム 外用剤使用時のワンポイント

1. 軟膏

Q. 軟膏やクリームを塗る量の目安1FTU（finger tip unit）とは？

A. 1FTU（finger tip unit）とは人差し指の先端から第一関節までチューブから絞り出した量が約0.5gで、両方の手のひらに塗る量に相当するという塗り方です。
1FTUは本来ステロイドの軟膏やクリームを塗る時の量ですが、近年抗がん剤治療の副作用対策として保湿剤やステロイドなどの外用剤（軟膏、クリームなど）が処方される事も多くなってきています。
軟膏やクリームは塗布量が少ないために効果が弱くなってしまう事もあるため使用量や使用方法を薬剤師が説明して正しく使っていただく事が必要です。

➡日本皮膚科学会「皮膚科領域の薬の使い方」
https://www.dermatol.or.jp/qa/qa39/q03.html（2023. 12. 1. 閲覧）

CHECK
5gチューブだと2回絞り出した量が1FTU（約0.5g）

両方の手のひらに塗る量は…

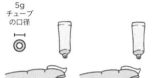

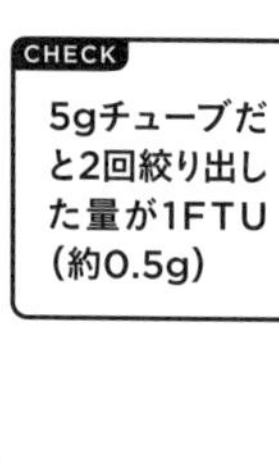

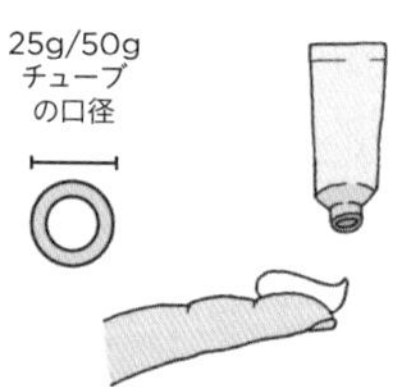

チューブの口径が小さいため搾り出した量が同じ長さでも25g/50gチューブ製剤の約半量

約0.5g

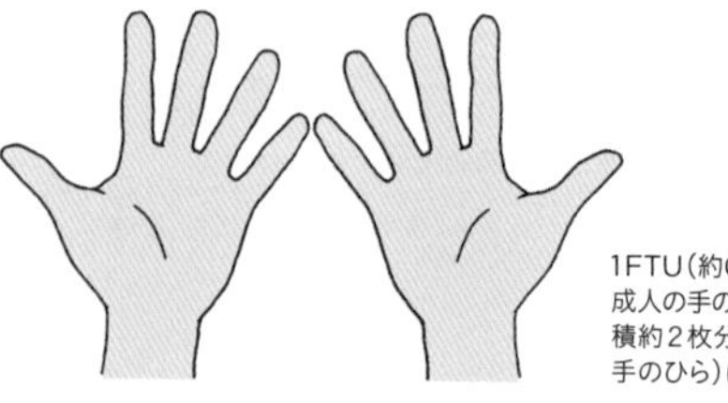

1FTU（約0.5g）で成人の手のひらの面積約2枚分（両方の手のひら）に塗れる

2. 坐薬

Q. 坐薬をカットする時は、どうすればよいですか？

A. 坐薬の包装のままハサミ又はカッターでカットして下さい。包装から取り出してからカットすることもできますが、直接坐薬に触れていると指先の体温で溶けてしまうことも考慮すると、包装のままカットした方が簡単だと思われます。

Q. 2種類の坐薬が処方された場合の注意点を教えて下さい。

A. 2種類の坐薬が処方された時の投与順は、水溶性基剤の坐薬を先に挿入してもらい、30分程度時間をあけて脂溶性基剤の坐薬を使用するように説明して下さい。

水溶性基剤坐薬の例	油脂性基剤坐薬の例
・ダイアップ坐剤®（ジアゼパム坐薬） 4mg、6mg、10mg ・ナウゼリン坐剤®（ドンペリドン坐薬） 10mg、30mg、60mg	・アンヒバ坐剤小児用®（アセトアミノフェン坐薬） 5mg、100mg、200mg ・アルピニー坐剤®（アセトアミノフェン坐薬） 50mg、100mg、200mg ・ボルタレンサポ®（ジクロフェナクNa坐薬） 12.5mg、25mg、50mg

［例］

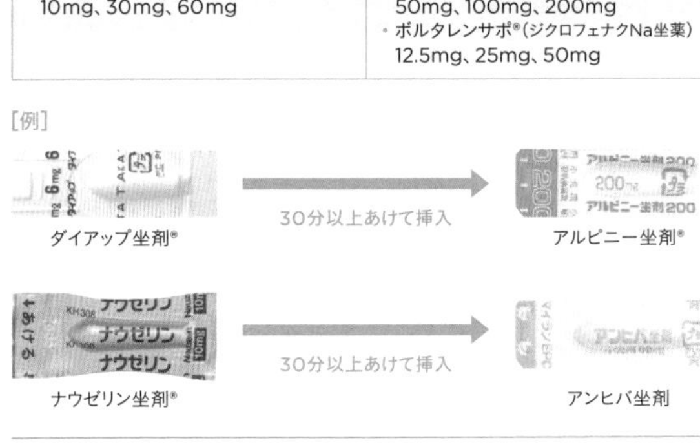

ダイアップ坐剤® → 30分以上あけて挿入 → アルピニー坐剤®

ナウゼリン坐剤® → 30分以上あけて挿入 → アンヒバ坐剤

3. 目薬

Q. 点眼薬1本で何日分ですか？

A. 20滴で約1mLと考えると5mL点眼液は100滴ということになります。
それを基に考えると、
1日2回両眼に点眼する（＝1日4滴）➡25日分
2.5mLの点眼液（1日1回点眼の緑内障の薬に多い）だと1本50滴なので、
1日1回両眼に点眼（＝1日2滴）➡25日分
使用時の滴数や回数にもよりますが、この点眼回数例だと3週間分は持つということですね。

Q. 2種以上の点眼薬が処方された時の順番は？

A. 2種あるいは3種類の点眼薬が処方された場合、医師の指示がある時はその指示に従って指導して下さい。一般的には、
「水溶性点眼薬➡懸濁性点眼薬➡油性点眼薬➡ゲル化点眼薬➡眼軟膏」
の順序で点眼するように説明します。

点眼の順番 ↓

	種類	点眼薬の例
①	水溶性点眼薬	クラビット®点眼薬0.5%・1.5%（抗菌薬） ヒアレイン®点眼薬0.1%・0.3%（ドライアイ治療薬）
②	懸濁性点眼液	ピレノキシン懸濁性®点眼液0.005% （老人性白内障治療薬） フルメトロン®点眼液0.02%・0.1% （ステロイド性抗炎症薬）
③	油性点眼薬	現在該当品なし
④	点眼後ゲル化する点眼薬	チモプトールXE®点眼液0.25%・0.5%（緑内障治療薬） リズモン®TG点眼液0.25%・0.5%（緑内障治療薬） オフロキサシンゲル化点眼液0.3%（抗菌薬）
⑤	眼軟膏	エコリシン®眼軟膏（抗菌薬） フラビタン®眼軟膏0.1%（角膜炎、眼瞼炎治療薬）

NOTE

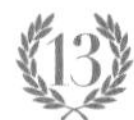

主な消毒薬

水準	消毒薬	人体	器具	環境
高水準	グルタラール	×	▲（内視鏡●）	×
	フタラール	×	▲（内視鏡●）	×
	過酢酸	×	▲（内視鏡●）	×
中水準	次亜塩素酸ナトリウム	▲（皮膚×）	▲（内視鏡×）	▲
	エタノール	▲（皮膚●）	▲（内視鏡×）	▲
	ポビドンヨード	●	×	×
低水準	クロルヘキシジン	●（粘膜×）	▲（内視鏡×）	●
	塩化ベンザルコニウム	●	▲（内視鏡×）	●
	塩化ベンゼトニウム	●	▲（内視鏡×）	●
	両性界面活性剤	●	▲（内視鏡×）	●

●：使用可能
▲：注意して使用
×：使用不可

※1 インフルエンザウイルス、ヘルペスウイルスなど
※2 ノロウイルス、ロタウイルス、アデノウイルスなど
※3 バチルス属（Bacillus spp.）の芽胞に対しての効果は弱い

・国公立大学附属病院感染対策協議会, 病院感染対策ガイドライン2018年版（2020年3月増補版）. 株式会社じほう, 2020.
・洪愛子編, 院内感染必須ハンドブック第2版. 中央法規出版株式会社, 2013

このほか、中水準および低水準の手指衛生に使用する擦式アルコール手指消毒薬がある。

消毒薬	人体	器具	環境
擦式アルコール手指消毒薬	▲（内視鏡●）	×	×

芽胞	結核菌	ウイルス			真菌	一般細菌 (MRSA)
		HBV	エンベロープ無[※2]	エンベロープ有[※1]		
●	●	●	●	●	●	●
●[※3]	●	●	●	●	●	●
●	●	●	●	●	●	●
▲	●	●	●	●	●	●
×	●	▲	▲	●	●	●
×	●	●	●	●	●	●
×	×	×	×	▲	▲	●
×	×	×	×	▲	▲	●
×	×	×	×	▲	▲	●
×	×	×	×	▲	▲	●

●:有効
▲:高濃度または時間をかければ有効となる場合がある。
×:無効

微生物の消毒抵抗の強さ、及び消毒薬の抗菌スペクトル

高水準消毒薬
中水準消毒薬
低水準消毒薬

×	●	▲	▲	●	●	●

 ビタミンとミネラル

水溶性ビタミン

	活性型	生理作用	欠乏症
ビタミンB_1（チアミン）	チアミンピロリン酸（TPP）	ピルビン酸の酸化的脱炭酸反応に関与	脚気、ウェルニッケ脳症
ビタミンB_6（ピリドキシン、ピリドキサール、ピリドキサミンの総称）	ピリドキサールリン酸（PLP）	アミノ基転移反応、アミノ酸の脱炭酸反応に関与	神経炎 副作用防止目的でイソニアジドとビタミンB_6製剤が併用される
ビタミンB_2（リボフラビン）	フラビンアデニンジヌクレオチド（FAD） フラビンモノヌクレオチド（FMN）	FAD（$FADH_2$）、FMN（FMNH）:酸化還元反応に関与	口角炎
ナイアシン（ニコチン酸、ニコチンアミド）	ニコチンアミドアデニンジヌクレオチド（NAD^+） ニコチンアミドアデニンジヌクレオチドリン酸（$NADP^+$）	NAD^+（NADH）:酸化還元反応に関与 NADPH:還元反応に関与	ペラグラ
パントテン酸	補酵素A（CoA）	アシル基転移反応に関与	皮膚炎
ビオチン	ビオチン	炭酸固定反応に関与	皮膚炎
葉酸	テトラヒドロ葉酸（THF）	一炭素転移反応に関与	巨赤芽球性貧血
ビタミンB_{12}（コバラミン）（※1）	メチルコバラミン	メチル基転移反応に関与	悪性貧血（胃の切除などによる）
ビタミンC（アスコルビン酸）（※2）	アスコルビン酸	コラーゲン合成におけるプロリンやリジンの水酸化反応に関与 抗酸化作用	壊血病

※1 植物性食品中にはほとんど含まれない。吸収には、胃から分泌される内因子が必要
※2 ヒト、サル、モルモットでは合成できない

➡葉酸の多様な用途 P021
➡栄養と輸液 P058
➡輸液製剤 P128

脂溶性ビタミン

	合成経路	生理作用	欠乏症	過剰症
ビタミンA（レチノール、レチナール、レチノイン酸の総称）	β-カロテン（緑黄色野菜）➡ビタミンA（動物性油脂）	レチノール、レチナール：眼の感光物質であるロドプシンの合成に関与 レチノイン酸：核内受容体に結合して、細胞の分化・正常維持に関与	夜盲症	催奇形性、頭蓋内圧亢進症（頭痛）
ビタミンD_3（コレカルシフェロール）（※1）	7-デヒドロコレステロール➡ビタミンD_3	活性型ビタミンD_3は、小腸上皮細胞の核内受容体に結合して、カルシウム結合タンパク質の合成を促進し、小腸からのカルシウムの吸収を高める	低カルシウム血症、くる病、骨軟化症	高カルシウム血症
ビタミンE（トコフェロール）		抗酸化作用（ラジカル捕捉剤として、不飽和脂肪酸の酸化を防止）		
ビタミンK（K_1=フィロキノン、K_2=メナキノン）（※2）		ビタミンK依存性タンパク質（プロトロンビン、オステオカルシンなど）の前駆体のグルタミン酸残基をγ-カルボキシ化する酵素の活性発現に関与	血液凝固障害	

※1 ビタミンD_3は、肝臓（25位）と腎臓（1α位）で2段階の水酸化を受けて、活性型ビタミンD_3（カルシトリオール）になる
※2 胎盤は通過しない

※腸内細菌が合成するビタミン:ビタミンB_2、ビタミンB_6、パントテン酸、ビオチン、葉酸、ビタミンB_{12}、ビタミンK_2

NOTE

必須元素

	機能	特徴
Ca	・生体に最も多く含まれる無機質 ・99%はヒドロキシアパタイトとして骨と歯に存在 ・血液凝固、筋収縮に重要な役割	・吸収促進因子：カゼインホスホペプチド（乳カゼイン消化物） ・吸収阻害因子：フィチン酸（穀類）、シュウ酸（ほうれん草、コーヒー）
P	・85%は骨と歯に存在	・過剰に摂取するとカルシウムの吸収を阻害する
Mg	・300種以上の酵素の補酵素 ・歯と骨の成分	・吸収阻害因子：フィチン酸 ・クロロフィル（葉緑素）に含まれる
Na	・体液の主要陽イオン ・血液のpH調節、浸透圧維持	・過剰摂取は高血圧のリスク要因となる ・調味料としての食塩摂取による比率が大きく、種々の食品中にも食塩として含まれる
K	・細胞内の主要陽イオン	・あらゆる食品に含まれ、特に新鮮な野菜、果物、肉類に多い ・高血圧予防の観点から目標量が設定されている

必須微量元素

	機能	特徴	
Fe	トランスフェリン（体内輸送） フェリチン（体内貯蔵） ヘモグロビン（O_2運搬） ミオグロビン（筋肉でのO_2貯蔵） シトクロムP450（異物代謝） シトクロムオキシダーゼ（電子伝達系） カタラーゼの成分	・ヘム鉄（動物性食品に多い）は、非ヘム鉄（植物性食品に多い）よりも消化管吸収率が高い ・非ヘム鉄（Fe^{3+}）は、ビタミンCでFe^{2+}に還元されて吸収される	
		欠乏症 鉄欠乏性貧血	所在 吸収阻害因子 フィチン酸
Cu	セルロプラスミン（銅輸送） シトクロムオキシダーゼ（電子伝達系） モノアミンオキシダーゼの成分 ヘム合成	欠乏症　貧血 代謝異常 ウイルソン病（肝臓からの銅排泄障害による銅蓄積症）	所在 貝類、牛乳、豆類、野菜類
Mn	ピルビン酸カルボキシラーゼ（糖新生） スーパーオキシドジスムターゼの成分	―	所在 穀類、野菜類、豆類、海藻 吸収阻害因子 フィチン酸
Zn	インスリン（糖代謝調節） アルコールデヒドロゲナーゼ 炭酸デヒドラターゼ スーパーオキシドジスムターゼの成分	欠乏症 創傷治癒遅延 味覚障害 など	吸収阻害因子 フィチン酸
Mo	キサンチンオキシダーゼ（プリン塩基代謝）	―	所在 豆類、動物の肝臓
Se	グルタチオンペルオキシダーゼ（過酸化物分解）の成分	欠乏症 心筋障害	所在 穀類、肉類、乳製品、魚介類
Co	ビタミンB_{12}の構成成分	欠乏症 心筋障害	所在 動物の肝臓、魚介類、穀類
I	チロキシン（T_4） トリヨードチロニン（T_3）の成分	欠乏症 クレチン症（小児）	所在 海藻、魚介類、豆類、穀類
Cr（3価）	耐糖因子	欠乏症 耐糖能異常	所在 穀類、果実、ビール酵母など

 主な創傷被覆材

➡褥瘡に関するスケール P172

使用材料	販売名	特徴
ハイドロコロイド	デュオアクティブ デュオアクティブCGF デュオアクティブET カラヤヘッシブ コムフィール アブソキュア	親水性ポリマーと疎水性ポリマーで作られ、創を湿潤環境に保ち乾燥を防ぐ。疼痛の緩和や創の存在を隠すなどの効果がある。感染創には使用できない。ポリマーの配合によって、ゲル化・膨潤するものがある。滲出液の多い創には適さない。吸収能は自重の1～2倍。
ハイドロジェル	イントラサイトジェルシステム グラニュゲル	創の乾燥を防ぎ、湿潤環境を保持する。壊死組織の自己融解を促進する。滲出液が多い創には適さない。シート状とジェル状のものがある。自重の2～3倍。
アルギン酸	ソーブサン カルトスタット	止血効果がある。滲出液を吸収し、創を湿潤環境に保つ。吸収力が高い。ポケットに充填することができるが、容易に切れるため創内に残らないようにする。自重の6～20倍。
ハイドロファイバー	アクアセル アクアセルAg	CMC-Naを繊維状にしたもの。滲出液を吸収し創を湿潤環境に保つ。水分を横ではなく縦に吸収するため、創周囲の皮膚を浸軟させない。アクアセルAgは、銀を含有し抗菌効果をもたらす。乾燥しているときは、容易に切れないが滲出液を吸収しゲル状になると切れるため、創内に充填するときには注意が必要。自重の25倍。
ポリウレタンフォーム	ハイドロサイト	滲出液を吸収し創面に後戻りをさせない。材型が豊富。3層構造。自重の8～14倍。
ハイドロポリマードレッシング	ティエール	3層構造からなり吸収パッドが滲出液を吸収し膨らみ創面にフィットする。自重の8倍。
ハイドロポリマービーズ	デブリサンペースト	ポリマーが滲出液を吸収する。必要時マクロゴールやグルセリンでペースト状にする。ペースト状になったものも販売されている。自重の4～5倍。

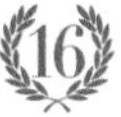

ハイリスク薬と注意すべき初期症状

NOTE

ハイリスク対象区分	注意すべき初期症状	主な販売名	一般名
血液凝固阻止薬	あざ	イグザレルト錠	リバーロキサバン
		エフィエント錠	プラスグレル
		エリキュース錠	アピキサバン
		プラビックス錠	クロピドグレル
		プレタール錠	シロスタゾール
		バイアスピリン錠	アスピリン
		パナルジン錠	チクロピジン
		プラザキサカプセル	ダビガトラン
		ワーファリン錠	ワルファリン
抗てんかん薬	皮疹、だるさ	アレビアチン散	フェニトイン
		イーケプラ錠	レベチラセタム
		エクセグラン錠	ゾニサミド
		セレニカR顆粒	バルプロ酸
		デパケンR錠	
		テグレトール錠	カルバマゼピン
		デプロメール錠	フルボキサミン
		プリミドン細粒	プリミドン
		ランドセン細粒	クロナゼパム
		リボトリール錠	
ジギタリス製剤	悪心、嘔吐、食欲不振	ジゴキシンKY錠	ジゴキシン
		ハーフジゴキシンKY錠	
		ラニラピッド錠	メチルジゴキシン
膵臓ホルモン剤	低血糖（冷汗やぼーっとすること）	イノレット30R注	インスリン製剤
		ノボラピッド50ミックス注	
		ノボリン30R注フレックスペン	
		ノボリンR注フレックスペン	
		ランタス注 ソロスター	
		レベミル注 イノレット	
糖尿病用薬	低血糖（冷汗やぼーっとすること）	アクトス錠	ピオグリタゾン
		アマリール錠	グリメピリド
		エクア錠	ビルダグリプチン
		オイグルコン錠	グリベンクラミド
		グリミクロン錠	グリクラジド
		ザファテック錠	トレラグリプチン
		グラクティブ錠 ジャヌビア錠	シタグリプチン
		スーグラ錠	イプラグリフロジン L-プロリン
		テネリア錠	テネリグリプチン
		トラゼンタ錠	リナグリプチン
		ネシーナ錠	アログリプチン
		ベイスン錠	ボグリボース
		メトグルコ錠	メトホルミン

➡調剤 P028

CHECK
長期間飲んでいるからといって安心してはいけない。高齢者は加齢により腎機能が低下するため少しずつ副作用症状が現れてくるので注意しよう。

➡インスリン製剤の作用動態 P098

NOTE

ハイリスク対象区分	注意すべき初期症状	主な販売名	一般名
精神神経用薬	だるさ、眠気	アタラックス錠	ヒドロキシジン
		ウインタミン細粒 コントミン糖衣錠	クロルプロマジン
		サインバルタカプセル	デュロキセチン
		ジェイゾロフト錠	セルトラリン
		セロクエル錠	クエチアピン
		トフラニール錠	イミプラミン
		トリプタノール錠	アミトリプチリン
		トレドミン錠	ミルナシプラン
		パキシル錠	パロキセチン
		ベンザリン錠	ニトラゼパム
		リーゼ錠	クロチアゼパム
		リフレックス錠	ミルタザピン
		セレニカR顆粒	バルプロ酸
		デパケンR錠	
		テグレトール錠	カルバマゼピン
		デプロメール錠	フルボキサミン
テオフィリン製剤	動悸や血圧の上昇	テオドール錠 ユニフィルLA錠 ユニコン錠	テオフィリン
不整脈用薬	ふらつき	サンリズムカプセル	ピルシカイニド
		テノーミン錠	アテノロール
		ミケラン錠	カルテオロール
		メインテート錠	ビソプロロール
		メキシチールカプセル	メキシレチン
		リスモダンカプセル	ジソピラミド
		ワソラン錠	ベラパミル
免疫抑制薬	咳(空咳)などの肺炎様症状	エンブレル皮下注	エタネルセプト

CHECK
テオフィリン製剤は血圧が高くなり頻脈傾向になる

➡TDMが必要な主な薬剤 P116

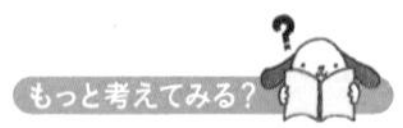

◆プレドニン服用患者さんから「夜中に悪夢が…」という訴え。なぜステロイドは夕方の服用は通常しないか考えてみよう。

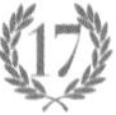

重篤な副作用の初期症状と患者への表現例

	症状	患者への表現例	副作用	代表的な原因医薬品
肝臓	嘔気・嘔吐、全身倦怠感、眼球・皮膚の黄染、黄疸、褐色尿	吐き気がして体がだるい、白目や皮膚が黄色い、尿の色が濃い	劇症肝炎	アカルボース、テガフール、ナプロキセン、バルプロ酸、フルタミド、プロピルチオウラシル、ベンズブロマロン、メトトレキサート
腎臓	乏尿・無尿、浮腫、倦怠感、呼吸困難感	尿の出が悪い、むくみ、体がだるい、息苦しい	急性腎不全	ゾレドロン酸、バンコマイシン、エダラボン
血液	四肢の点状出血、紫斑出血傾向、粘膜からの出血	手や足に赤い斑点がたくさん出る、青あざがよく出る	血小板減少症	アスピリン、インドメタシンファルネシル、カルバマゼピン、シメチジン、バルプロ酸、フェニトイン、ラニチジン、リファンピシン
血液	四肢の点状出血、褐色尿、発熱、出血傾向	手や足に赤い斑点がたくさん出る、青あざがよく出る、出血しやすい、尿が赤い(褐色)	血栓性血小板減少性紫斑病(TTP)	チクロピジン、クロピドグレル、シクロスポリン、タクロリムス、ペニシラミン
血液	発熱・悪寒、咽頭痛、四肢の点状出血、紫斑、出血傾向、動悸・呼吸困難感、冷汗、全身倦怠感	熱が高く、寒気がする、のどが痛い、手や足に赤い斑点がたくさん出る、あざができやすい、息苦しい・胸が苦しい、冷や汗がでる、体がだるい	再生不良性貧血	クロラムフェニコール、金製剤、アロプリノール、カルバマゼピン、シメチジン、フェニトイン、ペニシラミン、メトトレキサート
血液	全身倦怠感、労作時疲労感、労作時呼吸困難感、顔面蒼白	体がだるい、動くとすぐ疲れる、息切れする、顔色がよくない	赤芽球癆(せきがきゅうろう)(※1)	カルバマゼピン、チクロピジン、テオフィリン、バルプロ酸、フェニトイン、フロセミド
血液	咽頭痛、発熱、口内炎、全身倦怠感	のどの痛み、熱が出る、口の中が荒れる、痛い、体がだるい	無顆粒球症	アロプリノール、サラゾスルファピリジン、シメチジン、チアマゾール、チクロピジン、テガフール、フルシトシン、ペニシラミン

NOTE

→葉酸の多様な用途 P021

→抗がん剤と麻薬 P107

→TDMが必要な主な薬剤 P116

NOTE

	症状	患者への表現例	副作用	代表的な原因医薬品
過敏症状	発熱、関節痛、水疱・発疹、口内炎、結膜充血	熱がでる、関節が痛い、水ぶくれができる、口の中が荒れる、痛い、目が赤い・充血する	皮膚粘膜眼症候群（スティーブンス・ジョンソン症候群）（※2）	アセタゾラミド、イソニアジド、カルバマゼピン、サラゾスルファピリジン、ジクロフェナク、ゾニサミド、フェニトイン、メキシレチン
	発熱、発疹、皮膚の発赤、水疱、口唇のびらん、口内炎、咽頭痛、結膜充血	熱がでる、皮膚が赤くなり、水ぶくれができる、口の中が荒れる、痛い、のどが痛い、目が赤い・充血する	中毒性表皮壊死融解症（TEN）（ライエル症候群）	NSAIDs、アセタゾラミド、アセトアミノフェン、アモキシシリン、アロプリノール、イソニアジド、エリスロマイシン、オメプラゾール、カルバマゼピン、ジルチアゼム、ゾニサミド、バルプロ酸、フェニトイン、フェノバルビタール、ミノサイクリン、リファンピシン、レボフロキサシン
	蕁麻疹、眼瞼・口唇の浮腫、意識障害、呼吸困難、チアノーゼ	まぶた・唇が腫れる、意識がはっきりしない、息苦しい、指先・唇の色が悪い	アナフィラキシーショック	インターフェロン製剤、セフェム系抗菌薬、ペニシリン系抗菌薬、マクロライド系抗菌薬、アシクロビル、NSAIDs、PPI、アセタゾラミド、アセトアミノフェン、アルプラゾラム、インスリン、リゾチーム、オンダンセトロン、グラニセトロン、カプトプリル、ファモチジン、フロセミド、ベザフィブラート、ミソプロストール、メトクロプラミド、メトトレキサート、リファンピシン
	悪心・嘔吐、下痢、ぜん鳴（重症）血圧低下、チアノーゼ、眼前暗黒感、痙れん、気道浮腫、呼吸困難	吐き気がして気分が悪い、息をしているときにゼーゼーヒューヒューと音がする、指先・唇の色が悪い、目の前が真っ暗になる感じ、痙れん、息苦しい	アナフィラキシー	
	顔面・口唇・舌・咽頭領域の浮腫	顔・唇・舌のむくみ、喉が詰まるようで息がしづらい	血管性浮腫	ACE阻害薬、NSAIDs、オメプラゾール
呼吸器	服用後のぜん鳴、呼吸困難	呼吸時にゼーゼーヒューヒューと音がする	アスピリンぜん息	NSAIDs
	呼吸困難、乾性咳嗽、発熱	息苦しい、乾いた咳が出る、高い熱がでる	間質性肺炎	アミオダロン、小柴胡湯、インターフェロン製剤、ゲフィチニブ、ブレオマイシン、ペニシラミン、フルタミド、メトトレキサート

PART3 薬剤リスト

	症状	患者への表現例	副作用	代表的な原因医薬品
消化器	抜歯部位の疼痛・骨露出、歯の動揺、下唇の知覚異常、倦怠感 など	歯茎が腫れ、膿が出る、歯がグラグラする、歯の痛み、下唇の感覚が無くなる、体がだるい	顎骨壊死・顎骨骨髄炎	アレンドロン酸、リセドロン酸、ゾレドロン酸、デノスマブ
	腹痛・頻回の下痢	お腹が痛い、下痢が続く	偽膜性大腸炎	クリンダマイシン、アンピシリン
	胃部不快感、嘔気、食欲低下、胃痛、黒色便	胃のもたれ、胸やけ、食欲が無くなる、胃が痛い・しくしくする、便の色が黒くなる	消化性潰瘍	インターフェロン製剤、NSAIDs、副腎皮質ステロイド薬、テガフール、プロブコール
循環器	胸痛、不整脈、めまい、動悸、胸部不快感	胸が痛い・どきどきする、脈が飛ぶ、めまい	催不整脈	インターフェロン製剤、抗不整脈薬、ジギタリス製剤、シメチジン、ハロペリドール、フロセミド
	呼吸困難感、全身倦怠感、下肢浮腫、夜間の起座呼吸	息切れがする、疲れやすい、足がむくむ、夜間にせき込む	うっ血性心不全	ピオグリタゾン
精神神経系	入眠困難、中途覚醒、全身倦怠感、焦燥感、抑うつ状態	寝つきが悪い、体がだるい、イライラする、気分がいつも以上に沈む	うつ状態	インターフェロン製剤、副腎皮質ステロイド薬、レボドパ、レセルピン
	四肢の脱力、腫脹、しびれ、痛み、赤褐色尿(ミオグロビン尿)	手足に力が入らず、しびれる、尿の色が濃い	横紋筋融解症	HMG-CoA還元酵素阻害薬、ニューキノロン系抗菌薬、フィブラート系薬
	振戦、固縮、無動、舞踏運動、片側バリズム、アテトーゼ、ジストニア	手が震える、動きが鈍くなる、顔がひきつる、手足がこわばる、表情が硬くなる	錐体外路症状	ドネペジル、ドンペリドン
	舌、顎、四肢の不随運動	繰り返し唇をすぼめたり尖らせる、舌を左右に揺らしたり突き出す、口をモグモグする、歯を食いしばる	遅発性ジスキネジア	クロルプロマジン、ハロペリドール
	めまい、ふらつき、頭痛、振戦、手足のしびれ	めまいがして、ふらつく、まぶたや顔の筋肉がピクピクと動く	痙れん	インターフェロン製剤、ニューキノロン系抗菌薬、アシクロビル、イソニアジド、シクロスポリン、ジソピラミド、スルピリド、テオフィリン、デキサメタゾン、プレドニゾロン、メトクロプラミド

NOTE

NOTE

	症状	患者への表現例	副作用	代表的な原因医薬品
精神神経系	耳鳴、めまい、平衡感覚障害、聴力低下	音が聞こえにくい、めまい、ふらつく	第Ⅷ脳神経障害	バンコマイシン
	視界が白濁する、霧視、複視	霧がかかったように見える、かすんで見える、光がまぶしく感じる、明るいところの方が見えにくい、太陽を背景にした物が見えにくい、物がいくつにも見える	白内障	副腎皮質ステロイド薬
	発熱、筋強剛、無動無言、発汗、頻脈、意識障害	熱がでる、筋肉のこわばり、冷や汗がでる、胸がどきどきする	悪性症候群	アマンタジン、アミトリプチリン、イミプラミン、クロルプロマジン、スルピリド、ハロペリドール、ミアンセリン、リスペリドン、レボドパ
代謝・電解質異常	口渇、脱水、悪心、嘔吐、腹痛、下痢	のどの渇き、尿の回数が増える、お腹が痛い・下痢、吐き気がする	高血糖	オランザピン、クエチアピン
	意識障害、クスマウル呼吸	気を失っている、深くて異常な呼吸	糖尿病性ケトアシドーシス	
	ショック、昏睡	意識がない	糖尿病性昏睡	
	脱力感、高度の空腹感、発汗、振戦、動悸	力が入らない、冷や汗をかく、ふるえ、胸がどきどきする	低血糖	グリベンクラミド、メトホルミン、ブホルミン、リラグルチド
	腹痛、下痢、吐き気、嘔吐、強い倦怠感、傾眠、昏睡状態、過呼吸、クスマウル呼吸、筋肉の痙れん	呼吸が深くあるいは速くなる、お腹が痛い、体がだるい、吐き気がする、全身が震える	乳酸アシドーシス	メトホルミン、ブホルミン

※1 赤血球だけが減少する再生不良性貧血の一種。持続すると重篤な貧血になる
※2 皮膚粘膜移行部に、粘膜病変が認められる。失明の原因となりうる

コラム 高齢者で注意を要する医薬品②

●酸化マグネシウム製剤に対する注意

2015年10月、医薬品医療機器総合機構が酸化マグネシウム製剤の副作用である高マグネシウム血症の発症状況を発表し、使用に対する注意を呼びかけた。
同機構によると、2012年4月以降の高マグネシウム血症発症件数は国内で29件、うち4例が死亡。同機構は酸化マグネシウム製剤の販売元である製薬会社19社に、添付文書で注意を喚起するよう指示した。併せて高齢者・腎機能低下患者では必要最小限の用量にとどめ、定期的に血中マグネシウム値を検査するなど、予防に努めるよう訴えている。

PART4

臨床で役立つ様々なツール

① スケール

JCS(Japan Coma Scale)とGCS(Glasgow Coma Scale)

➡緊急時の指標 P215

<table>
<tr><th colspan="2" rowspan="2">JCS
(Japan Coma Scale)</th><th colspan="3">GCS(Glasgow Coma Scale)</th></tr>
<tr><th>E
開眼機能
(Eye opening)</th><th>V
言語機能
(Verbal response)</th><th>M
運動機能
(Motor response)</th></tr>
<tr><td rowspan="4">Ⅰ
刺激しなくても覚醒</td><td>0
意識清明</td><td rowspan="4">4点:
自発的に、またはふつうの呼びかけで開眼</td><td rowspan="2">5点:
見当識が保たれている</td><td rowspan="3">6点:
命令に従って四肢を動かす</td></tr>
<tr><td>1
意識清明とはいえない</td></tr>
<tr><td>2
見当識障害がある</td><td>4点:
会話は成立するが見当識が混乱</td></tr>
<tr><td>3
自分の名前、生年月日が言えない</td><td>ー</td><td>ー</td></tr>
<tr><td rowspan="3">Ⅱ
刺激すると覚醒</td><td>10
普通の呼びかけで容易に開眼</td><td rowspan="2">3点:
強く呼びかけると開眼</td><td rowspan="2">3点:
発語はみられるが会話は成立しない</td><td rowspan="3">ー</td></tr>
<tr><td>20
大きな声または体を揺さぶることにより開眼する</td></tr>
<tr><td>30
痛み刺激を加えつつ呼びかけを繰り返すと開眼</td><td>2点:
痛み刺激で開眼</td><td>2点:
意味のない発声</td></tr>
<tr><td rowspan="3">Ⅲ
刺激しても覚醒しない</td><td>100
痛み刺激に対し、払いのけるような動作をする</td><td rowspan="3">1点:
痛み刺激でも開眼しない</td><td rowspan="2">ー</td><td rowspan="2">5点:
痛み刺激に対して手で払いのける
4点:
指への痛み刺激に対して四肢を引っ込める
3点:
痛み刺激に対して緩徐な屈曲運動
(除皮質姿勢)
2点:
痛み刺激に対して緩徐な伸展運動
(除脳姿勢)</td></tr>
<tr><td>200
痛み刺激で少し手足を動かしたり顔をしかめる</td></tr>
<tr><td>300
痛み刺激にまったく反応しない</td><td>1点:発語みられず
※挿管などで発声がない場合は「T」表記
扱いは1点と同等</td><td>1点:
運動みられず</td></tr>
</table>

➡並木 淳, 他:GCSによる意識レベル評価法の問題点:JCSによる評価との対比. 日本臨床救急医学会雑誌, 10(1):20-25, 2007を参考に作成

NOTE

身体活動レベルと日常生活活動

身体活動レベル	(Ⅰ) 低い	(Ⅱ) 普通	(Ⅲ) 高い
METs(※)	1.5	1.75	2
日常生活の内容	生活の大部分を座って過ごし、静的な活動が中心の場合	主に座って行う仕事だが、職場内での移動や立って行う作業・接客等、通勤・買い物での歩行、家事、軽いスポーツ等のいずれかを含む場合	移動や立って行うことが多い仕事の従事者。あるいは、余暇にスポーツをする等、活発な運動習慣を持っている場合

※METs：運動によって消費するカロリーが、安静時の何倍にあたるかを示す。

➡厚生労働省「日本人の食事摂取基準（2020年版）」より改変

➡栄養と輸液 P058

活動係数とストレス係数

活動係数(AF)	
寝たきり（意識低下状態）	1.0
寝たきり（覚醒状態）	1.1
ベッド上安静	1.2
ベッド外活動あり	1.3～1.4
一般職業従事者	1.5～1.7

ストレス係数(SF)	
飢餓状態	0.6 ～ 0.9
手術	軽度：1.1 中等度：1.3～1.4 高度：1.5～1.8
長管骨骨折	1.2 ～ 1.3
癌/COPD	1.2 ～ 1.3
腹膜炎/敗血症	1.2 ～ 1.3
重症感染症/多発外傷	1.2 ～ 1.3
熱傷	1.2 ～ 1.3
発熱(1℃ごと)	1.2 ～ 1.3

➡NPO法人PDN〔http://www.peg.or.jp/care/nst/sanshutu.html（2023. 12. 1. 閲覧）〕より

体重1kgあたりの必要エネルギー

安静、肥満	軽労働	中労働	重労働
20～25kcal/kg	25～30kcal/kg	30～35kcal/kg	35～40kcal/kg

BMI（Body Mass Index）

BMI=体重(kg)÷身長(m)^2		
低体重（やせ）		18.5未満
普通		18.5～25未満
肥満	1度	25～30未満
	2度	30～35未満
	3度	35～40未満
	4度	40以上

痛みの強さを評価するスケール

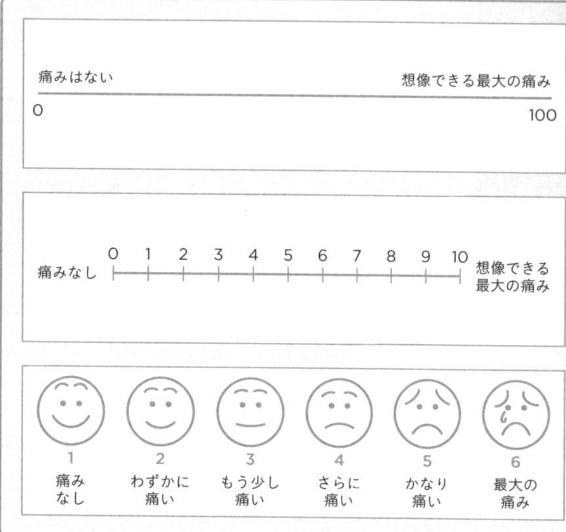

年齢ごとの参照体重と基礎代謝量

➡栄養と輸液
P058
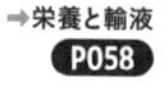

年齢 (years)	男性 基礎代謝基準値 (kcal/kg/日)	男性 参照体重 (kg)	男性 基礎代謝量 (kcal/日)	女性 基礎代謝基準値 (kcal/kg/日)	女性 参照体重 (kg)	女性 基礎代謝量 (kcal/日)
1〜2	61.0	11.5	700	59.7	11.0	660
3〜5	54.8	16.5	900	52.2	16.1	840
6〜7	44.3	22.2	980	41.9	21.9	920
8〜9	40.8	28.0	1,140	38.3	27.4	1,050
10〜11	37.4	35.6	1,330	34.8	36.3	1,260
12〜14	31.0	49.0	1,520	29.6	47.5	1,410
15〜17	27.0	59.7	1,610	25.3	51.9	1,310
18〜29	23.7	64.5	1,530	22.1	50.3	1,110
30〜49	22.5	68.1	1,530	21.9	53.0	1,160
50〜64	21.8	68.0	1,480	20.7	53.8	1,110
65〜74	21.6	65.0	1,400	20.7	52.1	1,080
75以上	21.5	59.6	1,280	20.7	48.8	1,010

➡厚生労働省「日本人の食事摂取基準（2020年版）」より

NOTE

➡がんの痛み P053

CHECK

視覚的評価スケール：VAS (Visual Analog Scale)
- 最もよく使われる
- 対象は7-8歳以上
- 現在の痛みが10cmの直線上のどの位置にあるかを示す

CHECK

数値評価スケール：NRS (Numeric Rating Scale)
- 痛みを11段階に分け、数字で選択する
- 国際的に評価ツールとして合意されている
- 痛みの変化を調べるために用いられる

CHECK

表情評価スケール：FRS (Face Rating Scale)
- 笑っている顔から泣いている顔の6段階の表情のうち、現在感じている痛みに近い表情を選ぶ
- 3歳以上や高齢者が主な対象

ブリストル便形状スケール

タイプ		形状			消化管の通過時間
1	便秘	コロコロ	ウサギの糞に似た硬くコロコロの便で、排便が困難なことも		非常に遅い（約100時間）
2		硬い	短く硬まった便		
3	正常	やや硬い	水分が少なく、ひび割れがあるバナナのような形状		
4		ふつう	表面がなめらかで適度な軟らかさがあるバナナや、とぐろを巻いた形状		
5		やや軟らかい	水分が多くやや軟らかい便		
6	下痢	泥状	形がない泥のような便		
7		水様	固まりのない水のような便		非常に早い（約10時間）

POINT

- 先に「タイプ1」が出た後「タイプ7」が出る場合➡便秘と判断
- 排便回数はあっても残便感がある場合➡便秘と判断

褥瘡に関するスケール

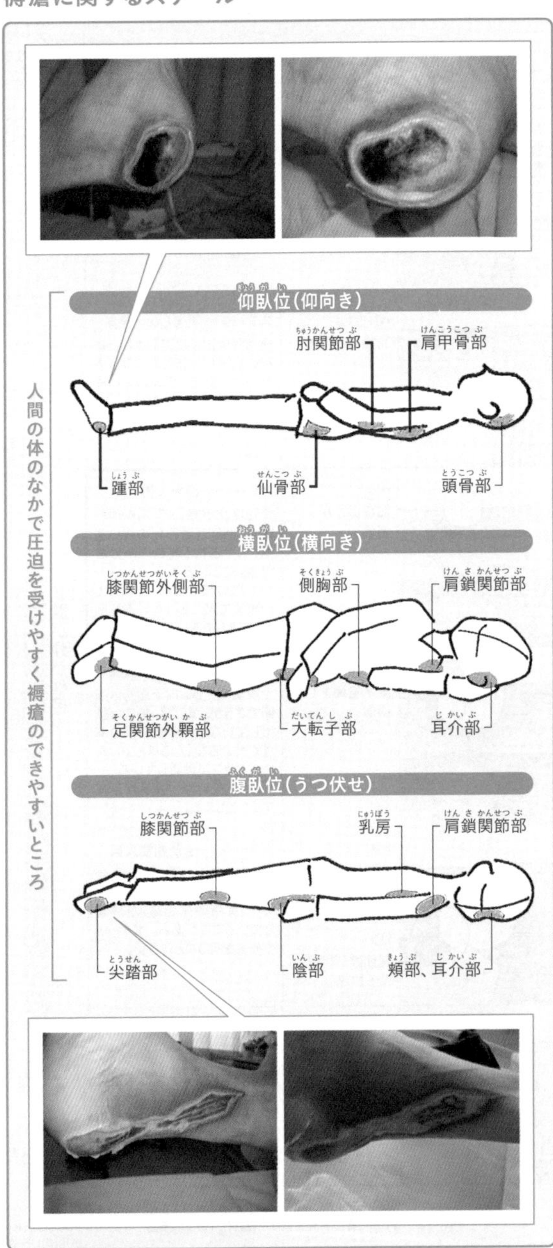
仰臥位(仰向き)
肘関節部
肩甲骨部
踵部
仙骨部
頭骨部
横臥位(横向き)
膝関節外側部
側胸部
肩鎖関節部
足関節外顆部
大転子部
耳介部
腹臥位(うつ伏せ)
膝関節部
乳房
肩鎖関節部
尖踏部
陰部
頬部、耳介部
人間の体のなかで圧迫を受けやすく褥瘡のできやすいところ

NOTE

	DESIGN-R 深さ	NPUAP/EPUAP ステージ分類
	d0 皮膚損傷・発赤なし	
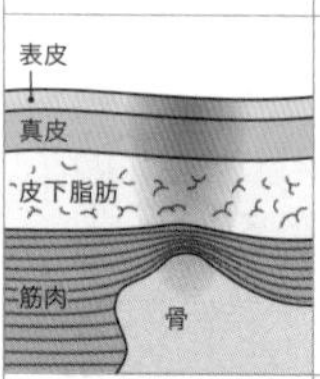 表皮 真皮 皮下脂肪 筋肉 骨		深部組織損傷(DTI)疑い 圧力やせん断力によって生じた皮下軟部組織が損傷に起因する、限局性の紫色または栗色の皮膚変色または血疱。
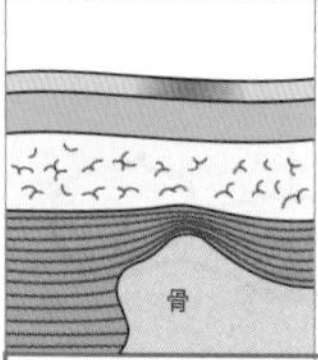 骨	d1 持続する発赤	ステージⅠ：消退しない発赤 通常骨突出部に限局された領域に消退しない発赤を伴う損傷のない皮膚。色素の濃い皮膚には明白なる消退は起こらないが、周囲の皮膚と色が異なることがある。
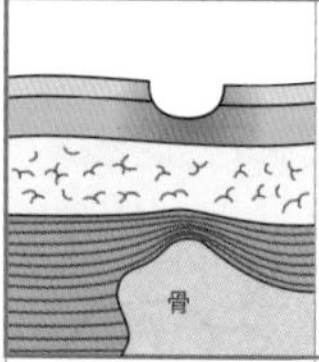 骨	d2 真皮までの損傷	ステージⅡ：部分欠損 黄色壊死組織(スラフ)を伴わない、創底が薄赤色の浅い潰瘍として現れる真皮の部分層欠損。皮蓋が破れていないもしくは開放/破裂した、血清または漿液で満たされた水泡を呈することもある。
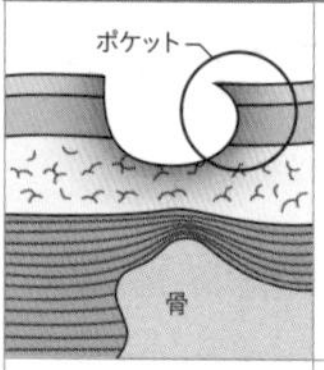 ポケット 骨	D3 皮下組織までの損傷	ステージⅢ：全層皮膚欠損 全層組織欠損。皮下脂肪は視認できるが、骨、腱、筋肉は露出していない。組織欠損の深度が分からなくなるほどではないがスラフが付着していることがある。ポケットや瘻孔が存在することもある。
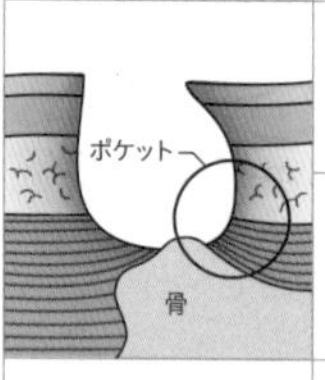 ポケット 骨	D4 皮下組織を越える損傷 D5 関節腔・体腔に至る損傷	ステージⅣ：全層組織欠損 骨、腱、筋肉の露出を伴う全層組織欠損。スラフまたはエスカー(黒色壊死組織)が付着していることがある。ポケットや瘻孔を伴うことが多い。
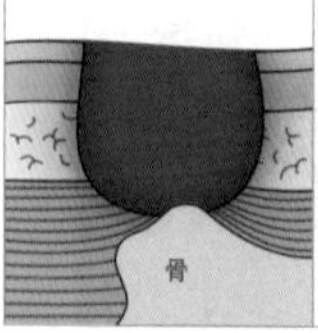 骨	DU 深さ判定が不能な場合	分類不能 創底にスラフやエスカーが付着し、潰瘍の実際の深さが全く分からなくなっている全損組織欠損。

浅い 約1か月で治癒するイメージ

Ⅱ度が分かれ目

深い 6か月以上かかることも

➡日本褥瘡学会「DESIGN-R®2020」
➡NPUAP/EPUAP(著)、宮地良樹ほか(監訳).「褥瘡の予防 クイックリファレンスガイド」より引用し作表

PART4 臨床で役立つ様々なツール

外用剤の基剤による分類

分類		基剤の種類		目的
疎水性	油脂性基剤	鉱物性 動植物性	白色ワセリン プラスチベース 亜鉛華軟膏	・皮膚の保護 ・表皮化促進 ・創面の保湿
親水性	乳剤性基剤	水中油型(O/W)	親水軟膏 バニシングクリーム	・薬剤の浸透性を高める(経皮吸水性) 【水中油型】 創の保護作用が弱い
		油中水型(W/O)	吸水軟膏 コールドクリーム	【油中水型】 創の保護作用が強い
	水溶性基剤	マクロゴール軟膏		・高い吸湿性 ・薬剤の浸透性は低い ・創面を乾燥させる

褥瘡治療に使用される軟膏

目的	主な販売名
壊死組織の除去	ゲーベンクリーム ユーパスタ カデックス ブロメライン軟膏 (親水性基剤)
肉芽促進	フィブラストスプレー オルセノン軟膏 (親水性基剤)
	プロスタンディン軟膏 (疎水性基剤)
創収縮	アクトシン軟膏 (親水性基剤)
抗生剤含有	バラマイシン軟膏 ゲンタシン軟膏 (疎水性基剤)
創の保護・保湿	亜鉛華軟膏 アズノール軟膏 (疎水性基剤)

CHECK
ゲーベンクリームはポビドンヨードと併用すると効力が低下するので注意

※軟膏剤で創の状態に適した基剤を選択できないときはポリウレタンフィルム(カテリープ®)などのドレッシング材を用い、適正な創の湿潤環境を保持する工夫も必要。

NOTE

→主な創傷被覆材
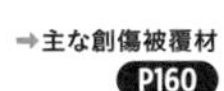
P160

嚥下スクリーニングツール（EAT-10）

・かかる時間の目安：4〜5分程度

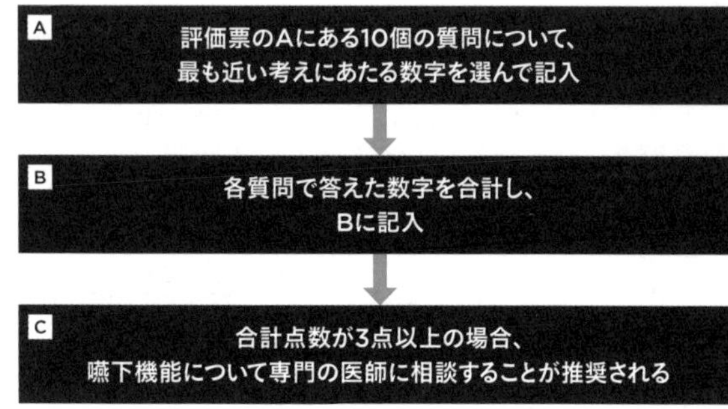

A
評価票のAにある10個の質問について、
最も近い考えにあたる数字を選んで記入
B
各質問で答えた数字を合計し、
Bに記入
C
合計点数が3点以上の場合、
嚥下機能について専門の医師に相談することが推奨される

EAT-10（イート・テン）
嚥下スクリーニングツール

Nestlé Nutrition Institute

氏名:	性別:	年齢:	日付:　年　月　日

目的

EAT-10は、嚥下の機能を測るためのものです。
気になる症状や治療についてはかかりつけ医にご相談ください。

A **A. 指示**

各質問で、あてはまる点数を四角の中に記入してください。
問い:以下の問題について、あなたはどの程度経験されていますか?

質問1:飲み込みの問題が原因で、体重が減少した
0=問題なし
1
2
3
4=ひどく問題
□

質問2:飲み込みの問題が外食に行くための障害になっている
0=問題なし
1
2
3
4=ひどく問題
□

質問3:液体を飲み込む時に、余分な努力が必要だ
0=問題なし
1
2
3
4=ひどく問題
□

質問4:固形物を飲み込む時に、余分な努力が必要だ
0=問題なし
1
2
3
4=ひどく問題
□

質問5:錠剤を飲み込む時に、余分な努力が必要だ
0=問題なし
1
2
3
4=ひどく問題
□

質問6:飲み込むことが苦痛だ
0=問題なし
1
2
3
4=ひどく問題
□

質問7:食べる喜びが飲み込みによって影響を受けている
0=問題なし
1
2
3
4=ひどく問題
□

質問8:飲み込む時に食べ物がのどに引っかかる
0=問題なし
1
2
3
4=ひどく問題
□

質問9:食べる時に咳が出る
0=問題なし
1
2
3
4=ひどく問題
□

質問10:飲み込むことはストレスが多い
0=問題なし
1
2
3
4=ひどく問題
□

B **B. 採点**

上記の点数を足して、合計点数を四角の中に記入してください。　合計点数（最大40点）□

C **C. 次にすべきこと**

EAT-10の合計点数が3点以上の場合、嚥下の効率や安全性について専門医に相談することをお勧めします。

➡EAT-10. ネスレヘルスサイエンスカンパニー
http://www.maff.go.jp/j/shokusan/seizo/kaigo/pdf/eat-10.pdf（2023. 12. 1. 閲覧）より転載

自立度の評価：バーセルインデックス（Barthel Index：機能的評価）

ADL（activities of daily living：日常生活動作）評価尺度の中で最もよく用いられている。

項目	得点	適用
食事	10	自立。自助具などの装着可。標準時間内に食べ終える。
	5	部分介助（例えば、おかずを細かくしてもらう）
	0	全介助
車椅子からベッドへの移乗	15	自立。ブレーキ、フットレストの操作ができる。歩行自立を含む。
	10	軽度の部分介助あるいは監視を要す。
	5	座ることは可能だが、ほぼ全介助。
	0	全介助あるいは不可能。
整容	5	自立～洗面・整髪・歯磨き・髭剃り
	0	部分介助あるいは全介助
トイレ動作	10	自立。衣服の操作、後始末を含む。ポータブル便器を使用している場合は、その洗浄も含む。
	5	部分介助。体を支える、衣服・後始末に介助を要する。
	0	全介助あるいは不可能。
入浴	5	自立
	0	部分介助あるいは全介助
歩行	15	45m以上歩行可。その際、補装具（車椅子、歩行器は除外）の使用の有無は問わない。注：歩行器は杖の事ではない。
	10	45m以上の介助歩行可。歩行器使用を含む。
	5	歩行不能の場合。車椅子にて45m以上の操作可能。
	0	上記以外。
階段昇降	10	自立。てすり等の使用の有無は問わない。
	5	介助あるいは監視を要する。
	0	不能。
着替え	10	自立。靴・ジッパー・装具の着脱を含む。
	0	上記以外。
排便コントロール	10	失禁無し。浣腸・座薬の取り扱いも可能。
	5	時に失禁あり。浣腸・座薬の取り扱いに介助を要する者も含む。
	0	上記以外。
排尿コントロール	10	失禁無し。収尿器の取り扱い可能。
	5	時に失禁あり。収尿器の取り扱いに介助を要する者も含む。
	0	上記以外。

（判定）100点：全自立、60点：部分自立、40点：大部分介助、0点：全介助

NOTE

NOTE

改訂長谷川式簡易知能評価スケール(HDS-R※)

一般の高齢者から認知症のある人をスクリーニングすることを目的としたもので、記憶を中心とした大まかな認知機能障害の有無をとらえる。確定診断には、専門医の診察が必要。

- かかる時間の目安:5〜10分程度
- 30点満点で20点以下は認知症疑いとなる

1	お歳はいくつですか? (2年までの誤差は正解)		0 1
2	今日は何年の何月何日ですか? 何曜日ですか? (年月日、曜日が正解でそれぞれ1点ずつ)	年	0 1
		月	0 1
		日	0 1
		曜日	0 1
3	私たちがいまいるところはどこですか? (自発的にでれば2点、5秒おいて家ですか? 病院ですか? 施設ですか? のなかから正しい選択をすれば1点)		0 1 2
4	これから言う3つの言葉を言ってみてください。あとでまた聞きますのでよく覚えておいてください。 (以下の系列のいずれか1つで、採用した系列に○印をつけておく) 1: a)桜 b)猫 c)電車 2: a)梅 b)犬 c)自動車		0 1
5	100から7を順番に引いてください。 (100−7は?、それからまた7を引くと? と質問する。最初の答えが不正解の場合、打ち切る)	(93)	0 1
		(86)	0 1
6	私がこれから言う数字を逆から言ってください。 (6-8-2、3-5-2-9を逆に言ってもらう、3桁逆唱に失敗したら打ち切る)	2-8-6	0 1
		9-2-5-3	0 1
7	先ほど覚えてもらった言葉をもう一度言ってみてください。 (自発的に回答があれば各2点、もし回答がない場合以下のヒントを与え正解であれば1点) a)植物 b)動物 c)乗り物		a: 0 1 2
			b: 0 1 2
			c: 0 1 2
8	これから5つの品物を見せます。それを隠しますのでなにがあったか言ってください。 (時計、鍵、タバコ、ペン、硬貨など必ず相互に無関係なもの)		0 1 2 3 4 5
9	知っている野菜の名前をできるだけ多く言ってください。 (答えた野菜の名前を右欄に記入する。途中で詰まり、約10秒間待っても答えない場合にはそこで打ち切る) 0〜5=0点、6=1点、7=2点、8=3点、9=4点、10=5点		0 1 2 3 4 5
	合計得点		

※HDS-R:Revised Hasegawa dementia scale

⇒加藤伸司ほか. 老年精神医学雑誌, 2(11), 1339-1347, 1991. より引用

PART4 臨床で役立つ様々なツール

数式

体表面積の計算

デュボア(du Bois)式

体表面積(m^2)

＝体重(kg)$^{0.425}$×身長(cm)$^{0.725}$×0.007184

藤本式

0歳：体表面積(m^2)

＝体重(kg)$^{0.473}$×身長(cm)$^{0.655}$×0.009568

1〜5歳：体表面積(m^2)

＝体重(kg)$^{0.423}$×身長(cm)$^{0.362}$×0.038189

6歳以上：体表面積(m^2)

＝体重(kg)$^{0.444}$×身長(cm)$^{0.663}$×0.008883

小児の薬用量計算

小児薬用量(mg)

＝添付文書に記載の投与量(mg/Kg)×年齢ごとの平均体重
×Von Harnack表(※)の年齢ごとの数値

➡抗菌薬の小児用量 P092

※ Von Harnack表

未熟児	新生児	6か月	1歳	3歳	7.5歳	12歳
1/10	1/8	1/5	1/4	1/3	1/2	2/3

呼吸商

$$呼吸商(RQ)=\frac{CO_2排出量}{O_2消費量}$$

CHECK
呼吸と栄養(エネルギー消費)には密接なかかわりがある

栄養素	O_2消費量(1gあたり)	CO_2排出量(1gあたり)	呼吸商
糖質	0.75L	0.75L	1.0
タンパク質	0.95L	0.76L	0.8
脂質	2.03L	1.43L	0.71

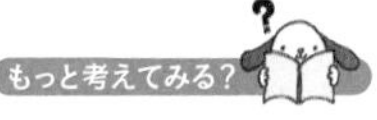

◆COPD患者は脂質の比率を高め糖質を制限するほうが肺への負担が少ない。呼吸商からこの理由を考えてみよう。

NOTE

➡目にする
「わからない」を解決、
表記から早引き
専門用語と略語
P207

➡がんの痛み
P053

γ計算

γとは何か？
がイメージできる
ようになろう！

$\gamma = \mu g/Kg/min$

＝1分間に体重1kgあたりに投与する薬剤量

「1γ投与」とは「1分間に体重1kgあたりに1μgを投与する」ことを指す。

例 体重50kgの人に1時間1γ投与するための必要量

「1γ投与」＝「1分間に体重1kgあたりに1μgを投与する」

1γ＝1(μg)×50(kg)×60(min)
＝3,000(μg/hr)
＝3(mg/hr)

コラム ドパミン塩酸塩注の投与量と作用

ドパミンはノルアドレナリンの化学的前駆物質である。ドパミン受容体、β受容体、α受容体を刺激する。投与濃度によりこれらの受容体に及ぼす作用が異なる。

●1〜4μg/kg/分：ドパミン受容体作動性

血圧や心拍数は増加しないが、腎・腸管膜血管を拡張し、腎血流量、糸球体濾過率、Na排泄を増加させる。

●4〜10μg/kg/分：β受容体作動性

肺動脈楔入圧を増やさないで心拍出量や心拍数を増加させ動脈圧を上昇させる。

●10μg/kg/分：α受容体作動性

肺動脈楔入圧や動脈圧を増やす一方、末梢血管を収縮させ、腎血流量を低下させる。

●20μg/kg/分：ノルアドレナリン投与と同様の効果

滴下数の計算

NOTE

成人用(1mL=20滴)の点滴セット
1分あたりの滴下数=〔輸液量(mL)×20〕/所要分数
所要時間(分)=〔輸液量(mL)×20〕/1分あたりの滴下数

小児用(1mL=60滴)の点滴セット
1分あたりの滴下数=〔輸液量(mL)×60〕/所要分数
所要時間(分)=〔輸液量(mL)×60〕/1分あたりの滴下数

現場でよくある質問

「この輸液を○時間で終わらせるには?」

考え方 1分あたりの滴下数を算出!
輸液の全量または残量(mL)を滴下数に換算➡所要分数で割る

現場でよくある質問

「この滴下数で何時に終わるかな?」

考え方 所要時間を算出!
輸液の全量または残量(mL)を滴下数に換算➡1分あたりの滴下数で割る

例 成人用(1mL=20滴)の点滴セットで200mLの輸液を1時間で終わらせるには?
200(mL)×20/60分=66≒60滴/分=だいたい1秒に1滴=3mL/分
例 小児用(1mL=60滴)の点滴セット200mLの輸液を1時間で終わらせるには?
200(mL)×60/60分=200滴/分=だいたい1秒に3滴=3mL/分

POINT
一般的には、成人用の点滴セットで**1分あたり約60～80滴**
患者の状況と輸液の種類などで調整するが、通常は
- **輸液100mL点滴⇒約30分少し超**
- **ゆっくり点滴⇒2倍の時間(60分)**　を一つの目安で覚えよう

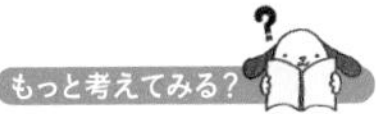

◆500mLの輸液を2時間で投与する指示のときの滴下数/分を成人用で計算してみよう。

NOTE

コラム　実際の注射オーダー例

●1日1,500mLを24時間キープで水分補給という場合

24時間キープ（持続で点滴）でいくのであれば点滴速度は60mL/hr（＝1mL/分）
1本500mLの輸液を60mL/hrで点滴⇒約8時間で1本

●1日1,500mL点滴で夜間は点滴しない場合

夜間は点滴を外してヘパロックでラインのみ残すのであれば80mL/hr
1本500mLの輸液を80mL/hrで点滴⇒約6時間で1本

水分量に関する計算

➡水分 P060

水分必要量の主な簡易計算式

1日必要量（mL）＝年齢別必要量（mL）×体重（kg）

25〜55歳の場合：35mL/kg/日
55〜65歳の場合：30mL/kg/日
65歳以上の場合：25mL/kg/日

1日必要量（mL）＝1mL×摂取エネルギー（kcal）

※投与エネルギー量が少ないと水分量が不足するので注意

不感蒸泄の算出式

不感蒸泄とは、肺・皮膚から蒸発する水分のことである。体温1℃上昇ごとに15%ずつ増加する。

1日必要量（mL）＝15mL×体重（kg）+200×（体温−36.8℃）

成人の場合：15mL×体重（kg）
15歳以下の場合：（30−年齢）mL×体重（kg）

※体温が1℃上がるごとに15%増加する。
※気温30度以上の場合、気温1℃上昇ごとに15%増加する。

代謝水の算出式

代謝水とは、体内で糖質、脂質、タンパク質が分解される際の最終生成物である。発熱時、手術時増加する。

1日あたり生成量（mL）＝5mL×体重（kg）

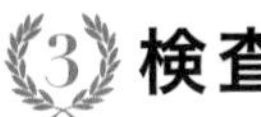

検査値

体液中の電解質組成の正常値

mEq/L		細胞外液		細胞内液
		血　漿	組織間液	
陽イオン	Na^+	**142**	**144**	15
	K^+	24	4	150
	Ca^{2+}	5	2.5	2
	Mg^{2+}	3	1.5	27
陰イオン	Cl^-	**103**	**114**	1
	HCO_3^-	27	30	10
	HPO_4^{2-}	2	2	100
	SO_4^{2-}	1	1	20
有機酸		5	5	
タンパク質		16	0	63
±イオン各計		154	152	194

血液中に最も多く存在する陽イオン（Na^+）

心臓の働きに重要な影響を与え細胞内液に最も多く存在（K^+）

血液中に最も多く存在する陰イオン（Cl^-）

アニオンギャップに関連している（HPO_4^{2-}、SO_4^{2-}）

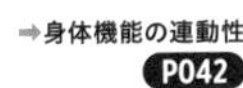
➡身体機能の連動性 P042

血液生化学検査

項目	基準値	高値	低値
総タンパク質（TP）	6.5〜8.2g/dL	高タンパク血症	低タンパク血症
血清アルブミン（Alb）	3.9〜4.9g/dL	脱水症など	ネフローゼ症候群、重症肝疾患、栄養失調など
アルブミン/グロブリン比（A/G比）	1.1〜2.0g/dL	低および無γグログリン血症	ネフローゼ症候群、重症肝疾患、Mタンパク血症、慢性炎症など
総ビリルビン（TB）	0.2〜1.2mg/dL	肝炎、肝硬変、胆石症、肝がん など	
直接ビリルビン（DB）	0.4mg/dL以下	肝炎、肝内胆汁うっ滞、原発性胆汁性肝硬変、閉塞性黄疸 など	
チモール混濁反応（TTT）	0〜5U	急性肝炎、肝硬変、慢性肝炎活動期、膠原病 など	
硫酸亜鉛混濁反応（ZTT）	4〜12U	慢性肝炎、肝硬変、慢性感染症、膠原病、多発性骨髄腫 など	
アスパラギン酸アミノトランスフェラーゼ[AST(GOT)]	5〜35U/L	肝障害、心筋梗塞、心不全、溶血、筋疾患など	
アラニンアミノトランスフェラーゼ[ALT(GPT)]	1〜30U/L	肝障害、伝染性単核球症、胆石症 など	
乳酸デヒドロゲナーゼ（LDH）	100〜220U/L	肝障害、心筋梗塞、溶血、筋疾患、悪性腫瘍など	

血液生化学検査(つづき)

項目	基準値	高値	低値
コリンエステラーゼ(ChE)	180〜466U/L	ネフローゼ症候群、脂肪肝、肥満、甲状腺機能亢進症 など	慢性肝疾患、肝硬変、肝がん、栄養障害 など
γ-グルタミルトランスペプチターゼ(γ-GTP)	男:40U/L以下 女:30U/L以下	アルコール性肝障害、脂肪肝 など	
アルカリホスファターゼ(ALP)	110〜340U/L	肝疾患、胆石症	悪性貧血、壊血病
総コレステロール(TC)	120〜220mg/dL	家族性高コレステロール血症、ネフローゼ症候群、甲状腺機能低下症、糖尿病、肝がん、肝硬変 など	無(低)βリポタンパク血症、甲状腺機能亢進症、肝炎、肝硬変 など
トリグリセリド(TG)	30〜150mg/dL	原発性脂質異常症、家族性複合型脂質異常症、甲状腺機能亢進症、糖尿病、高尿酸血症、肥満 など	無(低)βリポタンパク血症、甲状腺機能低下症、肝障害、吸収不良症候群 など
HDLコレステロール(HDL-C)	男:37〜67mg/dL 女:40〜71mg/dL	高HDL血症	低HDL血症
LDLコレステロール(LDL-C)	140mg/dL未満	家族性高コレステロール血症、家族性混合型脂質異常症、二次性脂質異常症、肥満 など	家族性低コレステロール血症、先天性無βリポタンパク血症、甲状腺機能亢進症、肝硬変 など
血清尿素窒素(BUN)	7〜20mg/dL	腎機能障害、脱水、心不全、消化管出血、副腎皮質ステロイド使用、甲状腺機能亢進症 など	肝不全、低タンパク血症、尿崩症、妊娠 など
血清クレアチニン(血清Cr)	男:0.7〜1.2mg/dL 女:0.5〜0.9mg/dL	腎機能障害、甲状腺機能亢進症など	筋委縮性疾患、尿崩症、妊娠 など
血清尿酸(血清UA)	男:3.5〜7.5mg/dL 女:2.5〜6.0mg/dL	痛風、腎機能障害、白血病、悪性リンパ腫 など	各種酵素欠損症
血清ナトリウム(Na)	134〜148mEq/L	発汗過多、嘔吐、下痢による水分喪失、尿崩症、ナトリウム過剰症 など	浮腫性疾患、慢性腎不全、抗利尿ホルモンの過剰産生、ナトリウム欠乏症 など
血清カリウム(K)	3.5〜5.0mEq/L	溶血、腎不全、腫瘍崩壊症候群 など	嘔吐、下痢、インスリン分泌の増加、原発性アルドステロン症 など
血清クロール(Cl)	96〜109mEq/L	高張性脱水症、尿細管性アシドーシス、呼吸性アルカローシス など	嘔吐、水分過剰時、原発性アルドステロン症、アジソン病、呼吸性アシドーシス、急性腎不全によるCl喪失 など
ヘモグロビンA1c(HbA1c)	4.3〜5.8%	糖尿病、慢性腎不全 など	溶血性貧血 など
C反応性タンパク(CRP)	0.3mg/dL未満	細菌・ウイルス感染症、関節リウマチ、悪性腫瘍、急性心筋梗塞 など	
クレアチンキナーゼ(CK)	男:60〜200U/L 女:40〜150U/L	筋疾患、脳出血、脳梗塞、脳挫傷、横紋筋融解症、心筋梗塞、甲状腺機能低下症 など	甲状腺機能亢進症、全身性エリテマトーデス、シェーグレン症候群 など

血液生化学検査（つづき）

項目	基準値	高値	低値
アミラーゼ（AMY）	60～160U/L	膵疾患、肝障害、耳下腺炎、腸閉塞 など	膵・唾液腺の荒廃による分泌低下、シェーグレン症候群 など
β-リポ蛋白（β-Lp）	男:150～600mg/dL 女:130～430mg/dL	糖尿病、動脈硬化症、肥満症、ネフローゼ症候群 など	肝実質障害、慢性栄養不良、がん など
赤血球数（RBC）	男:440～560万/μL 女:380～520万/μL	真性多血症	各種貧血(鉄欠乏性貧血、巨赤芽球性貧血、再生不良性貧血、溶血性貧血 など)、出血、一部の感染症、膠原病、抗がん剤投与 など
白血球数（WBC）	3,500～9,000/μL	感染症、自己免疫疾患、ステロイドなどの投与後、ホジキン病、白血病 など	薬剤性(抗がん剤の長期投与など)、放射線照射、がんの骨髄転移、急性白血病、骨髄線維症、多発性骨髄腫、再生不良性貧血、粟粒結核、敗血症、腸チフス、一部のウイルス感染症(麻疹、水痘、風疹) など
血小板数（Plt）	15～33万/μL	真性多血症 など	特発性血小板減少性紫斑病、血栓性血小板減少性紫斑病、急性白血病、再生不良性貧血、悪性貧血、薬物アレルギー、多発性骨髄腫、がんの骨髄転移、肝硬変症、播種性血管内凝固症候群(DIC) など
ヘモグロビン（血色素）量（Hb）	男:14～18g/dL 女:11～15g/dL	真性多血症 など	貧血 など
ヘマトクリット値（Ht）	男:42～45% 女:38～42%	真性多血症 など	貧血 など

呼吸機能検査

項目	基準値	上昇	低下
%肺活量（%VC）	80%以上		気管支拡張症、呼吸機能低下
1秒率（FEV1.0%）	70%以上	喘息、慢性気管支炎 など	呼吸機能低下
動脈血酸素分圧（PaO_2）	80～95mmHg（Torr）		貧血・気道閉塞・高山病などによる低酸素血症、呼吸不全 など
動脈血酸素飽和度（SaO_2）	94%以上		呼吸不全
動脈血二酸化炭素分圧（$PaCO_2$）	35～45mmHg（Torr）	CO_2 ナルコーシス	過換気症候群 など
炭酸水素イオン（HCO_3^-）	22～28mEq/L		
pH	7.35～7.45	7.45以上：アルカローシス	7.35未満：アシドーシス
塩基過剰（BE）	−2.2～＋2.2mEq/L		

NOTE

➡身体機能の連動性 P042
➡バイタルとフィジカルアセスメント P045

NOTE

尿検査

項目	基準値	高値(陽性)	低値(陰性)
尿比重	尿比重: 1.005〜1.030	嘔吐、下痢、発熱、発汗などによる脱水 など	水分過剰摂取、尿崩症、腎不全回復期 など※1
尿タンパク	定性: 陰性(−) 定量: 150mg/日未満(蓄尿)	陽性(+)または高値: ・腎障害(ネフローゼ症候群、糸球体腎炎、腎盂腎炎、腎腫瘍) ・中毒(水銀・鉛などの重金属、サルファ薬・バルビタールなどの薬剤) ・妊娠高血圧症候群、糖尿病性腎症 など	
尿糖	定性: 陰性(−) 定量: 100mg/日未満(蓄尿)	陽性(+)または高値: ・糖尿病＝尿糖陽性(+)ではない。腎臓には糖の排泄閾値があり、血糖が約160mg/dLを超えないと尿糖は+にならない ・内分泌疾患(末端肥大症、クッシング症候群、褐色細胞腫)や妊娠、心筋梗塞、脳圧亢進時でも陽性になることがある	
尿ケトン(アセトン)体	陰性(−)	陽性(+): 糖尿病(特に糖尿病性ケトアシドーシス)、飢餓状態、嘔吐、下痢、甲状腺機能亢進症	
尿潜血	陰性(−)	陽性(+): 腎・尿路系の炎症および結石、腫瘍、出血性素因など※2	
尿ウロビリノーゲン	弱陽性(±〜1+)	2+〜4+: 肝障害、溶血性貧血、著しい疲労、便秘など	陰性(−): 完全胆道閉塞、抗菌薬投与による腸内細菌減少
尿ビリルビン	陰性(−)	陽性(+): 肝細胞性黄疸、閉塞性黄疸(胆囊炎、胆石症、肝胆道腫瘍)、肝硬変、デュビンジョンソン症候群(体質性黄疸 など)	
尿沈査	赤血球: 1視野に5個以内 白血球: 1視野に5個以内 円柱: 1視野に0個	腎炎、ネフローゼ症候群、尿路結石、尿路感染症など	

日本薬学会編. 知っておきたい臨床検査値. 東京化学同人(2007)を参考に作成

※1 繰り返し測定しても1.010前後に値が固定している場合(等張尿という)は、腎機能低下末期
※2 尿沈査の顕微鏡検査結果と対比した判定が必要

4 身体各部の名称

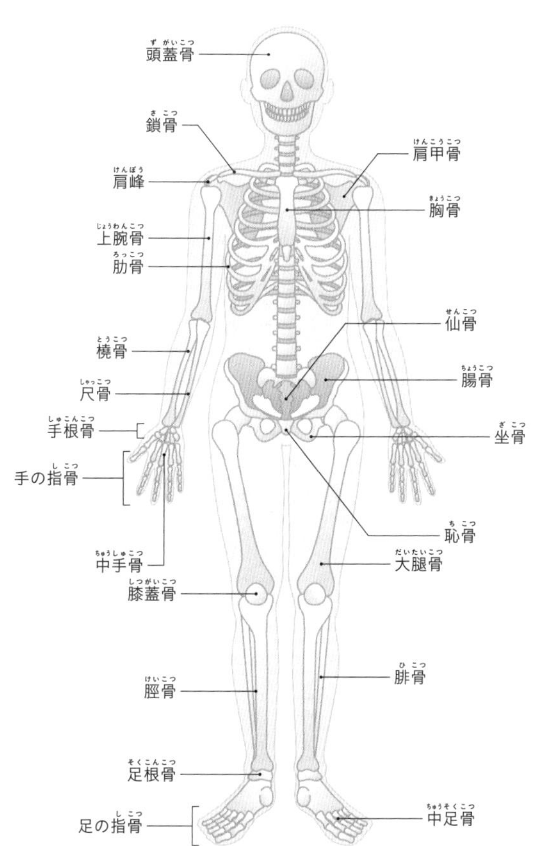

頭蓋骨
鎖骨
肩甲骨
肩峰
胸骨
上腕骨
肋骨
仙骨
橈骨
腸骨
尺骨
手根骨
坐骨
手の指骨
恥骨
中手骨
大腿骨
膝蓋骨
腓骨
脛骨
足根骨
足の指骨
中足骨

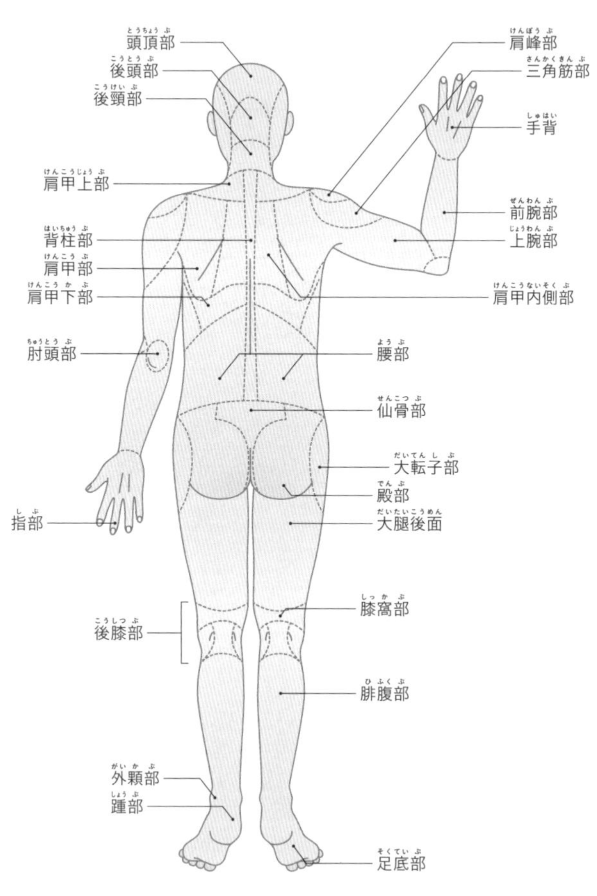
とうちょうぶ
頭頂部
こうとうぶ
後頭部
こうけいぶ
後頸部
けんこうじょうぶ
肩甲上部
はいちゅうぶ
背柱部
けんこうぶ
肩甲部
けんこうかぶ
肩甲下部
ちゅうとうぶ
肘頭部
しぶ
指部
こうしつぶ
後膝部
がいかぶ
外顆部
しょうぶ
踵部
けんぽうぶ
肩峰部
さんかくきんぶ
三角筋部
しゅはい
手背
ぜんわんぶ
前腕部
じょうわんぶ
上腕部
けんこうないそくぶ
肩甲内側部
ようぶ
腰部
せんこつぶ
仙骨部
だいてんしぶ
大転子部
でんぶ
殿部
だいたいこうめん
大腿後面
しっかぶ
膝窩部
ひふくぶ
腓腹部
そくていぶ
足底部

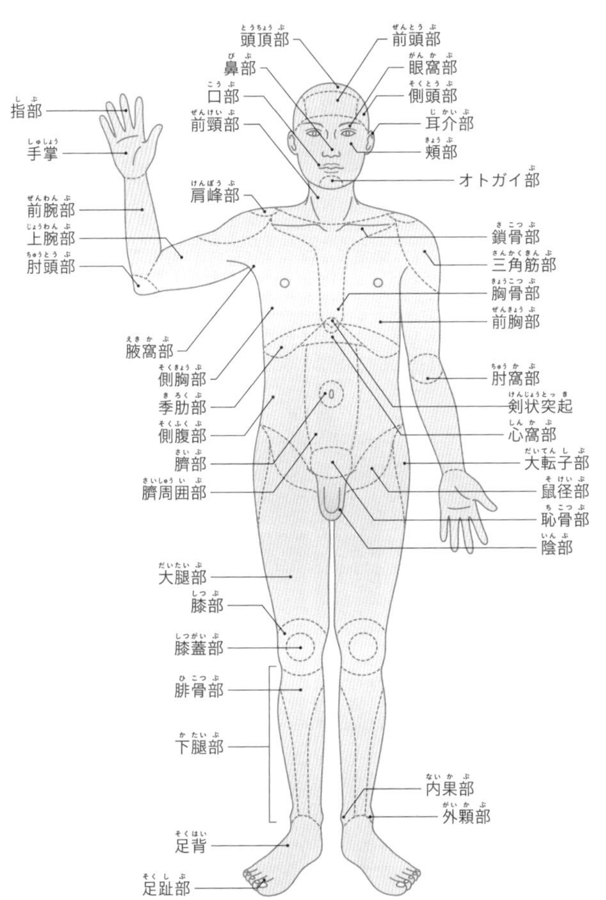
頭頂部
前頭部
鼻部
眼窩部
口部
側頭部
指部
前頸部
耳介部
手掌
頬部
オトガイ部
肩峰部
前腕部
上腕部
鎖骨部
肘頭部
三角筋部
胸骨部
前胸部
腋窩部
側胸部
肘窩部
季肋部
剣状突起
側腹部
心窩部
臍部
大転子部
臍周囲部
鼠径部
恥骨部
陰部
大腿部
膝部
膝蓋部
腓骨部
下腿部
内果部
外顆部
足背
足趾部

脳を下から見た図
（前方）
前頭葉
側頭葉
橋
延髄
小脳
（後方）
Ⅰ 嗅神経（嗅球）
Ⅱ 視神経
Ⅲ 動眼神経
Ⅳ 滑車神経
Ⅴ 三叉神経
Ⅵ 外転神経
Ⅶ 顔面神経
Ⅷ 聴（内耳）神経
Ⅸ 舌咽神経
Ⅹ 迷走神経
Ⅺ 副神経
Ⅻ 舌下神経

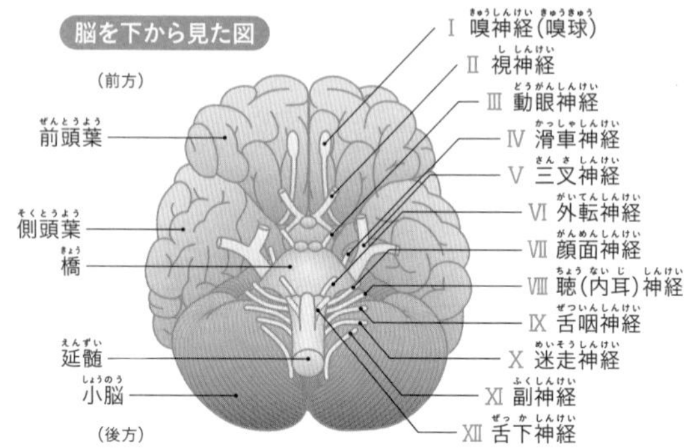

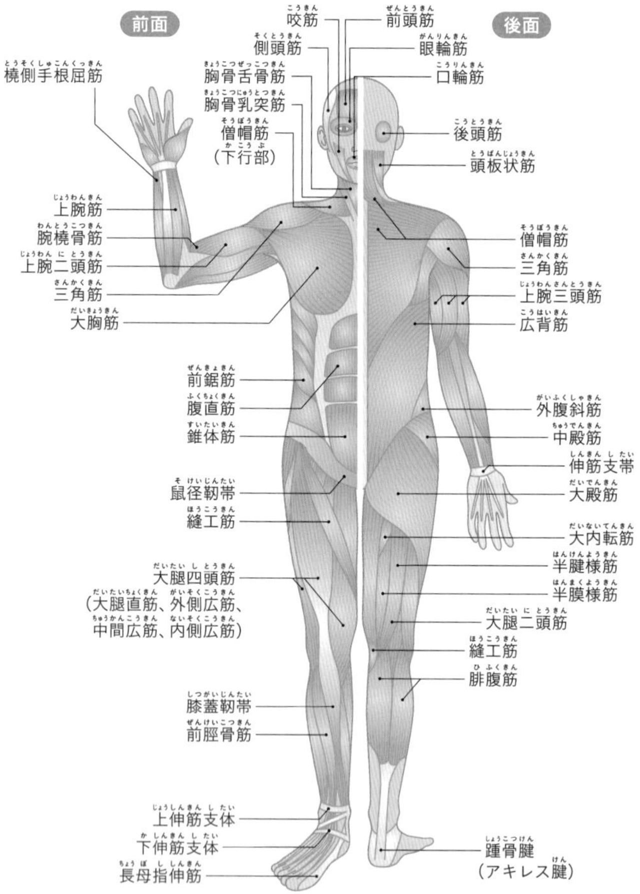

前面
後面
咬筋
前頭筋
側頭筋
眼輪筋
橈側手根屈筋
胸骨舌骨筋
口輪筋
胸骨乳突筋
僧帽筋
（下行部）
後頭筋
頭板状筋
上腕筋
腕橈骨筋
上腕二頭筋
三角筋
大胸筋
僧帽筋
三角筋
上腕三頭筋
広背筋
前鋸筋
腹直筋
錐体筋
鼠径靱帯
縫工筋
外腹斜筋
中殿筋
伸筋支帯
大殿筋
大内転筋
大腿四頭筋
（大腿直筋、外側広筋、
中間広筋、内側広筋）
半腱様筋
半膜様筋
大腿二頭筋
縫工筋
腓腹筋
膝蓋靱帯
前脛骨筋
上伸筋支体
下伸筋支体
長母指伸筋
踵骨腱
（アキレス腱）

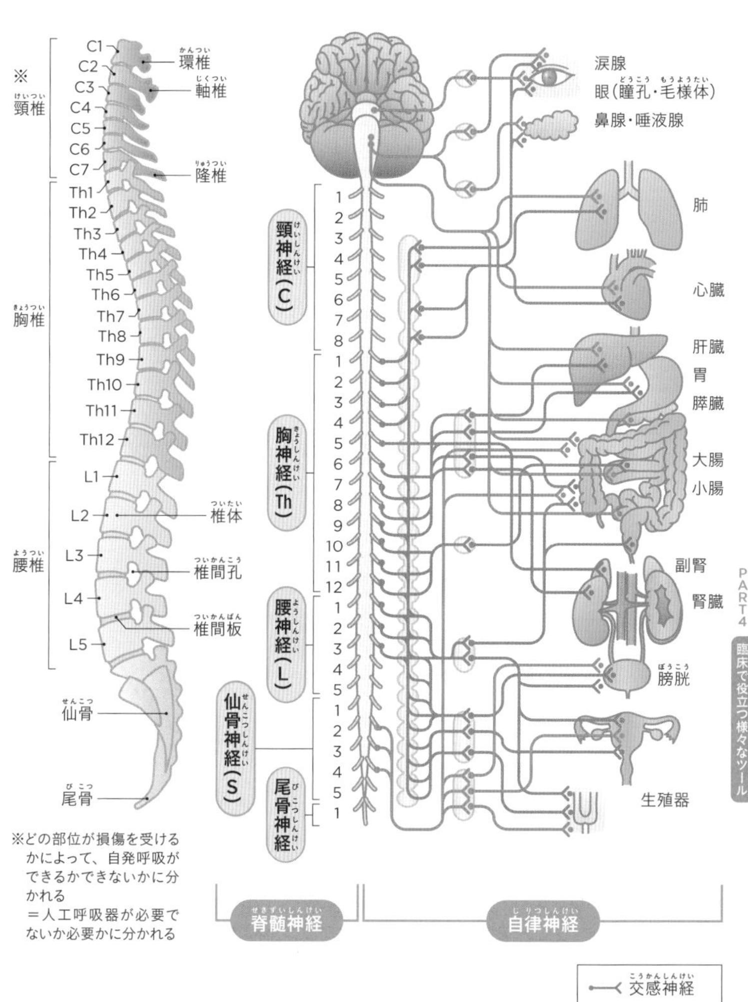
※
頸椎
胸椎
腰椎
C1
C2
C3
C4
C5
C6
C7
Th1
Th2
Th3
Th4
Th5
Th6
Th7
Th8
Th9
Th10
Th11
Th12
L1
L2
L3
L4
L5
環椎
軸椎
隆椎
椎体
椎間孔
椎間板
仙骨
尾骨
※どの部位が損傷を受けるかによって、自発呼吸ができるかできないかに分かれる
＝人工呼吸器が必要でないか必要かに分かれる
頸神経(C)
胸神経(Th)
腰神経(L)
仙骨神経(S)
尾骨神経
脊髄神経
自律神経
涙腺
眼(瞳孔・毛様体)
鼻腺・唾液腺
肺
心臓
肝臓
胃
膵臓
大腸
小腸
副腎
腎臓
膀胱
生殖器
交感神経
副交感神経

PART5
職種連携に必須「共通用語」

① 耳から入る「わからない」を解決、聞き言葉逆引き

聞き言葉		意味と解説	分類
あ			
あいしー	IC	インフォームドコンセント(informed consent)	病棟
あいてる	アイテル	膿(のう、うみ)=アイテル(Eiter)(独)	症状
あうす	アウス	人工妊娠中絶(auskratzung)(独)	治療・処置
あおるた	アオルタ	大動脈(aorta)	治療・処置
あぐら	アグラ	無顆粒球症(agranulocytosis)	治療・処置
あっぺ	アッペ	虫垂炎(appendicitis)	症状・病名
あてれく	アテレク	無気肺(atelectasis)	症状・病名
あなむね	アナムネ	病歴(Anamnese)(独)	病棟
あねみー	アネミー	貧血(anemia)	症状・病名
あふた	アフタ	口内炎(aphtha)	症状・病名
あぷねあ	アプネア	無呼吸(apnea)	症状・病名
あぽ	アポ	脳卒中(apoplexy)	症状・病名
あらーと	アラート	意識清明(alert)=クリア(clear)	症状・病名
あるめん	アルめん	アルコール綿	病棟
あれすと	アレスト	心停止(cardiac arrest)	症状・病名
あんぎお	アンギオ	血管造影(angiography)	治療・処置
あんすてーぶる	アンステーブル	不安定な状態	症状・病名
あんびゅー	アンビュー	バッグバルブマスクの販売名だがよくこの名前で呼ばれる	病棟
あんぷた	アンプタ	(四肢の)切断(amputation)	治療・処置
いちあん	1アン	1アン=1アンプル(ampule)=1A	病棟
いちばいある	1バイアル	1バイアル=1 vial=1V	病棟
いりざろふ	イリザロフ	イリザロフ創外固定法:骨折治療のためのリング状創外固定器を使用した治療法(Ilizarov)	治療・処置
いるりがーとる	イルリガートル	輸血・膣(ちつ)洗浄・浣腸(かんちょう)などに用いる医療器具(Irrigator)(独)	病棟
いれうす	イレウス	腸閉塞(ileus)	症状・病名
いんすぴろん	インスピロン	ベンチュリーマスクの販売名	病棟
いんせん	いんせん	陰洗(いんせん)=陰部洗浄	病棟
いんちゅべーしょん	インチュベーション	挿管(intubation)	治療・処置
うぃーにんぐ	ウィーニング	人工呼吸器からの離脱(weaning)	治療・処置
うーじんぐ	ウージング	毛細血管性出血。ゆっくりしみ出てくるような出血のこと(oozing)	症状・病名
うぉっくなーす	WOCN	WOCナース。創傷(wound)ストーマ(ostomy)失禁(continence)のケアを専門とする皮膚・排泄ケア認定看護師	病棟
うろ	ウロ	泌尿器科(urology)	診療科
えありーく	air leak	気胸時の肺からの空気漏れ	症状・病名
えいえすおー	ASO	閉塞性動脈硬化症(arterio sclerosis obliterans)	症状・病名

聞き言葉		意味と解説	分類
えいえむあい	AMI	急性心筋梗塞 (acute myocardial infarction)	症状・病名
えいえむえる	AML	急性骨髄性白血病 (acute myelogenous leukemia)	症状・病名
えいちでぃー	HD	血液透析(hemodialysis)	治療・処置
えいちでぃえすあーる	HDS-R	長谷川式簡易知能評価スケール	検査
えいちぴー	HP	血液吸着(hemoperfusion)	治療・処置
えーえるえる	ALL	急性リンパ性白血病 (acute lymphocytic leukemia)	症状・病名
えーしーばいぱす	ACBG	大動脈-冠動脈バイパス (aortocoronary bypass grafting)	治療・処置
えーでぃーえる	ADL	日常生活動作 (activity of daily living)	病棟
えーらいん	Aライン	動脈ライン(A:artery-line)	病棟
えくも	エクモ	膜型人工肺 (extracorporeal membrane oxygenation)	治療・処置
えすしーえるしー	SCLC	小細胞肺がん(small cell lung cancer)	症状・病名
えそけー	Esok	食道がん(esophagus krebs)	症状・病名
えっせん	エッセン	食事、食べる(Essen)(独)	病棟
えでま	エデマ	浮腫(edema)	症状・病名
えぬえすしーえるしー	NSCLC	非小細胞肺がん (non-small-cell lung carcinoma)	症状・病名
えぴ	エピ	癲癇(てんかん)(epilepsy)	症状・病名
えぴ	エピ	硬膜外麻酔鎮痛(epidural anesthesia) =エピドラ	治療・処置
えぴぐろ	エピグロ	喉頭蓋(epiglottis)	症状・病名
えぴどら	エピドラ	急性硬膜外血腫 (acute epidural hematoma)	症状・病名
えふえふぴー	FFP	新鮮凍結血漿(fresh frozen plasma)	病棟
えむいー	ME	臨床工学技士(medical engineer) CE(clinical engineer)とも呼ばれる	職種
えむけー	MK	胃がん(Magenkrebs)	症状・病名
えらすたー	エラスター	プラスチックカニューレ型の静脈内留置針	病棟
えるけー	LK	肺がん(Lungenkrebs)(独)	症状・病名
えんぜるけあ	エンゼルケア	死後の処置(angel care)	病棟
えんと	ENT	退院(Entlassen)(独) 英語ではdischarge	病棟
えんどときしん しょっく	エンドトキシン ショック	細菌が産生する毒素によって起こるショック(endtoxin shock)	症状・病名
えんぼり	エンボリ	塞栓(emboli)	治療・処置
おーてぃーしー	OTC	一般用医薬品(over the counter)	薬局
おーべん	オーベン	指導医、上級医師(oben)(独) (above)(英)	病棟
おかん	悪寒	寒気	症状・病名
おしこ	押し子	シリンジ(注射器)の内筒。プランジャーともいう	病棟
おしん	悪心	吐き気	症状・病名
おそ	悪阻	つわり(妊娠悪阻)	症状・病名
おぺ	オペ	手術(operation=OPE)	治療・処置

聞き言葉		意味と解説	分類
おぺかん	オペ看	手術室担当の看護師。 外回り看護師と器械出し看護師がいる	病棟
おぺば	オペ場	手術室（operating room=OR）	病棟
おんこーる	オンコール	待機状態。電話で呼び出す（on call）	病棟
か			
がーぐる	ガーグル	うがい（gargle）	薬局
がーど	GERD	逆流性食道炎 （gastro-esophageal reflux disease）	症状・病名
がーれ	ガーレ	胆汁（Galle）（独）	病棟
かいざー	カイザー	帝王切開（CS：caesarean section） 帝切（ていせつ）	治療・処置
かくげん	覚原	覚せい剤原料	薬局
かたる	カタル	炎症（Catarrh）	症状・病名
かちんせい	過鎮静	抗精神薬などの向精神薬が必要以上に効きすぎて、眠気やふらつきが起きる状態	症状・病名
かて	カテ	カテーテル（catheter）	病棟
かにゅーら	カニューラ	注入、排液に使う管。酸素吸入の管や気管切開部に入れる器具など。（cannula）（英） =カニューレ	病棟
かにゅーれ	カニューレ	注入、排液に使う管。酸素吸入の管や気管切開部に入れる器具など。（Kanüle）（独） =カニューラ、カヌラ	病棟
かふ	カフ	血圧測定時に上腕に巻いて用いる、細長い袋状の布（圧迫帯）=マンシェット	病棟
かふてぃーぽんぷ	カフティーポンプ	テルモ（株）社製中心静脈輸液用ポンプ	病棟
かま	カマ	酸化マグネシウム	薬局
かるち	カルチ	がん（carcinoma）	症状・病名
かんかい	寛解	検査結果や疾患の症状が一時的、あるいは永続的に好転、正常化する状態	症状・病名
かんさ	監査（処方監査）	医師が処方した薬剤が適切かどうか、薬剤師が処方箋を確認すること	薬局
がんつ	ガンツ	スワンガンツカテーテル（Swan-Gantz Catheter）肺動脈カテーテル（ショックや心不全など重篤な患者において、心機能を連続的に測定するために使用する医療器具）	検査
かんやく	管薬	管理薬剤師	薬局
きーぱーそん	キーパーソン	患者さんの治療などに関する物事全般の決定や介護などを行う中心人物（key person）	病棟
きかいだし	器械出し	手術の際、直接医師の介助に入って手術に必要なメスなどを医師や手術助手に手渡しする看護師業務	病棟
きしろ	キシロ	キシロカイン（Xylocaine、lidocaine）	病棟
きせつ	きせつ	気切=気管切開	治療・処置
ぎね	ギネ	婦人科（gynecology）	診療科
きゃんさー	キャンサー	がん（cancer）	症状・病名
きゅうがい	きゅうがい	救外=救急外来	診療科
きょくま	きょくま	局麻=局所麻酔	治療・処置
きんく	キンク	カテーテルなどの管がねじれること（kinking）	治療・処置

聞き言葉		意味と解説	分類
きんしょく	禁食	食事禁止=食止。禁飲食は食事の飲み物も禁止	病棟
きんちゅう	きんちゅう	筋注=筋肉注射=im	治療・処置
くーりんぐ	クーリング	氷で体を冷やすこと。氷冷（cooling）	治療・処置
くらーく	クラーク	事務職員。病棟クラーク、外来クラークなど	病棟
くらんけ	クランケ	患者さん（Kranke）（独）	病棟
くらんぷ	クランプ	鉗子。医療用クリップ。「固定する」「締める」などの意味をもつ	治療・処置
ぐりかん	グリカン	グリセリン浣腸（glycerin enema=GE）	薬局
ぐるおん	グル音	腸蠕動音=おなかがぐるぐる鳴る音	症状・病名
くれあちにん	Cr	クレアチニン（creatinine）	検査
くれぶす	クレブス	がん（krebs）（独）	症状・病名
くれんめ	クレンメ	点滴滴下速度の調整器具（klemme）（独）	病棟
げーじ	ゲージ	ゲージ（gauge）：注射針の太さを表す単位。数字が大きくなるほど太さは細くなるので注意。単にG.とも略される 例：18G	病棟
けつがす	ケツガス	血液ガス分析（BGA=blood gas analysis）	検査
けっさつ	結紮	止血のために血管などを糸で縛り血行を止めること	病棟
けつない	血内	血液内科	診療科
けつばい	けつばい	血培=血液培養	検査
けも	ケモ	化学療法（chemotherapy）	治療・処置
げんし	幻肢	切断した四肢がまだ存在しているように感じる現象。幻肢痛：それに痛みが伴う場合	症状・病名
けんとうしきしょうがい	見当識障害	自分が現在おかれている環境を理解する能力（見当識）が障害された状態	症状・病名
こあぐら	コアグラ	凝固した血液（coagulation of blood）	症状・病名
ごいたー	ゴイター	甲状腺腫（goiter）	症状・病名
こうおんしょうがい	構音障害	意図した言葉を正しく言えない状態	症状・病名
こうごう	咬合	上下の歯の噛み合わせ	症状・病名
こうしゅく	拘縮	皮膚・筋肉などの関節周囲の軟部組織の収縮によって関節の動きが制限された状態	症状・病名
こうそく	梗塞	ふさがって通じなくなること	症状・病名
こうま	こうま	硬麻=硬膜外麻酔	治療・処置
ごえん	誤嚥	嚥下がうまくできず、食物や飲み物が誤って気道に入り込むこと	症状・病名
ごえんせいはいえん	誤嚥性肺炎	誤嚥が原因で起きる肺炎	症状・病名
こーと	コート	大便（kot）（独）	病棟
こーま	コーマ	昏睡（coma）	症状・病名
ごーよん	54（保険番号）	特定疾患	薬局
こっへる	コッヘル	手術用の止血鉗子（Kocher）（独）	病棟
こらて	コラテ	側副血行路（collateral circulation）	症状・病名
ころんしー	Colon C	大腸がん（colon carcinoma）	症状・病名
こんたみ	コンタミ	汚染（contamination）	病棟

聞き言葉		意味と解説	分類
さ			
ざー	SAH	くも膜下出血(subarachnoid hemorrhage)	症状・病名
さーどすぺーす	サードスペース	術後や傷害部の浮腫などの非機能的細胞外液貯留部位(third space)	症状・病名
さあふろ	サーフロー	テルモ(株)が販売する静脈留置針	病棟
さいなす	サイナス	心電図が安定している様子	治療・処置
さくしょん	サクション	吸引(suction)	治療・処置
さちゅれーしょん	サチュレーション	動脈血酸素飽和度(SaO_2、SpO_2、SO_2)	検査
さっと	SAT	酸素飽和度:サチュレーション(saturation) SaO_2という言い方をしている施設もある	検査
じゃくそんりーす	ジャクソンリース	バッグバルブマスクの一種であり、主に人工呼吸器使用時に用いられる。一般に病院での手術時に用いられる(Jackson Rees)	病棟
しーいー	CE	臨床工学技士(clinical engineer) me(medical engineer)とも呼ばれる	職種
しーえいちえふ	CHF	持続血液濾過(continuous hemofiltration)	治療・処置
しーえいちでぃー	CHD	持続血液濾過透析(continuous hemodialysis)	治療・処置
しーえいちでぃーえふ	CHDF	持続血液濾過透析(continuous hemodiafiltration)	治療・処置
しーえーびーじー	CABG	冠動脈大動脈吻合術(coronary aortic bypass graft)	治療・処置
しーえーぴーでぃー	CAPD	持続携行式腹膜透析(contimuous ambulatory peritoneal dialysis)	治療・処置
しーえす	CS	膀胱鏡　シストスコープ(cystoscope)	治療・処置
しーおーぴーでぃー	COPD	慢性閉塞性肺疾患(chronic obstructive pulmonary disease)	症状・病名
しーけー	CK	クレアチンキナーゼ(creatine kinase) 心筋や骨格筋、平滑筋、脳細胞に多く含まれる酵素	検査
しーけーえむえむ	CK-MM	骨格筋由来のクレアチンキナーゼ(creatine kinase-MM)骨格筋の疾患や筋炎を示唆する	検査
しーけーえむびー	CK-MB	心筋由来のクレアチンキナーゼ(creatine kinase-MB)心筋梗塞の診断指標	検査
シーケーディー	CKD	慢性腎不全(chronic kidney disease)	症状・病名
しーけーびーびー	CK-BB	脳由来のクレアチンキナーゼ(creatine kinase-BB)脳血管障害を示唆する	検査
しーす	シース	血管造影時の外筒(sheath)	病棟
しーね	シーネ	患部固定のための副木	病棟
しーぱっぷ	CPAP	持続気道内陽圧呼吸(continuous positive airway pressure)	治療・処置
しーびーしー	CBC	complete blood count =血算(WBC、RBC、Plt数のこと)	検査
しーる	シール	お薬手帳に貼付するシールのこと	薬局
じこばっかん	自己抜管	患者さんが自分で管を抜いてしまうこと=自己抜去	病棟
じこばっきょ	自己抜去	患者さんが自分で管を抜いてしまうこと=自己抜管	病棟
じすと	GIST	消化管間質腫瘍(gastrointestinal stromal tumor)	症状・病名

聞き言葉		意味と解説	分類
しばりんぐ	シバリング	低体温・発熱で体温が上昇するときなどに体が震えること(shiverring)	症状・病名
しぼうそくせん	脂肪塞栓	脂肪細胞が血管を塞栓させて起こる病気(fat embolism syndrome)	症状・病名
しゃんと	シャント	shunt 短絡術。透析用の血管吻合部	症状・病名
しゅーど	シュード	緑膿菌(pseudomonas aeruginosa)	病棟
しゅうめい	羞明	まぶしい状態	症状・病名
じゅしょうきてん	受傷機転	「いつ、どこで、どんなもので、どのように」受傷したか	病棟
じょうちゅう	じょうちゅう	静注=静脈注射=iv	病棟
じょみゃく	徐脈	60回/分未満の脈拍	症状・病名
しりんじ	シリンジ	注射器(syringe)	病棟
しんかん	新患	新しく診療を受けにきた患者さん	病棟
しんぎん	呻吟	苦しみうめくこと	症状・病名
しんげ	しんげ	心外(しんげ)=心臓外科、心臓血管外科	診療科
しんち	シンチ	シンチグラフィー(scintigraphy)放射性医薬品(RI、ラジオアイソトープ)を使った画像診断法の一つ。RI検査(核医学検査)とほぼ同じ意味	治療・処置
しんぶじょうみゃくけっせんしょう	深部静脈血栓症	長時間の臥床・脱水等に伴う血流停滞により下肢深部静脈に生じた血栓が血流に乗って肺動脈を塞いだ病態(=エコノミークラス症候群)	症状・病名
ずいないてい	髄内釘	髄内釘(intramedullary rod)主に長管骨骨幹部骨折に対して骨髄内に挿入して固定するもの	治療・処置
すくいーじんぐ	スクイージング	呼吸に合わせた胸郭の手指圧迫法(squeezing)	治療・処置
すてーと	ステート	聴診器(stethoscope)(独)	病棟
すてる	ステる	死亡する(ステルベン:Sterben)(独)	症状・病名
すてんと	ステント	血管・気管・消化管・胆管などを内側から広げるために用いられる医療器具。金属製の網状の筒	病棟
すとーま	ストーマ、ストマ	人工肛門、人工膀胱(stoma)	治療・処置
ずぽ	ズポ	坐薬(suppository)	薬局
すりーえー	AAA	腹部大動脈瘤	症状・病名
せいか	せいか	生化=生化学検査(GOT、GPT、LDH、CPK、BUN、Crなどの血液検査)	検査
せいけん	生検	身体の一部を切除して顕微鏡で病理組織学的に行う検査	検査
せいしょく	せいしょく	生食(せいしょく)=生理食塩水=NS=normal saline	薬局
せきちん	せきちん	赤沈(せきちん)=赤血球沈降速度(せっけっきゅう ちんこう そくど)	検査
ぜく	ゼク	解剖、剖検(Sektion)(独)	治療・処置
せっし	せっし	鑷子(せっし)=ピンセット(蘭)=tweezers(英)	病棟
せでーしょん	セデーション	鎮静(sedation)	治療・処置
せぬき	背抜き	患者さんの上半身をギャッジアップした後に患者さんの体を抱き浮かして患者さんの背部とマットレスの接触面に生じたずれを排除すること(=褥瘡予防)	病棟

聞き言葉		意味と解説	分類
せんこう	穿孔	臓器の壁に穴が開くこと	症状・病名
せんそく	尖足	麻痺や寝たきりで足の甲側が伸び足先が下垂変形した状態	症状・病名
ぜんま	ぜんま	全麻（ぜんま）=全身麻酔	治療・処置
ぜんめい	喘鳴	気管支喘息でみられるゼーゼー、ヒューヒューという呼吸雑音	症状・病名
そうかん	挿管	気管挿管。体腔内にチューブを挿入すること	治療・処置
そーしゃるわーかー	SW	ソーシャルワーカー（social worker）	職種
そとまわりかんごし	外回り看護師	手術の際、直接手技にかかわる医師や看護師の動きがスムーズに進行するよう記録や環境の整備など補助を行う看護師のこと	病棟
ぞんで	ゾンデ	尿道・食道などから体内に挿入して診断・治療に用いる、細い管状の医療器具（先端の丸い棒状の金属）（Sonde）（独）	病棟
た			
たいこー	たいこー	体位交換、体位変換	病棟
たきる	タキる	頻脈になる（tachycardia=頻脈）	症状・病名
だっかぷ	脱カプ	カプセルを開けて中の薬剤を出すこと	薬局
たひる	タヒる	頻脈になる（tachycardia=頻脈）	症状・病名
たんそう	担送	ストレッチャーや担架で移送すること	病棟
だんぴんぐ	DS	ダンピング症候群（dumping syndrome）胃切除後、食物が急激に小腸に落ちることなどから起こる不快な症状	症状・病名
ちぇすとちゅーぶ	チェストチューブ	胸腔に貯留した空気や液体を排出する医療処置。胸水・気胸・血胸・膿胸などの治療として行われる	病棟
ちぇすとばんど	チェストバンド	肋骨骨折した時、痛みを抑えるために巻く胸部固定帯	病棟
ちゅうちょう	注腸	薬液や造影剤などを、肛門から腸内に注入すること	治療・処置
ちゅうぶ	ちゅうぶ	中風（ちゅうぶ、ちゅうふう）=脳卒中、脳血管障害	症状・病名
つっかー	ツッカー	ブドウ糖液（Traubenzucker）（独） ブドウ=Trauben（独）糖=Zucker（独）	薬局
てぃーあいえー	TIA	一過性脳虚血発作（transient ischemic attacks）	症状・病名
てぃーえいちえー	THA	人工股関節全置換術（total hip arthroplasty）	治療・処置
でぃーえぬあーる	DNR	蘇生適応除外（do not resuscitate）	治療・処置
でぃーえぬえーあーる	DNAR	心肺蘇生禁止（do not attempt resuscitation）	治療・処置
でぃーえむ	DM	糖尿病（diabetes mellitus）	症状・病名
でぃーしー	DC	直流除細動（direct counter shock）電気ショック	治療・処置
てぃーてる	ティーテル	博士号、学位（Titel）（独）	その他
ていせつ	ていせつ	帝切（ていせつ） =帝王切開（CS：caesarean section） =カイザー	治療・処置
でぃべ	ディベ	憩室（diverticulum）	症状・病名

聞き言葉		意味と解説	分類
てーべー	テーベー＝Tb	結核（Tuberculosis）	症状・病名
てきべん	てきべん	摘便=肛門の出口でつまっている硬い便を指で取り出すこと	治療・処置
でくび	デクビ	褥瘡（dekubitus）（独）	症状・病名
でこる	デコる	心不全になること（decompensation=代償不全）	症状・病名
でっどすとっく	DS	不動在庫（dead stock）	薬局
ではい	デハイ	脱水（dehydration）＝ハイポ	症状・病名
てふ	テフ	お薬手帳不要	薬局
でぶり	デブリ	デブリ=デブリドマン、デブリードマン（debridement）壊死組織を除去すること	治療・処置
でぷる	デプる	鬱になる（depression=鬱）	症状・病名
でめんつ	デメンツ	認知症（dementia）	症状・病名
でるま	デルマ	皮膚科	診療科
てんてき	てんてき	点滴=div	治療・処置
といれってぃんぐ	トイレッティング	気管内洗浄（toiletting）	治療・処置
どぅ	Do	前回と同じ	病棟
どぅしょほう	Do処方	前回と同じ処方	薬局
どうちゅう	どうちゅう	動注=動脈注射=ia	治療・処置
どうにょう	どうにょう	導尿=尿道から管（カテーテル）を挿入して膀胱の尿を体外に出すこと	治療・処置
とうやく	トウヤク	投薬：病気に適した薬を患者に与えること	薬局
とらんす	トランス	移乗（transfer）　例：ストレッチャーからベッドへのトランスを手伝う	病棟
どれーぷ	ドレープ	清潔な手術野を確保するための布：覆布	病棟
どれーん	ドレーン	創傷部にたまった液、尿などの排出に用いる排液管のこと（drain）	病棟
どれっしんぐ	ドレッシング	褥瘡治療などに使用される医療材料=創傷被覆材（dressing）	病棟
どろー	ドロー	意識混濁、ぼんやりしている、傾眠（drowsy）	症状・病名
とろっかーかてーてる	トロッカーカテーテル	外套管（がいとうかん）の内側に金属棒（針）が入っているカテーテル（trocar catheter）。trocar（トロカール）とは内筒棒（針）のこと	病棟
な			
なーと	ナート	縫合（Naht）（独）	治療・処置
なうぜあ	ナウゼア	吐き気（nausea）（独） ナウゼリン錠はこれが由来	症状・病名
にあん	2アン	2アン=2アンプル（ampule）＝2A	病棟
にーいち	21（保険番号）	自立支援	薬局
にーれ	ニーレ	腎臓（Niere）（独）	病棟
にくげ	肉芽	外傷や炎症、褥瘡による組織欠損部分が修復してできてくる新生組織。赤くやわらかい結合組織で線維化し、収縮、瘢痕化して創傷治癒の過程を進む	症状・病名
にょうばい	にょうばい	尿培=尿培養	検査
ぬる	ヌル	ゼロ、零、0、何もないこと（Null）（独）	病棟
ねーべん	ネーベン	研修医（neben）（独）	その他

聞き言葉		意味と解説	分類
ねくる	ネクる	壊死する(nekrosis)	症状・病名
ねっぱつ	ねっぱつ	熱発(ねっぱつ)=発熱	症状・病名
ねらとん	ネラトン	バルーンのついていない尿道カテーテル。導尿に使用する(Nelaton)	病棟
ねんぱつおん	捻髪音	肺の聴診をしたときに聞こえる、チリチリとした音のこと。髪の毛をひとつまみ指でつまんでこすり合わせた時の音に似た断続音である。肺炎(間質性肺炎)などの際に聞こえる症状	症状・病名
のうげ	のうげ	脳外(のうげ)=脳外科	診療科
のうしゅくにょう	濃縮尿	尿比重が1.030以上で濃縮された状態の尿。早朝起床時や脱水時にみられる	症状・病名
は			
ばいおぷしー	バイオプシー	身体の組織の一部を切除して顕微鏡で病理組織学的に検査すること(biopsy)=生検、生体組織採取検査	検査
ばいたる	バイタル	バイタルサイン(vital sign、VS)	病棟
ばいとぶろっく	バイトブロック	気管挿管時、気管チューブを噛んで閉塞させないようにするためと、口腔内吸引をするために口に入れる器具(bite block)	病棟
はいぱー	ハイパー	溢水(いっすい:体内の水分が過剰な状態)(hypervolemia)⇔脱水	症状・病名
はいぽ	ハイポ	循環血液量減少(hypovolemia)=脱水⇔溢水	症状・病名
はこう	跛行	外傷、奇形、疾患により正常歩行ができない状態。麻痺性、痙性、失調性など原因によりいくつかのタイプに分かれる	症状・病名
バス	VAS	ビジュアルアナログスケール:痛みの強さを客観的に示すために設定されたスケール(visual analogue scale)	病棟
ばすとばんど	バストバンド	=チェストバンド	病棟
はせがわしき	長谷川式	長谷川式簡易知能評価スケール(HDS-R)	検査
ばっかん	抜管	気管挿管を抜くこと	治療・処置
ばりあんす	バリアンス	クリニカルパスにスケジュールから逸脱すること	病棟
ばるーん	バルーン	バルーン(風船)がついている尿道留置カテーテル(balloon catheter)=Foleyカテーテル	病棟
ばるぱん	バルパン	大動脈内バルンパンピング(IABP: intraaortic balloon pumping)心臓の左心室が機能不全に陥ったとき、それを補助する機械的補助循環法の1つ	治療・処置
ぱんけー	PanK	膵がん(Pankreaskrebs)	症状・病名
はんこん	瘢痕	創傷や潰瘍などの組織欠損部分が治癒したときの修復痕(あと)	症状・病名
ぱんぺり	パンペリ	汎発性腹膜炎(pan-peritonitis)	症状・病名
びーえー	BA	気管支喘息(bronchial asthma)	症状・病名
びーえす	BS	血糖(blood sugar)	検査
ぴーけー	PK	膵がん(Pankreaskrebs)	症状・病名
ぴーびーぴーえむ	PBPM	プロトコルに基づく薬学治療管理(protocol-based pharmacotherapy management)	治療・処置

聞き言葉		意味と解説	分類
ぴーしーぴーえす	PCPS	経皮的心肺補助法	治療・処置
ぴーてぃーぴー	PTP	錠剤が包装されたシートの形状(press through package)	薬局
ぴお	ピオ	緑膿菌(pseudomonas aeruginosa)、緑膿菌の産生する緑色素であるピオシアニンが由来	症状・病名
ひかきしゅ	皮下気腫	肺、気管などの損傷・手術により空気が皮下に漏れ貯留した状態。皮下気腫部位を手で圧迫するとギュッギュッという捻髪音や握雪音がする	治療・処置
ひかちゅう	ひかちゅう	皮下注=sc	病棟
ぴっきんぐ	ピッキング	広い意味で、調剤する(計数調剤)	薬局
ぴろすて	ピロステ	幽門狭窄(pyloric stenosis)	症状・病名
ぴんくしん	ピンク針	18G(ゲージ)の注射針	病棟
ふぁいてぃんぐ	ファイティング	人工呼吸と自発呼吸が合わない状態(fighting)	症状・病名
ぶいます	ブイマス	Vマス散薬分包機	薬局
ぶいらいん	Vライン	静脈ライン(venous line)　venous=静脈の	病棟
ふぉーりー	フォーリー	前立腺肥大症などの治療で使われる膀胱留置カテーテルのこと。フォーレカテーテルやフォーリー、フォーレなどともいう	病棟
ふおん	不穏	周囲への警戒心が強く、興奮したり、大きな声で叫んだり、暴力を振るったりしやすい状態	症状・病名
ぶじー	ブジー	食道や尿道など管状の器官に挿入し、内径を拡張するための医療器具(bougie)(仏)	病棟
ぷしか	プシカ	精神科(psychiatry)	診療科
ぷしこ	プシコ	精神科(psychiatry)=プシ科	診療科
ぶら	ブラ	気腫性嚢胞(bulla)	症状・病名
ぶらでぃ	ブラディ	除脈(bradycardhia):60回/分未満 ⇔頻脈:100回/分以上	症状・病名
ぷりせぷたーしっぷ	プリセプターシップ	先輩(preceptor)が新人(preceptee)を現場でマンツーマンで指導する教育訓練制度(preceptorship)	病棟
ぶるーと	ブルート	血、血液(Blut)(独)	病棟
ぷれーと	プレート	血小板(platelet)	病棟
ぷれほすぴたるけあ	プレホスピタルケア	急病人などを病院に運び込む前に行う応急手当て。主として、救急車内で行うものをいう。病院前救護(pre-hospital care)	病棟
ぷれめでぃ	プレメディ	前投薬(premedication)	病棟
ぷろ	プロ	%　例:ご プロ ツッカー=5%ブドウ糖液=5%TZ	病棟
ぶろんこ	ブロンコ	気管支鏡(bronchoscopy)	病棟
ぶんかつしょく	分割食	胃切除後や肝硬変患者などで、食事の一回量を減らし、食事回数を4〜6回/日に分割し必要な総カロリー量を摂取できるようにする食事法	病棟
ぷんく	プンク	穿刺(puncture)	病棟

聞き言葉		意味と解説	分類
ぺあん	ペアン	手術用の止血鉗子（Pean）（独）	病棟
ぺいん	ペイン	痛み（pain）	症状・病名
ぺぐ	ペグ	経皮的内視鏡胃瘻増設術：PEG（percutaneous endoscopic gastrostomy）	治療・処置
べジ	VEGE	植物状態	症状・病名
へぱせい	ヘパセイ	ヘパリン生食：1mL中に10単位または100単位のものが製品化	病棟
へぱろっく	ヘパロック	静脈血管内にカテーテル留置するときにカテーテルの閉塞を予防するためヘパリン生食（10単位/mLまたは100単位/mL）をカテーテル内に充填すること	治療・処置
へふぺふ	HFpEF	左室駆出率（LVEF）の維持（≧50%以上）されている心不全（heart failure with preserved ejection fraction）	病状・病名
へふれふ	HFrEF	左室駆出率（LVEF）の低下（<40%）した心不全（heart failure with reduced ejection fraction）	症状・病名
へまと	ヘマト	ヘマトクリット（hematocrit=Hct=Ht）	検査
へも	ヘモ	痔（hemorrhoid）	症状・病名
へもらーる	ヘモラール（フェモラール）	大腿（Femoral）　大腿動脈　大腿静脈。股にある血管を示す。フェモラールまたはヘモラルとも呼ばれる。このほか、動脈を示す用語としては「ラディアール」「ブラキアール」などがある。心臓カテーテル治療（経皮的冠動脈インターベーション）におけるカテーテルの挿入部位として利用されている	病棟
へりこ	HP	ヘリコバクターピロリ（*Helicobacter pylori*）	症状・病名
へるつ	ヘルツ	心臓（Herz）（独）	病棟
べんちれーたー	ベンチレーター	人工呼吸器（ventilator）	病棟
ほうこう	包交	包帯交換	病棟
ほうこうしゃ	包交車	包帯交換など処置を行うための器具や医療材料を乗せたワゴン	病棟
ぼうせん	膀洗	膀胱洗浄	治療・処置
ぽーたぶる	ポータブル	移動式レントゲン撮影機によるレントゲン撮影を指す	病棟
ぼーらす	ボーラス	急速に注入すること、静注	病棟
ほすぴたる	Hp	病院（hospital）	病棟
ほっと	HOT	在宅酸素療法（home oxygen therapy）	治療・処置
ぽりくり	ポリクリ	（医学生の）臨床実習（Polyklinik）（独）	その他
ぽんぴんぐ	ポンピング	急速静注（50mLなどの大きな注射器で輸液（血液などのことが多い）をすって手の力で体へ注入を繰り返すこと）	治療・処置
ま			
まーきんぐ	マーキング	ストーマ造設部位などの手術部位に術前に印をつけたり、皮下気腫や発赤などの広がりをチェックするために範囲をペンで囲み印をつけること（marking）	治療・処置
まーげん	マーゲン	胃（Magen）（独）	病棟
まーげんぞんで	マーゲンゾンデ	胃管（Magen Sonde）（独）	病棟
まーげんちゅーぶ	マーゲンチューブ	胃管（ドイツ語と英語が混ざった造語）	病棟

聞き言葉		意味と解説	分類
まひせいいれうす	麻痺性イレウス	腸管の筋肉の不調により食物が通過できなくなり、腸管が詰ってしまった病態。(paralytic ileus) 麻痺性イレウスは手術、炎症、特定の薬物などが原因で起こりうる	症状・病名
まりりん	マリリン	悪性リンパ腫(malignant lymphoma)(ML)	症状・病名
まるく	マルク	骨髄、骨髄穿刺(検査)(Mark)(独)	治療・処置
まるこう	マルコウ	向精神薬	薬局
まるしょう	マルショウ	身体障害者手帳を持っている患者さん	薬局
まるにゅう	マルニュウ	乳幼児医療費助成制度による受診患者	薬局
まんこー	マンコー	慢硬=慢性硬膜下血腫(chronic subdural hematoma)	症状・病名
まんま	マンマ	乳房(mammary)	病棟
みおーま	ミオーマ	筋腫、子宮筋腫(myoma uteri)	症状・病名
みっどらいんしふと	ミッドラインシフト	脳梗塞、脳出血などにより脳室の正中線がずれた状態(midline shift)	症状・病名
みどり	みどり	緑膿菌を指す	病棟
みるきんぐ	ミルキング	ドレーンのつまりを防ぐために、用手的またはローラー鉗子(かんし)でチューブをしごくこと	治療・処置
むんてら	ムンテラ	患者さん・家族への説明(Mund Therapie)(独)	病棟
めた	メタ	転移(metastasis)	症状・病名
めれな	メレナ	タール便、黒色便(melena)	症状・病名
もくよく	沐浴	赤ちゃんが湯を浴びること	治療・処置
や			
やーるじゅうしょうど	ヤール重症度	ヤール重症度分類:パーキンソン病の重症度分類。治療方針を立てるとき、公費負担の申請をするときに必要な分類。ヤールの分類で3度以上になると、医療費の補助が受けられる	症状・病名
やくじょう	薬情	薬剤情報提供書	薬局
ようま	ようま	腰麻=腰椎麻酔	治療・処置
よご	予後	病状の見通し、余命	病棟
ら			
らくせつ	落屑	表皮が角質片となって、剥がれ脱落すること	症状・病名
らじ	ラジ	ラジエーション=放射線療法(radiation)	治療・処置
らてっくす あれるぎー	ラテックス アレルギー	天然ゴム(natural rubber latex)製品に対する過敏症(latex allergy)	症状・病名
らぱこれ	ラパコレ	腹腔鏡下胆嚢摘出術(laparoscopic cholecystectomy)	治療・処置
らぱたん	ラパタン	腹腔鏡下胆嚢摘出術(laparoscopic cholecystectomy)	治療・処置
らぱろ	ラパロ	腹腔鏡、外科腹腔鏡(laparoscope)	治療・処置
らぷちゃー	ラプチャー	破裂	症状・病名
らぼ	ラボ	検査室(laboratory)	病棟
りえぞん	リエゾン	リエゾン精神医療。精神科医の単独診療ではなく、他科の医師や医療職と密接な関係を保ちながら適切な精神ケアを患者さんに行うこと(liaison psychiatry)	病棟

聞き言葉		意味と解説	分類
りきゃっぷ	リキャップ	注射針のキャップを外して使用後にもう一度つけること。針刺し事故の原因となることから禁止とされている(recap)	病棟
りだつ	離脱	人工呼吸器による呼吸管理から脱すること=ウィーニング	症状・病名
るいそう	羸痩	脂肪組織が病的に減少した症候。著しく痩せた状態(emaciation)	症状・病名
るんげ	ルンゲ	肺(Lunge)(独)	病棟
るんばーる	ルンバール	腰椎穿刺(腰椎部で行う、脳脊髄液採取のこと)頭部の救急疾患、特にクモ膜下出血や髄膜炎の診断に用いられることが多い	治療・処置
れーと	レート	心拍数(heart rate)	病棟
れすぴ	レスピ	人工呼吸器(respirator)	病棟
れせ	レセ	レセプト(Rezept)(独)。医療機関が保険者(市町村や健康保険組合等)に請求する医療報酬の明細書	薬局
れせん	レ線	レントゲン線、X線	病棟
ろいけみー	ロイケミー	白血病=ロイケミア(Leukemia)(独)	症状・病名
ろいこ	ロイコ	白血球(WBC=white blood cell) ロイコ(Leukozyten)(独)	病棟
ろうさい	ロウサイ	労働者災害補償保険	薬局
わ			
わいせ	ワイセ	白血球(weiβe Blutkörperchen)(独)	病棟
わっさー	ワッサー	蒸留水(wasser)	薬局

目にする「わからない」を解決、表記から早引き専門用語と略語

表記	読み方	意味	分類
γ	がんま	1γ（ガンマ）=1μg/kg/min	病棟
A			
A	えー	夕（abend）（独）	薬局
A (a)	えー	動脈（artery：アーテリー）	病棟
a.c.	えーしー	食前（ante cibos）（ラ）（before meals）（英）	薬局
ACBG	えーしーばいぱす	大動脈−冠動脈バイパス（aortocoronary bypass grafting）	治療・処置
ad	あど	加えて、全量で（adde）（ラ）	薬局
ad (AD)	あど	入院（admission）	薬局
ADL	えーでぃーえる	日常生活動作（activity of daily living）	病棟
AF	えーえふ	心房細動（atrial fibrillation）	症状・病名
AFL	えーえふえる	心房粗動（atrial flutter）	症状・病名
ALL	えーえるえる	急性リンパ性白血病（acute lymphocytic leukemia）	症状・病名
AMI	えーえむあい	急性心筋梗塞（acute myocardial infarction）	症状・病名
AML	えーえむえる	急性骨髄性白血病（acute myelogenous leukemia）	症状・病名
ASO	えーえすおー	閉塞性動脈硬化症（arterio sclerosis obliterans）	症状・病名
Aライン	えーらいん	動脈ライン（A：artery-line）	病棟
B			
b.i.d.	びすいんでぃ	1日2回（bis in die）（ラ）	薬局
BA	びーえー	気管支喘息（bronchial asthma）	症状・病名
BBB	びーびーびー	脚ブロック（bundle branch blok）	症状・病名
BBB	びーびーびー	血液脳関門（blood brain barrier）	症状・病名
BLNAR	ぶるなーる（ぶるなー）	Beta-Lactamase Negative ABPC-Resistance βラクタマーゼ非産生アンピシリン（ABPC）耐性菌	検査
BP	びーぴー	血圧（blood pressure）	検査
BS	びーえす	血糖（blood sugar）	検査
BSC	びーえすしー	ベストサポーティブケア。がんに対し積極的な治療をするのでなく、症状などを和らげる医療行為に撤すること。食事、運動療法などのケアを含む	治療・処置
BT	びーてぃー	体温（body temperature）	病棟
BVM	びーぶいえむ	バッグバルブマスク（=アンビュー、ジャクソンリース）	病棟
BW	びーだぶりゅ	体重（body weight）	検査
C			
C.Z.L	かちり	カチリ=フェノール亜鉛華リニメント（carbolic acid zinkliniment）	薬局
CABG	しーえーびーじー	冠動脈大動脈吻合術（coronary aortic bypass graft）	治療・処置
CAPD	しーえーぴーでぃー	持続携行式腹膜透析（contimuous ambulatory peritoneal dialysis）	治療・処置
Cat	きゃたらくと	白内障（cataract）	症状・病名
CHD	しーえいちでぃー	持続血液濾過透析（continuous hemodialysis）	治療・処置

表記	読み方	意味	分類
CHDF	しーえいち でぃーえふ	持続血液濾過透析（continuous hemodiafiltration）	治療・処置
CHF	しーえいちえふ	うっ血性心不全（congestive heart failure）	症状・病名
CHF	しーえいちえふ	慢性心不全（chronic heart failure）	症状・病名
CHF	しーえいちえふ	持続血液濾過（continuous hemofiltration）	治療・処置
cito	ちと	至急（=quickly）（ラ）	薬局
CK	しーけー	クレアチンキナーゼ（creatine kinase） 心筋や骨格筋、平滑筋、脳細胞に多く含まれる酵素	検査
CKD	しーけーでぃー	慢性腎不全（chronic kidney disease）	症状・病名
CK-BB	しーけーびーびー	脳由来のクレアチンキナーゼ （creatine kinase-BB） 脳血管障害を示唆する	検査
CK-MB	しーけーえむびー	心筋由来のクレアチンキナーゼ （creatine kinase-MB） 心筋梗塞の診断指標	検査
CK-MM	しーけーえむえむ	骨格筋由来のクレアチンキナーゼ （creatine kinase-MM） 骨格筋の疾患や筋炎を示唆する	検査
Colon	ころん	大腸	病棟
Colon C	ころんしー	大腸がん（colon carcinoma）	症状・病名
COPD	しーおー ぴーでぃー	慢性閉塞性肺疾患 （chronic obstructive pulmonary disease）	症状・病名
CPAP	しーぱっぷ	持続気道内陽圧呼吸 （continuous positive airway pressure）	治療・処置
Cr	くれあちにん	クレアチニン（creatinine）	検査
CRP	しーあーるぴー	C反応性タンパク（C-reactive protein）	検査
CS	しーえす	膀胱鏡（cystoscope）、シストスコープ	治療・処置
CS	しーえす	コルチコステロイド（corticosteroid）	薬局
CV	しーぶい	中心静脈（central vein）	病棟
D			
DC	でぃーしー	直流除細動（direct counter shock） 電気ショック	治療・処置
DM	でぃーえむ	糖尿病（diabetes mellitus）	症状・病名
DNAR	でぃーえぬえー あーる	心肺蘇生禁止（do not attempt resuscitation）	治療・処置
DNR	でぃーえぬあーる	蘇生適応除外（do not resuscitate）	治療・処置
Do	どぅ	前回と同じ	病棟
Do処方	どぅしょほう	前回と同じ処方	薬局
DS	でぃーえす	ダンピング症候群（dumping syndrome） 胃切除後、食物が急激に小腸に落ちることなどから起こる不快な症状	症状・病名
DX	でぃーえっくす	デキサメタゾン（dexamethasone）	薬局
E			
E	いー	夕（evening）（英）	薬局
ENT	えんと	退院（Entlassen）（独） 英語ではdischarge	病棟
Esok	えそけー	食道がん（esophagus krebs）	症状・病名
ESWL	いーえす だぶりゅえる	体外衝撃波結石破砕術 （extracorporeal shock-wave lithotripsy）	治療・処置

表記	読み方	意味	分類
F			
Female	ふぃめーる	女性	病棟
FFP	えふえふぴー	新鮮凍結血漿（fresh frozen plasma）	治療・処置
G			
G（ ）TD	じー（ ）ていでぃー	（ ）日分投与（Gebe（ ）Tage Dosen）（独）	薬局
GE	じーいー	グリセリン浣腸（glycerin enema=GE）	薬局
GERD	がーど	逆流性食道炎（gastro-esophageal reflux disease）	症状・病名
GIST	じすと	消化管間質腫瘍（gastrointestinal stromal tumor）	症状・病名
H			
h.s	えいちえす	寝る前（hora somni）（ラ）	薬局
Hb	はーべー	ヘモグロビン（hemoglobin）	検査
HD	えいちでぃー	血液透析（hemodialysis）	治療・処置
HDS-R	えいちでぃえすあーる	長谷川式簡易知能評価スケール	検査
HFpEF	へふぺふ	左室駆出率（LVEF）の維持（50%以上）されている心不全（heart failure with preserved ejection fraction）	病状・病名
HFrEF	へふれふ	左室駆出率（LVEF）の低下（40%未満）した心不全（heart failure with reduced ejection fraction）	症状・病名
HOT	ほっと	在宅酸素療法（home oxygen therapy）	治療・処置
HR	えいちあーる	心拍数	病棟
I			
i.v（IV）	あいぶい	静脈注射（intravenous injection）	治療・処置
IABP	あいえーびーぴー	大動脈内バルーンパンピング（=バルパン）	治療・処置
ic	あいしー	食間（inter cibos）（ラ）	薬局
IC	あいしー	間欠性跛行（intermittent claudication）	症状・病名
IC	あいしー	インフォームドコンセント（informed consent）	病棟
K			
KT	けーてぃー	体温（Korpertemperature）（独）=BT（英）	病棟
L			
LK	えるけー	肺がん（Lungenkrebs）（独）	症状・病名
M			
M.	えむ	朝（morgen）（独）	薬局
M.A	えむえー	朝夕（morgens abends）（独）	薬局
Male	めーる	男性	病棟
MED	えむいーでぃー	最小有効量（minimal effective dose）	薬局
MK	えむけー	胃がん（Magenkrebs）	症状・病名
MMK	えむえむけー	乳がん（Mammakrebs）	症状・病名
MSW	えむえすだぶりゅ	メディカルソーシャルワーカー（Medical Social Woker）	職種
N			
N	えぬ	昼（noon）（英）	薬局
NASH	なっしゅ	非アルコール性脂肪肝炎（nonalcohonic steato-hepatitis）	症状・病名
n.d.e	えぬでぃーいー	食後（nach dem essen）（独）	薬局
NS	えぬえす	生理食塩液（normal saline）	病棟
NSCLC	えぬえすしーえるしー	非小細胞肺がん（non-small-cell lung carcinoma）	症状・病名
O			
O	おー	客観的評価（objective data）	薬局

表記	読み方	意味	分類
o.d.	おーでぃー	1日1回(once a day)(英)	薬局
OD	おーでぃー	右目(Oculo Dextrs)(ラ)	薬局
ODP	おーでぃーぴー	一包化(one dose package)	薬局
OL	おーえる	左目(Oculo Laevo)(ラ)	薬局
OTC	おーてぃーしー	一般用医薬品(over the counter)	薬局
OU	おーゆー	両目(OculoUterque)(ラ)	薬局
P			
P	ぴー	=PR:脈拍数(pulse rate)	病棟
p.o	ぴーおー	経口(per os)(ラ)	薬局
PBPM	ぴーびーぴーえむ	プロトコルに基づく薬学治療管理(protocol based pharmacotherapy management)	治療・処置
PCPS	ぴーしーぴーえす	経皮的心肺補助法	治療・処置
PDL	ぴーでぃーえる	プレドニゾロン(prednisolone)=PSL	薬局
PK	ぴーけー	膵がん(Pankreaskrebs)	症状・病名
PR	ぴーあーる	脈拍数(pulse rate)	病棟
PSL	ぴーえすえる	プレドニゾロン(prednisolone)=PDN	薬局
Pt	ぴーてぃー	患者さん(Patient)	病棟
PTP	ぴーてぃーぴー	錠剤が包装されたシートの形状(press through package)	薬局
R			
RP.	れしぴ	処方(recipe)(ラ)	薬局
S			
SAH	ざー	くも膜下出血(subarachnoid hemorrhage)	症状・病名
SCLC	えすしーえるしー	小細胞肺がん(small cell lung cancer)	症状・病名
SE	えすいー	副作用(side effect)	薬局
T			
T	てぃー	昼(tag)(独)	薬局
TD	てぃーでぃー	日数(tage dosen)(独)	薬局
THA	てぃーえいちえー	人工股関節全置換術(total hip arthroplasty)	治療・処置
TIA	てぃーあいえー	一過性脳虚血発作(transient ischemic attacks)	症状・病名
TKR	てぃーけーあーる	膝関節全置換術(total knee replacement)	治療・処置
Tz	つっかー	ブドウ糖(Trauben Zucker)(独)	病棟
U			
u.d.(ut dictum)	うとでぃくと	指示のように(用法口授)(ラ)	薬局
V			
V(v)	ゔぇいん	静脈(Vein)	病棟
v.d.s	ぶいでぃーえす	寝る前(vor dem schlafengehen)(独)	薬局
VAS	ばす	ビジュアルアナログスケール:痛みの強さを客観的に示すために設定されたスケール(visual analogue scale)	病棟
Vf	ぶいえふ	心室細動(ventricular fibrillation)	症状・病名
VF	ぶいえふ	心室粗動(ventricular flutter)	症状・病名
Z			
zdE	ぜっとでぃーいー	食間(zwischen dem essen)(独)	薬局
あ行			
アイテル	あいてる	膿(のう、うみ)=アイテル(Eiter)(独)	症状
アナムネ	あなむね	病歴(Anamnese)(独)	病棟

表記	読み方	意味	分類
アプネア	あぷねあ	無呼吸(apnea)	症状・病名
アラート	あらーと	意識清明(alert)=クリア(clear)	症状・病名
イリザロフ	いりざろふ	イリザロフ創外固定法(Ilizarov):骨折治療のためのリング状創外固定器を使用した治療法	治療・処置
イレウス	いれうす	腸閉塞(ileus)	症状・病名
ウィーニング	うぃーにんぐ	人工呼吸器からの離脱(weaning)	治療・処置
エクモ	えくも	膜型人工肺 (extracorporeal membrane oxygenation)	治療・処置
エデマ	えでま	浮腫(edema)	症状・病名
エピ	えぴ	癲癇(てんかん)(epilepsy)	症状・病名
エピ	えぴ	硬膜外麻酔鎮痛(epidural anesthesia)=エピドラ	治療・処置
エピグロ	えぴぐろ	喉頭蓋(epiglottis)	症状・病名
エピドラ	えぴどら	急性硬膜外血腫(acute epidural hematoma)	症状・病名
オペ	おぺ	手術(operation=OPE)	治療・処置
か行			
ガーレ	がーれ	胆汁(Galle)(独)	病棟
痂皮	かひ	かさぶた	症状・病名
カフ	かふ	cuff=マンシェット 血圧測定時に上腕に巻いて用いる、細長い袋状の布(圧迫帯)	病棟
カマ	かま	酸化マグネシウム	薬局
カルチ	かるち	がん(carcinoma)	症状・病名
寛解	かんかい	検査結果や疾患の症状が一時的、あるいは永続的に好転、正常化する状態	症状・病名
ガンツ	がんつ	スワンガンツカテーテル(Swan-Gantz Catheter) 肺動脈カテーテル(ショックや心不全など重篤な患者において、心機能を連続的に測定するために使用する医療器具)	検査
嵌頓	かんとん	腸管などの内臓器官が、腹壁の間隙(かんげき)から脱出し、もとに戻らなくなった状態	症状・病名
吃逆	きつぎゃく	しゃっくり	症状・病名
キャンサー	きゃんさー	がん(cancer)	症状・病名
禁食	きんしょく	食事禁止=食止。禁飲食は食事の飲み物も禁止	病棟
きんちゅう	きんちゅう	筋注=筋肉注射=im	治療・処置
グル音	ぐるおん	腸蠕動音=おなかがぐるぐる鳴る音	症状・病名
クレンメ	くれんめ	点滴滴下速度の調整器具(klemme)(独)	病棟
ゲージ	げーじ	ゲージ(gauge):注射針の太さを表す単位。数字が大きくなるほど太さは細くなるので注意。単にG.とも略される 例:18G	病棟
ケモ	けも	化学療法(chemotherapy)	治療・処置
眩暈	げんうん	めまい	症状・病名
幻肢	げんし	切断した四肢がまだ存在しているように感じる現象。幻肢痛:それに痛みが伴う場合	症状・病名
咬合	こうごう	上下の歯の噛み合わせ	症状・病名
拘縮	こうしゅく	皮膚・筋肉などの関節周囲の軟部組織の収縮によって関節の動きが制限された状態	症状・病名
梗塞	こうそく	ふさがって通じなくなること	症状・病名
誤嚥	ごえん	嚥下がうまくできず、食物や飲み物が誤って気道に入り込むこと	症状・病名

表記	読み方	意味	分類
誤嚥性 肺炎	ごえんせい はいえん	誤嚥が原因で起きる肺炎	症状・病名
後出血	こうしゅっけつ	手術などの後におこる出血	症状・病名
鼓腸	こちょう	腸管内にガスが溜まり腹部が膨れ上がった状態	症状・病名
さ行			
サイナス	さいなす	心電図が安定している様子	治療・処置
匙状爪	さじじょうそう	鉄欠乏性貧血時にみられるスプーン状の陥没爪(spoon nail)	症状・病名
嗄声	させい	しわがれ声	症状・病名
シーネ	しーね	患部固定のための副木	病棟
死腔	しくう	ガス交換に役立っていない気道のスペース	症状・病名
耳垢	じこう	耳あか	症状・病名
自己抜管	じこばっかん	患者さんが自分で管を抜いてしまうこと=自己抜去	病棟
自己抜去	じこばっきょ	患者さんが自分で管を抜いてしまうこと=自己抜管	病棟
シバリング	しばりんぐ	低体温・発熱で体温が上昇するときなどに体が震えること(shivering)	症状・病名
シャント	しゃんと	短絡術。透析用の血管吻合部(shunt)	症状・病名
羞明	しゅうめい	まぶしい状態	症状・病名
徐脈	じょみゃく	60回/分未満の脈拍	症状・病名
シリンジ	しりんじ	注射器(syringe)	病棟
新患	しんかん	新しく診療を受けにきた患者さん	病棟
深部静脈 血栓症	しんぶじょうみゃく けっせんしょう	=エコノミークラス症候群 長時間の臥床・脱水等に伴う血流停滞により下肢深部静脈に生じた血栓が血流に乗って肺動脈を塞いだ病態	症状・病名
スタンダード プリコーション	すたんだーど ぷりこーしょん	標準感染予防策(standard precaution)	病棟
ステーブル	すてーぶる	状態が安定していること(stable)	症状・病名
ステント	すてんと	血管・気管・消化管・胆管などを内側から広げるために用いられる医療器具。金属製の網状の筒	病棟
ズポ	ずぽ	坐薬(suppository)	薬局
尖足	せんそく	麻痺や寝たきりで足の甲側が伸び足先が下垂変形した状態	症状・病名
た行			
対光反射	たいこうはんしゃ	瞳孔に光刺激を与え瞳孔が小さくなるかを確認する。中枢神経の変化を調査するため意識障害や心肺停止を起こしたときに確認	症状・病名
注腸	ちゅうちょう	薬液や造影剤などを、肛門から腸内に注入すること	治療・処置
ツモール	つもーる	腫瘤(tumor)	症状・病名
トウヤク	とうやく	投薬:病気に適した薬を患者に与えること	薬局
ドレーン	どれーん	創傷部にたまった液、尿などの排出に用いる排液管のこと(drain)	病棟
ドレッシング	どれっしんぐ	褥瘡治療などに使用される医療材料 =創傷被覆材(dressing)	病棟
な行			
ナウゼア	なうぜあ	吐き気(nausea)(独) ナウゼリン錠はこれが由来	症状・病名
ナルコレ プシー	なるこれ ぷしー	強い眠気の発作(narcolepsy)	症状・病名

表記	読み方	意味	分類
は行			
バイオプシー	ばいおぷしー	身体の組織の一部を切除して顕微鏡で病理組織学的に検査すること(biopsy)=生検、生体組織採取検査	検査
バイタル	ばいたる	バイタルサイン(vital sign、VS)	病棟
バリアンス	ばりあんす	クリニカルパスにスケジュールから逸脱すること	病棟
ハルン	はるん	尿(Harn)(独)	病棟
瘢痕	はんこん	創傷や潰瘍などの組織欠損部分が治癒したときの修復痕(あと)	症状・病名
不穏	ふおん	周囲への警戒心が強く、興奮したり、大きな声で叫んだり、暴力を振るったりしやすい状態	症状・病名
不感蒸泄	ふかんじょうせつ	発汗以外の呼吸器官や皮膚からの水分放散などで失われる水分	症状・病名
プレホスピタルケア	ぷれほすぴたるけあ	急病人などを病院に運び込む前に行う応急手当て。主として、救急車内で行うものをいう。病院前救護(pre-hospital care)	病棟
分割食	ぶんかつしょく	胃切除後や肝硬変患者などで、食事の1回量を減らし、食事回数を4〜6回/日に分割し必要な総カロリー量を摂取できるようにする食事法	病棟
ペグ	ぺぐ	経皮的内視鏡胃瘻増設術：PEG(percutaneous endoscopic gastrostomy)	治療・処置
ま行			
マーゲンミッテル	まーげんみってる	胃薬(Magen Mittel)(独)	薬局
麻痺性イレウス	まひせいいれうす	腸管の筋肉の不調により食物が通過できなくなり、腸管が詰まってしまった病態(paralytic ileus)麻痺性イレウスは手術、炎症、特定の薬物などが原因で起こりうる	症状・病名
マリグナントトゥモール	まりぐなんととぅもーる	悪性腫瘍(malignant tumor)	症状・病名
ムンテラ	むんてら	患者さん・家族への説明(Mund Therapie)(独)	病棟
メタ	めた	転移(metastasis)	症状・病名
メレナ	めれな	タール便、黒色便(melena)	症状・病名
沐浴	もくよく	赤ちゃんが湯を浴びること	治療・処置
や行			
ヤール重症度	やーるじゅうしょうど	ヤール重症度分類：パーキンソン病の重症度分類治療方針を立てるとき、公費負担の申請をするときに必要な分類。ヤールの分類で3度以上になると、医療費の補助が受けられる	症状・病名
薬情	やくじょう	薬剤情報提供書	薬局
予後	よご	病状の見通し、余命	病棟
ら行			
落屑	らくせつ	表皮が角質片となって、剥がれ脱落すること	症状・病名
離解	りかい	創部が開くこと	症状・病名
流涎	りゅうぜん	よだれ	症状・病名
羸痩	るいそう	脂肪組織が病的に減少した症候。著しく痩せた状態(emaciation)	症状・病名
レイノー現象	れいのーげんしょう	寒冷刺激や精神的緊張によって、手足の末梢の小動脈が発作的に収縮し血液の流れが悪くなり、手や足の指の皮膚の色が蒼白、暗紫になる現象(Raynaud's disease)	症状・病名

コラム　現場での専門用語使用例

いくつわかるかな？

●病院

- マンマのオペでギネに入院している患者さんはラジエーションを行ってから状態がよければエント（ENT）の予定です。
- NS：〇号室の患者さんが昨夜から発熱しているということで採血した結果が返ってきました。ワイセ、CRPが高いです。
  Dr：タキっているのは熱のせいかもしれないからもう少し点滴をしながら様子をみることにしよう。
- カルチの患者さんに麻薬が処方開始になったのでカマも一緒に処方追加になります。
- 昨夜も夜間に不穏になったAさんは自己抜管の可能性もあるので夜間はセデーションかけて眠っていただくことにします。
- 昨日ザー（SAH）で搬送されたBさんは、夜に呼吸状態が悪くなったために挿管されてベンチレーター管理になり、アイシー（IC）とるために先生とソーシャルワーカーがご家族に確認したところ、今後急変時にはDNRということになりました。
- VFからアレストになりDCかけた患者さん、輸液とエピネフリンで戻ったのでICUに入室になってます。DCかけたのでCK高値、ワイセとCRPもやや高めなのでこの後のバイタル確認お願いします。

●薬局

- 一包化をバラす。／シートかバラどっちにする？

PART6
救急時の対応

現場で予期しないことへの心構え

- このパートは薬剤師が臨床ですぐに活用してほしい内容です。一方実習生にとっては基本的に「知っておけば“あわてずにすむ”」内容となります。
- 実習では、患者の急変をはじめさまざまな想定外の事項が起きた時の動き方について、前もって担当の指導薬剤師と相談し、指示を受けておきましょう。

緊急時の指標

- □JCS　100以上（痛み刺激で覚醒しない）
- □呼吸数　9/分≧　または　≧30/分
- □SpO_2＜90％（チアノーゼ）
- □血圧＜90mmHg

いずれか1つでもある

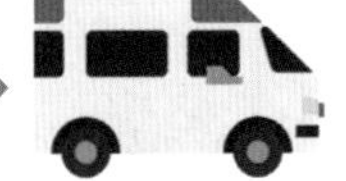

緊急通報

病棟や薬局、施設などでバイタル測定ができたとき、いずれか1つでも上記の値に当てはまる際はすぐに救急車または医師へ連絡。

➡呼吸数の目安 P045　➡脈 P049　➡JCSとGCS P168

NOTE

一次救命処置 (Basic Life Support：BLS)

BLSとは、急に倒れたり窒息を起こした人に対し、その場に居合わせている人が救急隊や医師に引き継ぐまでの間に行う応急手当を指す。

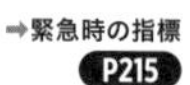

→緊急時の指標 P215

意識のない人、目の前で倒れている人がいる！

CHECK
視診・聴診などバイタルをとるのでなく目視した時点で迅速に行動に

↓ 周囲の安全を確認する

緊急通報　AED要請 → AEDを取りに行く

↓

大きな声で呼びかけ、呼吸の確認

→呼吸数の目安 P045

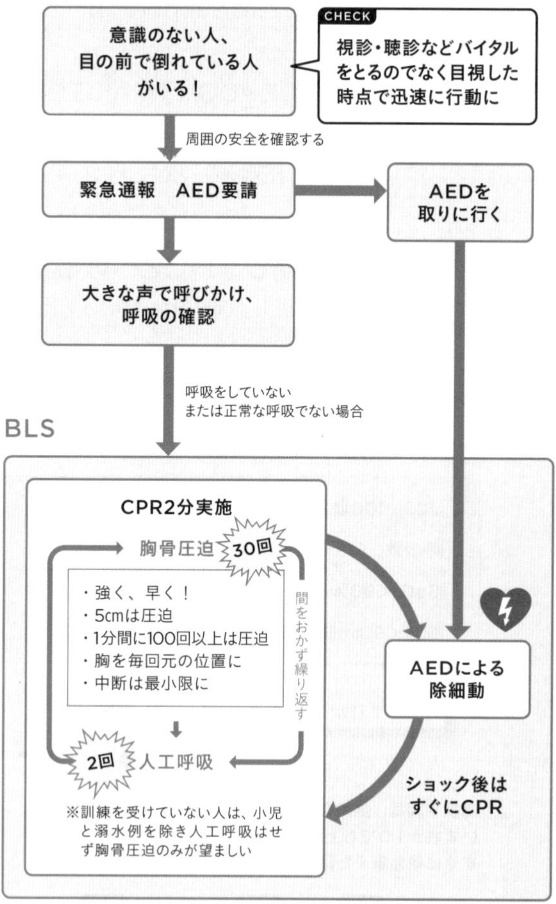

↓ 呼吸をしていない または正常な呼吸でない場合

BLS

CPR2分実施

胸骨圧迫 30回

- 強く、早く！
- 5cmは圧迫
- 1分間に100回以上は圧迫
- 胸を毎回元の位置に
- 中断は最小限に

人工呼吸 2回

間をおかず繰り返す

※訓練を受けていない人は、小児と溺水例を除き人工呼吸はせず胸骨圧迫のみが望ましい

AEDによる除細動

ショック後はすぐにCPR

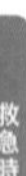

AEDの使い方

NOTE

■音声指示に従う

■ショックをするときは誰も患者に触れていないことを確認

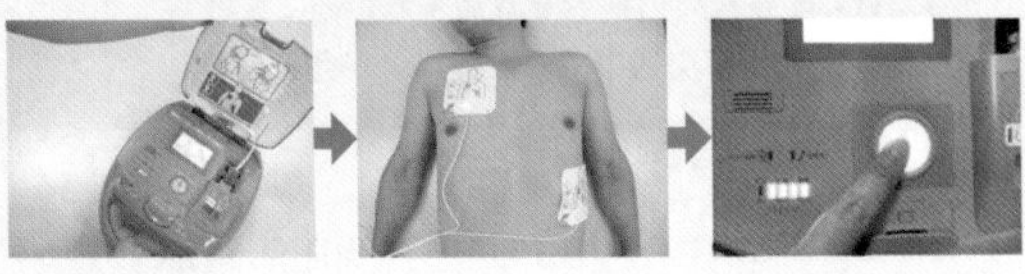

❶ふたを開けると自動的に電源が入る

❷音声ガイドスピーカーから、電極を貼る位置などの指示が流れる

❸電極パッドはあらかじめ本体に接続されており、貼る位置は音声のほかイラストでも確認できる

❹液晶画面には音声ガイドに合わせた画像が表示

❺小児、成人モードの切り替えスイッチ

❻ボタンはショックボタンひとつのみ

AED

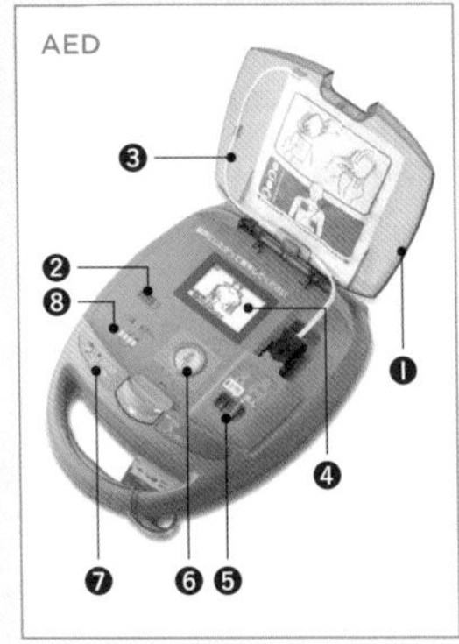

❼ステータスインジゲータで使用可能な状態かどうかセルフチェック。使用不可の場合は赤/使用可能な状態では緑

ステータスインジゲータ

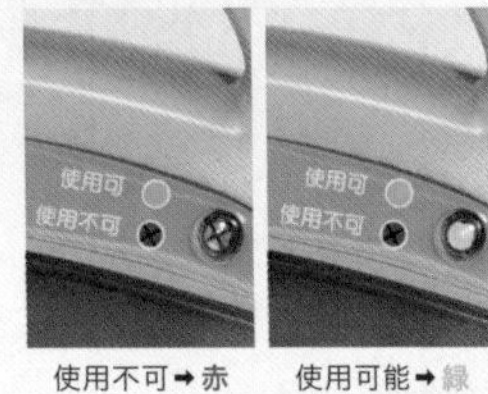

使用不可➡赤　使用可能➡緑

❽異常がある場合は診断パネルのランプが点灯

診断パネル

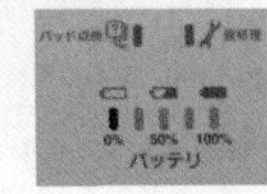

❾動作時間などのバッテリ使用状況はバッテリ内のメモリに保存

バッテリ

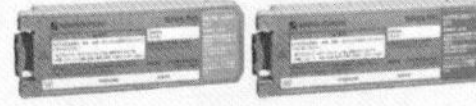

➡参考：AEDの使い方動画. 日本光電ウェブサイト.
http://www.aed-life.com/information/use.html（2022. 12. 1. 閲覧）

コラム　チェーンオブサバイバル

BLSののちは二次救命処置（advanced life support；ALS）が実施される。高度な救命処置を施し、必要に応じて専門医療機関で集中治療を行うことで傷病者の救命につなげる。
心停止が起こるような事態を避ける「予防」➡心停止が疑われる人を前にした時の「早急な通報とAED確保」➡BLSに続くALSを合わせて「チェーンオブサバイバル（救命の連鎖）」という。

NOTE

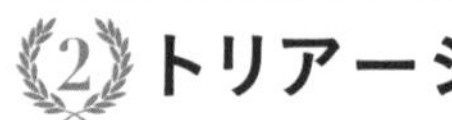

THEME

- トリアージは、大多数の傷病者＞人的物的医療資源となった際にできるだけたくさんの傷病者を救命するために実施
- 地震やテロ、大規模交通事故などの場合が想定

START法(Simple Triage and Rapid Treatment)

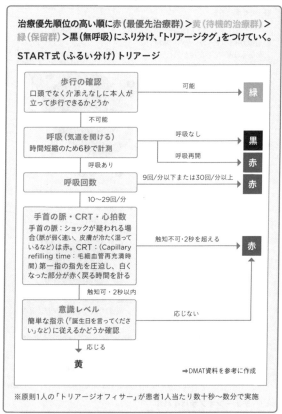

治療優先順位の高い順に赤(最優先治療群)＞黄(待機的治療群)＞緑(保留群)＞黒(無呼吸)にふり分け、「トリアージタグ」をつけていく。

START式(ふるい分け)トリアージ

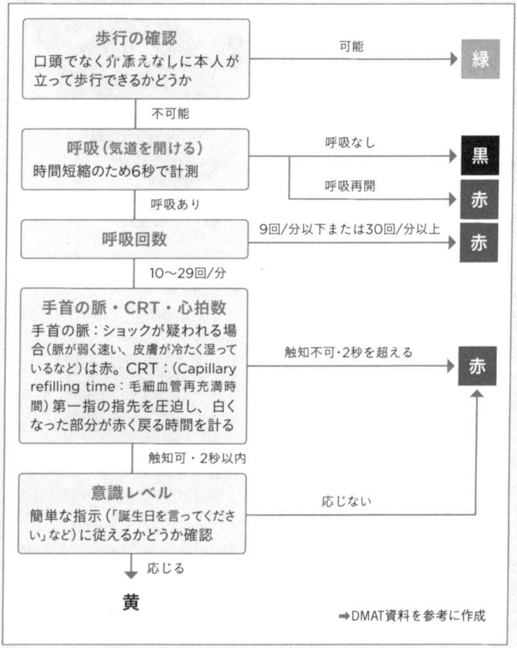

歩行の確認
口頭でなく介添えなしに本人が立って歩行できるかどうか
- 可能 → 緑
- 不可能 ↓

呼吸(気道を開ける)
時間短縮のため6秒で計測
- 呼吸なし → 黒
- 呼吸再開 → 赤
- 呼吸あり ↓

呼吸回数
- 9回/分以下または30回/分以上 → 赤
- 10〜29回/分 ↓

手首の脈・CRT・心拍数
手首の脈：ショックが疑われる場合(脈が弱く速い、皮膚が冷たく湿っているなど)は赤。CRT：(Capillary refilling time：毛細血管再充満時間)第一指の指先を圧迫し、白くなった部分が赤く戻る時間を計る
- 触知不可・2秒を超える → 赤
- 触知可・2秒以内 ↓

意識レベル
簡単な指示(「誕生日を言ってください」など)に従えるかどうか確認
- 応じない → 赤
- 応じる → 黄

➡DMAT資料を参考に作成

※原則1人の「トリアージオフィサー」が患者1人当たり数十秒〜数分で実施

POINT

- **常に観察が継続されることが想定**
- **緑グループも状態の悪化がないか絶えず観察を続ける**

➡東京都福祉保健局救急災害医療課「トリアージハンドブック」
http://www.fukushihoken.metro.tokyo.jp/iryo/kyuukyuu/saigai/triage.html
(2022. 12. 1. 閲覧)

PART6 救急時の対応

コラム トリアージタグの例

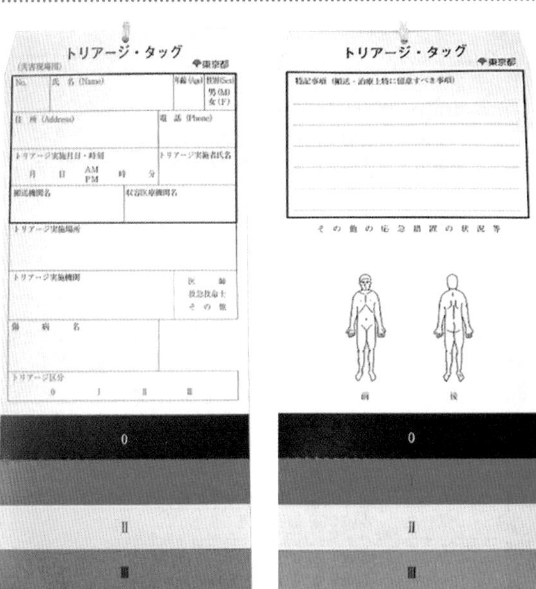

トリアージ・タッグ
（災害現場用）
東京都

No.	氏名（Name）	年齢（Age）	性別（Sex）男（M）女（F）

住所（Address）	電話（Phone）
トリアージ実施月日・時刻　月　日　AM PM　時　分	トリアージ実施者氏名
搬送機関名	収容医療機関名

トリアージ実施場所

トリアージ実施機関　医師　救急救命士　その他

傷病名

トリアージ区分　0　I　II　III

0

I

II

III

トリアージ・タッグ
東京都

特記事項（搬送・治療上特に留意すべき事項）

その他の応急措置の状況等

前　後

0

II

III

色に該当する部分で切り取り、右手首関節部につける。

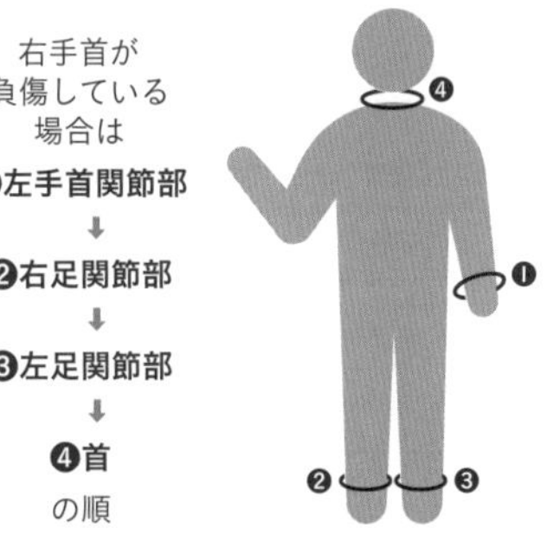

NOTE

NOTE

 ABCDE➡DON'T➡AIUEO

ABCDEアプローチとは、外傷患者の生理的兆候から迅速かつ正確に患者の生命危機を把握するための診療アプローチの1つ。

ABCDE

➡バイタルサインの正常域 P045

➡呼吸数の目安 P045

➡呼吸音の異常 P048

➡吸気中酸素濃度（F_IO_2） P046

➡JCSとGCS P168

A	Airway	気道の確保
B	Breathing	呼吸の評価： 呼吸数・呼吸に要する努力・一回換気量・気道と肺の聴診・パルスオキシメーターの装着とSpO_2の評価
C	Circulation	循環（心臓のポンプ機能と末梢循環の評価）： 血圧・脈圧・心電図モニターによる心拍数とリズム・毛細血管再充満時間（CRT）・時間尿量
D	Disability	中枢神経： ジャパンコーマスケール（JCS）・グラスゴーコーマスケール（GCS）・瞳孔所見
E	Exposure	体温： 衣服を取り除き外表を観察、体温測定 保温に努める（低体温を予防する）

CHECK
バイタルが安定している意識障害患者に対する最初の原因検索として考慮

DON'T

D	Dextrose	ブドウ糖（低血糖の否定を）
O	Oxygen	酸素（ただしパラコート中毒には禁忌）
N	Naloxone	ナロキソン （呼吸数<12 著明な縮瞳 麻薬中毒が疑われる場合に投与）
T	Thiamin	チアミン（ブドウ糖と同時か先に100mg iv）

POINT

まず酸素投与を行い末梢静脈路の確保

⬇

次に、ビタミンB_1とブドウ糖を投与しウェルニッケ脳症と低血糖をカバーする

- ビタミンB_1投与前にブドウ糖を投与すると脳症を増悪させることがあるので先にビタミンB_1を投与
- わが国では麻薬による意識障害の頻度は低いため、ナロキソンの投与は麻薬の使用が疑われる場合に考慮する

CHECK

どのような症例であっても必ずバイタルサインを測定しながらABCDEアプローチを基本に診療を開始し、ABCがクリアできた段階で、AIUEO TIPSを想起しながら意識障害に対しての診断・治療を行う

NOTE

AIUEO TIPS

A	Alcohol	急性アルコール中毒、 ビタミンB_1欠乏症（ウェルニッケ脳症）
I	Insulin	低血糖、 糖尿病性ケトアシドーシス、 高浸透圧性昏睡
U	Uremia	尿毒症
E	Encephalopathy	肝性脳症、 高血圧性脳症
	Endocrinopathy	甲状腺クリーゼ、 粘液水腫（甲状腺機能低下症）、 副甲状腺クリーゼ（機能亢進）、 副腎クリーゼ（急性副腎不全）
	Electrolytes	Na、K、Ca、Mgの異常
O	Opiate/Overdose	麻薬、薬物中毒
	O_2 & CO_2	低酸素血症、 一酸化炭素中毒、 高二酸化炭素血症
T	Trauma	脳挫傷、急性硬膜下血腫、 急性硬膜外血腫、 慢性硬膜下血腫
	Tumor	脳腫瘍
	Temperature	低体温、 高体温（熱中症、悪性症候群）
I	Infection	頭蓋内感染症、 敗血症
P	Psychogenic	ヒステリー、 過換気症候群、 重症うつ
S	Seizure	てんかん
	Stroke	脳卒中、 胸部大動脈解離、 椎骨脳底動脈解離
	Senile	老人（脳循環不全や脱水、感染、心不全）
	Shock	ショック状態

➡妹尾聡美、菊野隆明. 救急・ICUの業務と薬Q&A, p.223, じほう, 2014.

NOTE

4 薬剤の大量服用・誤飲

THEME

落ち着いて対応するために「危険な状態」を知っておこう

「誤飲・大量服用」の連絡を受けたら？

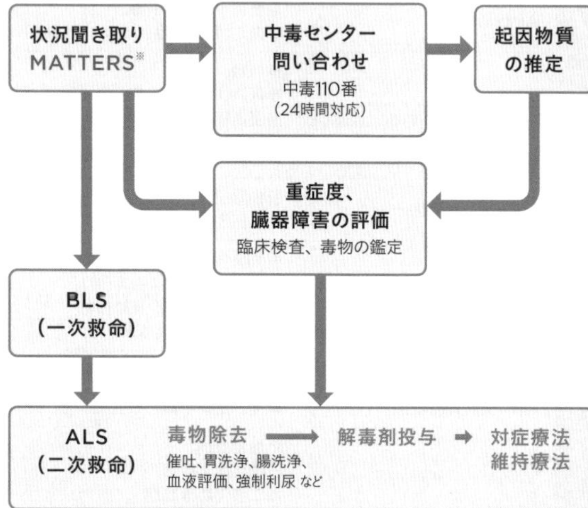

※MATTERS：確認すべき事項

M	Materials	何を飲んだか
A	Amount	どれだけ飲んだか
TT	Time Taken	いつ飲んだか
E	Emesis	嘔吐の有無
R	Reason	理由
S	Signs and Symptoms	症状と所見

POINT

中毒情報センター

- **大阪中毒110番（365日 24時間対応）**
  ☎072-727-2499（一般専用電話）
  ☎072-726-9923（医療機関専用有料電話：1件 2,000円）
- **つくば中毒110番（365日 9〜21時）**
  ☎029-852-9999（一般専用電話）
  ☎029-851-9999（医療機関専用有料電話：1件 2,000円）

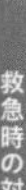

胃洗浄

NOTE

鼻や口から胃まで管を入れ、
水や生理的食塩水などの洗浄液と
活性炭などの吸着剤や解毒剤を流し込み、
胃内の物質を排出させる。
目安は服用後2時間症状と所見。

胃洗浄の基本姿勢

チューブの先端を鼻より上に保ち、水を入れる。
200mLくらい入れたら鼻より下に。

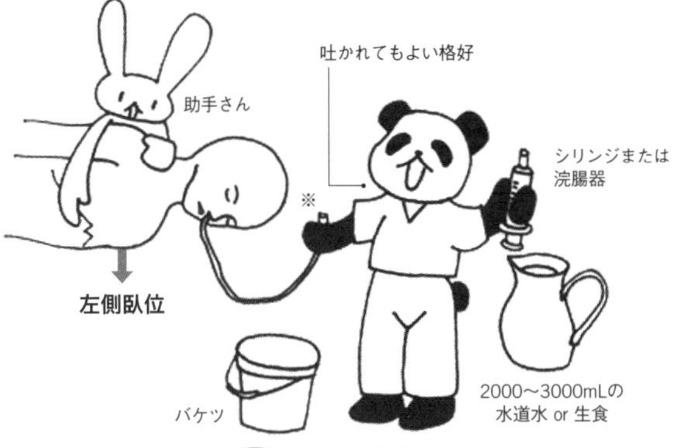
吐かれてもよい格好
助手さん
シリンジまたは
浣腸器
※
左側臥位
バケツ
2000〜3000mLの
水道水 or 生食

※シリンジの代わりに、ここに（ろうと）をつけて行う施設もある。

➡森皆ねじ子. ねじ子のヒミツ手技 1st Lesson（2009年6月刊行. インプレス）p.158. より許可を得て転載

POINT

吐かせてはいけない場合

電話などで問い合わせがあった時、家庭で吐かせることは勧められていない。吐物が気管に入ってしまうことがあり危険。特に薬剤以外で吐かせると症状が悪化する危険性のあるものも。

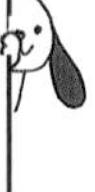

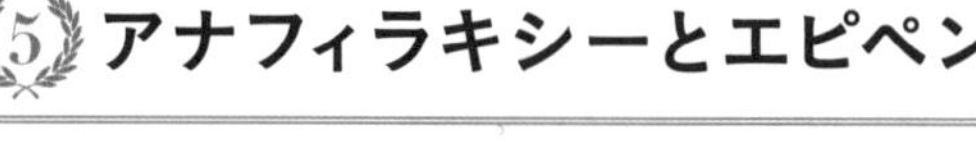

5 アナフィラキシーとエピペン

→ABCDE P220

アナフィラキシーの疑い

↓

直ちに ABCDE アプローチ

↓

皮膚、消化器症状への対応

・全身紅斑、じんま疹　・悪心、嘔吐、腹痛

H_1受容体拮抗薬内服 or 点滴

↓

呼吸症状への対応

・喘鳴、嗄声

❶エピペン筋注 0.3～0.5mL（小児 0.01mg/kg、最大 0.3mg）
❷酸素投与（マスク 6～8L/分）
❸ステロイド剤 点滴
ヒドロコルチゾン 100～200mg（小児：5mg/kg）or
メチルプレドニゾロン 40mg（小児：1mg/kg）を6～8時間間隔
❹H_1 受容体拮抗薬点滴
❺ネブライザー（β_2刺激薬）
❻呼吸不全時、気管内挿管or気管切開

↓ 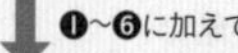 ❶～❻に加えて

循環器症状

・動悸、冷汗　・血圧低下、意識障害

❼急速輸液（最初の5分間は、生理食塩水5～10mL/kg）で点滴静注※後、リンゲル液に変更。収縮期血圧90mmHgを保つようにする。
❽5～30分間隔でアドレナリン筋肉注射0.3～0.5mg
または0.1mg/mLを5分以上かけて緩徐に静注
❾ドパミン製剤（2～20μg/kg/分）

※ β遮断薬内服時、アドレナリンの代わりにグルカゴン1～5mg（20～30μg/kg 5分以上）静注。以後、5～15μg/分で持続点滴する。

→厚生労働省「重篤副作用疾患別対応マニュアル」
http://www.mhlw.go.jp/topics/2006/11/dl/tp1122-1h01.pdf
（2022. 12. 1. 閲覧）より一部改変

なるべく早くエピペンを使用し救急車を呼ぶ状況

全身症状	消化器症状	呼吸器症状
■脈が不規則、触れにくい ■唇や爪が青白い ■尿や便をもらす	■持続する強い腹痛	■喉や胸が締め付けられる ■声がかすれる ■持続する強い咳 ■犬が吠えるような咳
意識がもうろうとしている、ぐったりしている	繰り返し吐き続ける	息がしにくい
仰向けで足を高くする	体と顔を横に向ける	息が苦しいために仰向けになれない時は上半身を起こし後ろに寄りかからせる

➡エピペンガイドブック　http://www.epipen.jp/download/EPI_guidebook_j.pdf
（2022 12. 1. 閲覧）より一部改変

エピペンの使い方

❶カバーキャップを指で開け、エピペンを取り出す。オレンジ色のニードルカバーを下に向けて、エピペンのまん中を利き手でしっかりと握り、青色の安全キャップを外し、ロックを解除。

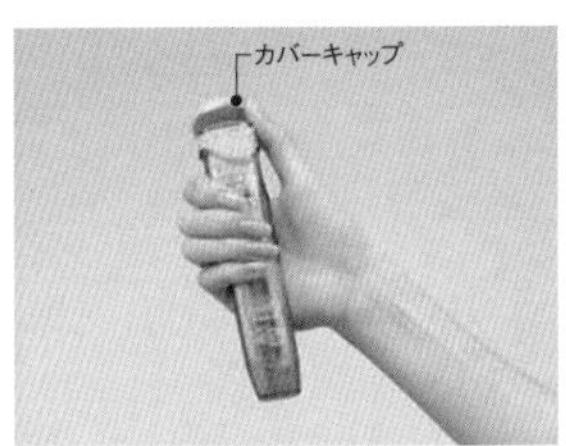

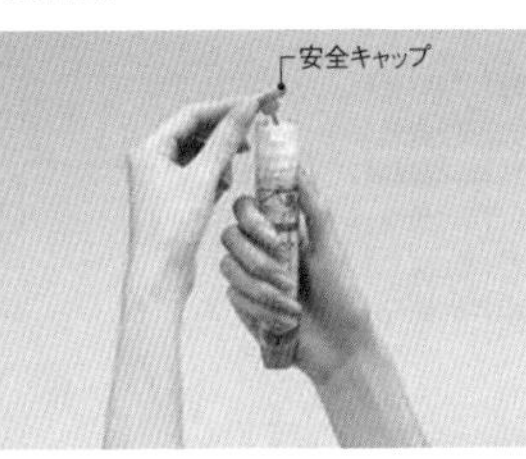

❷エピペンを太ももの前外側に垂直になるようにしニードルカバーの先端を「カチッ」と音がするまで強く押し付け数秒間待つ。

※太ももの前外側以外には注射しない
※衣服の上からでも注射可能

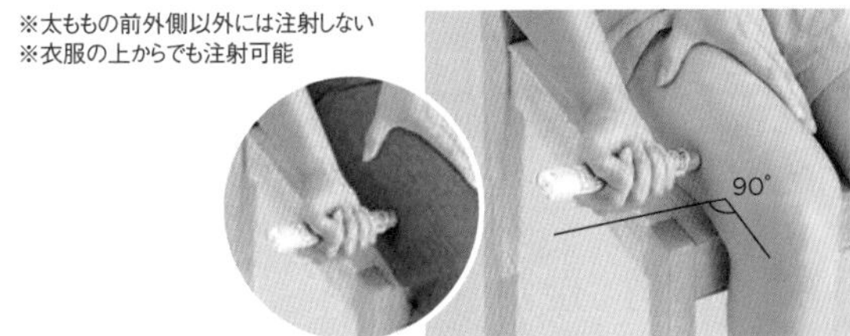

➡エピペンガイドブック　http://www.epipen.jp/download/EPI_guidebook_j.pdf
（2022. 12. 1. 閲覧）より一部改変

NOTE

薬ゼミファーマブック

現場(げんば)がいきいき動(うご)き出(だ)す

必携(ひっけい) 実務(じつむ)ノート

2024年度改訂版（改訂第9版）

2016年3月12日　初版発行
2017年2月11日　改訂第2版発行
2018年2月 3日　改訂第3版発行
2019年2月 9日　改訂第4版発行
2020年2月10日　改訂第5版発行
2021年2月11日　改訂第6版発行
2022年1月14日　改訂第7版発行
2023年1月21日　改訂第8版発行
2024年1月16日　改訂第9版発行

発行人　穂坂 邦大
発行所　株式会社薬ゼミ情報教育センター
〒101-0054　東京都千代田区神田錦町3-12-10　神田竹尾ビル4階
TEL 03-3518-8246

編集室　医学アカデミー出版課
〒101-0054　東京都千代田区神田錦町3-12-10　神田竹尾ビル4階
TEL 03-3518-8243／FAX 03-3518-8244

©2024

落丁･乱丁はお取り替え致します。

ISBN　978-4-910243-33-7

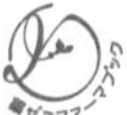